숨찬 세상, 호흡기를 편안하게

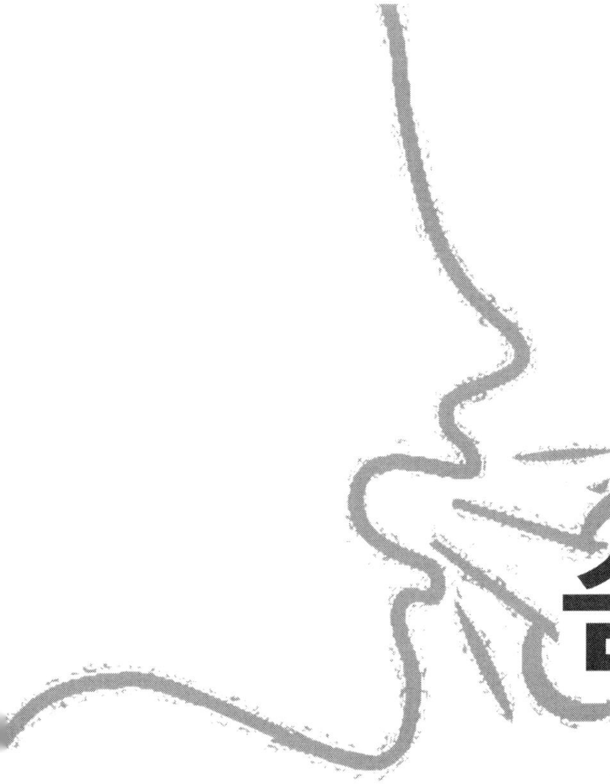

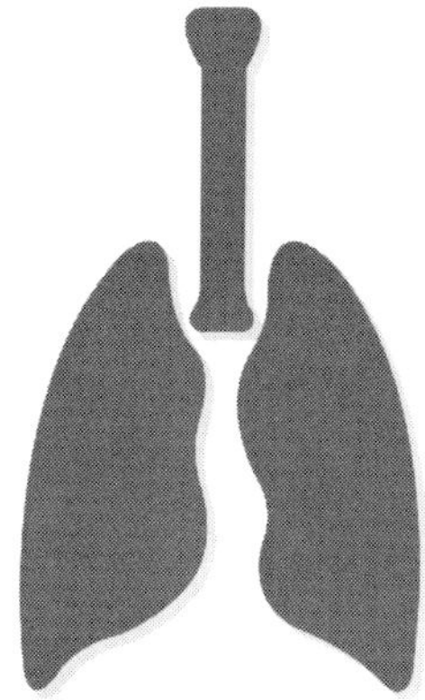

숨찬 세상,

호흡기를 편안하게

정승기 · 박광은 · 권혁성 · 이홍범 · 이주희 · 황우석 · 김관일

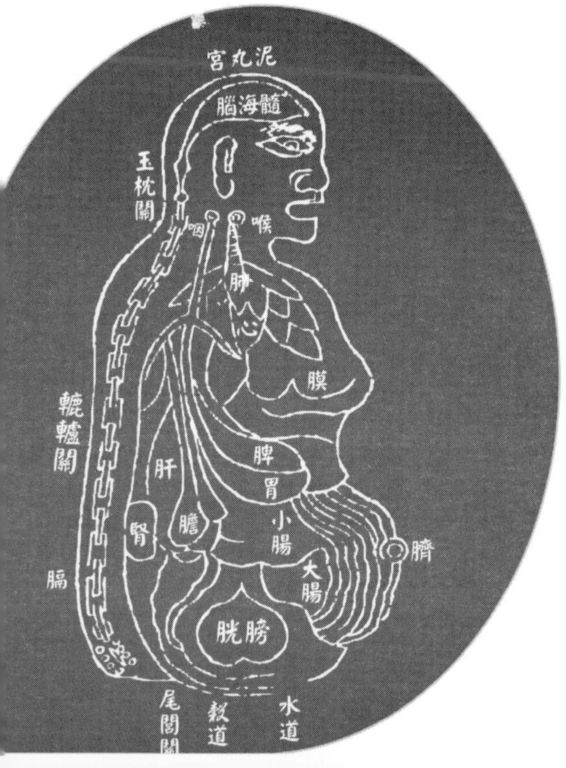

집문당

정승기 경희대학교 한의과대학, 대학원, 한의학박사
전 경희대 한의대 교수
현 경희정한의원 원장

박광은 경희대학교 한의과대학, 대학원, 한의학박사
현 박광은한의원 원장

권혁성 경희대학교 한의과대학, 대학원, 한의학박사
현 주작나무한의원 대표원장

이홍범 경희대학교 한의과대학, 대학원, 한의학석사
현 용인 홍희한의원 원장

이주희 경희대학교 한의과대학, 대학원, 한의학박사
현 수원 홍희한의원 원장

황우석 경희대학교 한의과대학, 대학원, 한의학박사
현 장덕한방병원 면역암센터 진료원장

김관일 경희대학교 한의과대학, 대학원, 한의학박사
현 경희대학교한방병원 폐장호흡내과 진료교수

숨찬 세상, 호흡기를 편안하게

2019년 3월 10일 1판 1쇄

저 자 | 정승기 · 박광은 · 권혁성 · 이홍범 · 이주희 · 황우석 · 김관일
발행인 | 임동규
발행처 | **집문당**
등 록 | 1971. 3. 23. 제300-2012-69호
주 소 | 03134 서울시 종로구 돈화문로 82 집문당빌딩 5층
영업부 | (02)743-3192~3 팩스(02)742-4657
sale@jipmoon.co.kr
편집부 | (02)743-3096~7 팩스(02)743-0227
edit@jipmoon.co.kr
홈페이지 | www.jipmoon.co.kr

ISBN 978-89-303-1774-0 93510

가격 30,000원

이 도서의 국립중앙도서관 출판시도서목록(CIP)은 e-CIP홈페이지(http://www.nl.go.kr/ecip)와
국가자료공동목록시스템(http://www.nl.go.kr/kolisnet)에서 이용하실 수 있습니다.
(CIP제어번호: CIP2019008016)

머리말

호흡기가 병들고 있다.

신체 건강의 가장 기초가 되는 호흡기 건강이 최대의 위기를 맞고 있다. 대기오염에 호흡기는 점점 병들어 가고 연일 보도되는 1급 발암물질인 미세먼지에 대한 주의보와 농도에 따른 행동 지침들이 미디어와 일상에서 생활화된 지 오래다. 실제로 미세먼지를 걸러준다는 마스크 없이 외출하기란 두려울 정도로 대기는 최악의 오염 상태이다. 이렇듯 편안하게 숨 쉬는 일상의 행복도 관심을 가지지 않으면 안 되는 시대에 우리는 살고 있다.

우리가 숨을 쉬는 호흡기는 끊임없이 외부의 공기를 마시고 내보내야 하므로 외부에 노출된 기관이나 다름없다. 우리 몸은 코, 인두, 후두, 기관, 기관지, 폐 등의 호흡을 통하여 외부 공기와 함께 먼지, 미세먼지, 화학물질, 세균 등 호흡기를 자극하는 많은 유해물질이 함께 들어온다. 따라서 호흡기는 이러한 유해물질로부터 건강을 유지하기 위하여 스스로 끊임없이 자정(청정)작용을 해야 하는데, 면역력의 저하 등으로 인하여 이런 자정기구가 정상적인 역할을 하지 못하거나 자정기구 자체에 손상이 일어나면 호흡기는 여러 가지 병리적인 증상들이 나타난다.

이 책은 호흡기질환에서 나타나는 주요 증상인 호흡곤란, 기침, 가래, 흉통 등을 중심으로 그 원인질환을 이해하고, 범람하는 지식의 홍수 속에서 더 정확하고 일상생활에서 유용한 정보를 제공하고자 노력하였다. 그러한 방편으로 가벼운 호흡기질환에서부터 중증 호흡기질환에 이르기까지 특정 질환에서 나타나는 주요 증상과 질병을 증후편과 질병편으로 나누어 서술하였다.

증후편에서는 호흡기 병변을 예고하는 대표적인 증상인 호흡곤란, 기침, 가래, 각혈, 흉통, 발열과 관련된 호흡기계의 질병들을 서술하였고, 호흡기질환의 한의요법에서는 침요법, 뜸요법, 부항요법을 중심으로 호흡기질환의 치료 및 예방에 응용할 많은 요법을 소개하였는데, 환경과 식이에 관한 내용과 호흡재활 등 호흡기질환과 관련된 많은 것들을 소개하였다.

질병편에서는 일상에서 흔히 경험하는 호흡기질환인 감기, 비염, 인두 및 편도질환을 비롯하여 최근 급격히 증가하고 있는 만성 호흡기질환인 천식, 만성 폐쇄성 폐질환, 만성 기관지염, 폐기종, 기흉, 기관지확장증 등을 서양 의학적인 견해와 함께 한의학적인 지식을 곁들여 소개하였다.

참여 저자들은 의료인으로서 각 분야 최고의 자리에서 전문적인 식견과 함께 그 책임과 소명을 다하고 있는데, 그 처음은 스승과 제자의 관계로 만나 이제는 인생의 동반자로 함께 걸어가고 있다. 그동안 늘 받기만 하다가 이 책의 출간으로 지식을 공유하게 된 점은 인생에서 의미 있는 작은 흔적이기에 기쁘게 생각한다.

이 책이 출간될 때까지 자료 수집에 도움을 준 많은 분들께 고마운 마음 그지없다. 마지막으로 출판계의 어려움에도 기꺼이 출간해 주신 집문당의 임동규 사장님과 처음부터 끝까지 교정과 편집에 수고를 아끼지 않으신 남시중 부장님을 비롯한 여러분께 깊은 감사를 드린다.

2019. 2.

대표 저자 정승기

차례

Part 1. 증후편

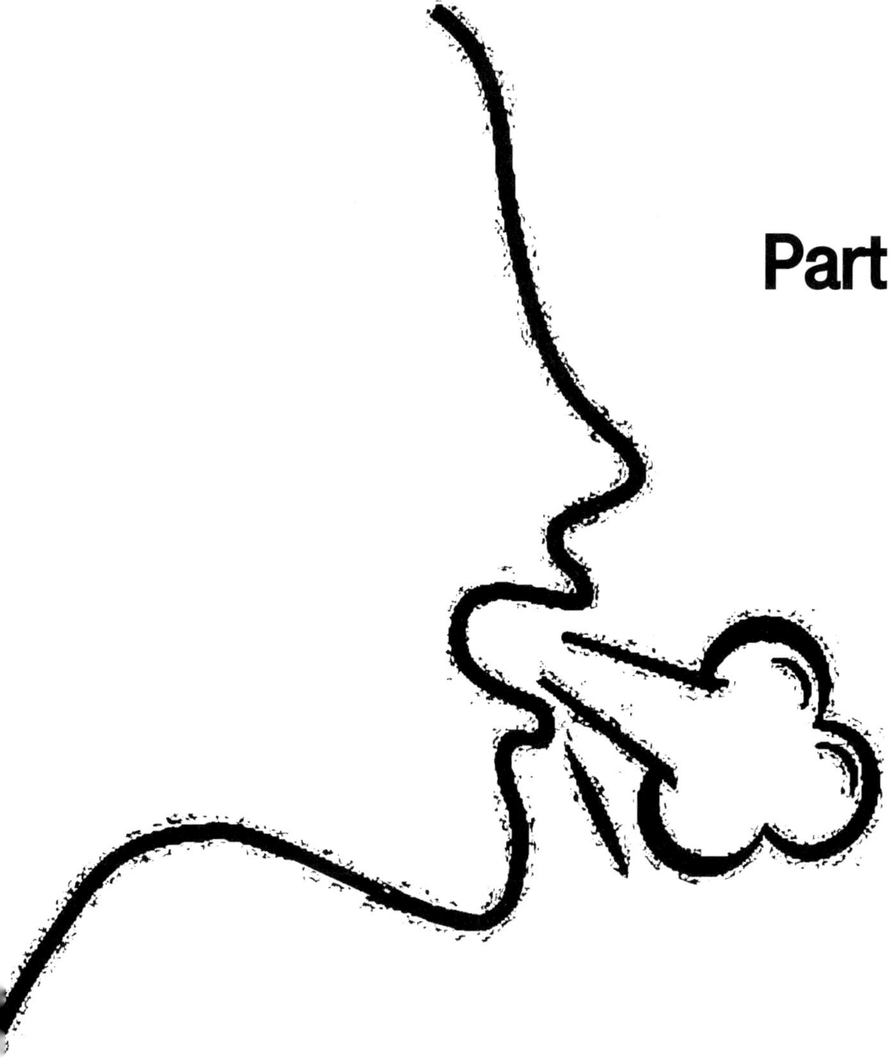

Chapter 1. 호흡기가 병들고 있다

Section 1. 황사와 미세먼지

봄은 만물이 소생하는 계절로서 생장 발생의 기운을 지니고 있는 계절이다.
겨울동안 자연의 모든 생명체는 기운을 안으로 움츠려 최소한의 생명유지를 위해 애쓰던 생리작용이 따뜻한 봄기운과 함께 자신을 표현하는 왕성한 생명력을 지닌 계절이기도 하다.
작은 우주로 불리는 인체도 모든 에너지의 발생근원을 자극하는 작용이 왕성해지며 실외에서의 활동도 많아지는 계절이다.
이런 자연현상에 순응하기 위해서 우리 몸에서는 더 많은 에너지를 요구하나, 이를 충족시키지 못하여 자칫 면역기능은 약화되며, 몸은 무겁고 평소보다 더 피로감을 느끼게 된다.
이런 상태에서 봄철 건강에 악영향을 주는 것이 계절의 변화에 따르는 기온의 변화, 황사, 꽃가루 및 대기 중에 떠다니는 호흡기 자극물질들이다. 이와 같은 자극인자들은 호흡기질환, 특히 알레르기 천식, 알레르기 비염, 또는 알레르기 결막염 등 여러 종류의 알레르기질환을 악화시키는 요인으로 작용하기도 한다.

1. 황사

황사는『삼국사기』에도 기록되어 있을 만큼 오래된 현상이다. 황사란 중국의 황토지대에서 강한 바람에 의하여 고공으로 올라간 많은 미세한 모래먼지가 대기 중에 퍼져서 하늘을 덮었다가 떨어지는 현상 또는 떨어지는 모래흙을 일컫는다. 최근에 황사현상은 점점 심해지는 경향을 보여, 이제는 황사로 인한 피해가 생물체뿐만 아니라 산업계 전반에도 영향을 미치며 심할 때는 숨 쉬기나 눈을 뜨기가 불편할 정도로 일상생활에 극심한 피해를 주고 있다.

1) 호흡기 자극물질의 세상, 봄

황사현상은 우리나라에서는 주로 3~5월에 나타나는데, 최근 5년간의 황사 발생 횟수를 보면 한 해 최고 27번까지 황사가 나타난 적이 있을 정도이다. 황사의 주 성분은 황토이지만 최근 황사에는 아황산가스나 실리콘, 카드뮴, 납, 알루미늄, 구리 심지어 다이옥신까지 섞여 있는 것으로 보고되어 철저한 건강관리가 필요하다.

황사와 함께 오는 각종 먼지는 숨을 쉴 때 콧속의 점막으로 들어가 과민반응을 일으키며 이는 콧물, 재채기, 코막힘, 코 가려움증, 두통 등을 동반하는 알레르기성 비염으로 악화된다. 또 후각장애, 코 답답함, 눈물과다, 목 통증 등의 증상이 나타나기도 한다.

황사는 눈에도 피해를 주는데, 각결막 상피세포를 덮고 있는 막을 자극해 눈에 손상을 준다. 특히 알레르기성 체질인 사람은 모래 먼지 속의 중금속에 과민 반응을 일으켜 증세가 더 심각해지고, 이 때문에 황사 먼지가 눈에 들어가면 알레르기성 결막염으로 진행되기 쉽다.

특히 호흡기질환을 앓는 사람은 기관지천식도 조심해야 한다. 공기 중의 황사가 기도로 들어가면 기도 점막을 자극해 증상을 악화시키는 경우가 많으며 정상적인 사람도 호흡이 곤란해지고 목이 아프기도 한다. 특히 기관지천식 환자나 만성 기관지염 환자가 황사에 노출되면 호흡이 곤란해지는 등 증상이 악화될 수 있다. 천식 환자는 황사가 심해지면 외출을 삼가고 가급적 실내에 머무는 것이 좋다.

2) 황사와 돼지고기

매년 황사가 전국을 휩쓸면 돼지고기 판매량이 껑충 뛴다고 한다. 또 이와 곁들여 먹는 야채와 소주도 덩달아 판매량이 뛴다고 한다. 아마도 '돼지고기가 먼지를 씻어낸다'는 믿음 때문인 듯 하다. 근원지를 알 수 없지만 대청소나 이사 등으로 먼지를 많이 접한 날은 삼겹살로 목에 있는 먼지를 씻어내어 내는(?) 사람들이 많다.

결론부터 말하자면 삼겹살이 목에 걸린 먼지를 씻어내고, 진폐증을 예방한다는 것은 의학적으로 증명된 바 없다. 기도를 통해 들어가는 황사에 돼지고기가 세척작용을 한다는 것은 불가능하다는 말이다.

3) 단백질 보충효과와 그 부작용

한때 석탄광산의 광부들 사이에서는 진폐증 예방에 좋다는 속설이 전해 내려와 돼지고기를 즐겨 먹었다. 그러나 그것은 광부나 건설노동자들이 고된 노동에 따라 부족한 단백질을 보충하려는 한 방편이었을 것이다.

돼지고기 하면 비계를 연상할 정도로 지방질이 풍부한데 이중 불포화지방산이 탄산가스 등 폐에 쌓인 공해물질을 중화시켜 주는 기능이 조금은 있다.

그러나 이러한 기능도 요즘 사람들에게는 도움이 되지 않는다. 이유는 평소 각종 패스트푸드와 고기 등 기름진 음식을 통해 불포화지방산을 충분히 섭취하기 때문에 새삼스럽게 돼지고기를 챙겨 먹을 필요가 전혀 없다. 궁핍했던 시절에야 열량 높은 돼지고기가 열악한 환경에서 힘든 육체노동을 하는 데 어느 정도 도움이 됐을지 모르지만 지금은 그 기름기가 자칫 체중증가만을 불러올 수 있다.

4) 황사 피해를 줄이는 방법

① 외출 시에는 안경, 마스크, 모자 등을 착용한다.

② 기도 점막이 건조해지지 않도록 물이나 차를 자주 마시고 고단백질 위주의 영양식을 한다.

③ 침구류는 밖에 널지 않는다.

④ 황사가 심할 때는 하루에도 몇 번씩 방을 닦아내는 것이 도움이 된다.

⑤ 뚜렷한 원인 없이 기침이 3주 이상 지속되면 전문의에게 상담, 검진을 받는다.

2. 미세먼지

미세먼지란 우리 눈에 보이지 않는 아주 작은 물질로 대기 중에 오랫동안 떠다니거나 흩날려 내려오는 직경 10㎛ 이하의 입자상 물질을 일컫는다. 입자의 크기에 따라서 초미세먼지, 극미세먼지로 분류한다.

이들 미세먼지는 석탄, 석유 등의 화석연료가 연소될 때, 또는 제조업 생산 현장이나 자동차 매연 등의 배출가스에서 나오며, 기관지를 거쳐 폐에 흡착되어 각종 폐질환은 물론 호흡기점막을 통하여 유입된 미세먼지가 지닌 유독물질들은 혈액을 타고 인체 모든 장기와 기관에 악영향을 끼쳐 많은 질환을 유발하는 대기오염물질이다.

1) 침묵의 살인자 미세먼지

세계보건기구(WHO, World Health Organization)에서는 미세먼지를 1급 발암물질로 규정하고 있다. 먼지는 입자의 크기에 따라 지름이 10㎛ 이하인 미세먼지(PM 10), 지름이 2.5㎛ 이하(PM 2.5)인 초미세먼지, 지름이 0.1㎛ 이하인 극미세먼지(PM 0.1)

로 나뉜다. 미세먼지는 질산염(NO_3^-), 암모늄(NH_4^+), 황산염(SO_4^{2-}) 등의 이온 성분과 탄소화합물(carbon compounds), 금속(elements) 화합물 등으로 이루어져 있는데 세계보건기구(WHO)는 미세먼지 중 디젤에서 배출되는 black carbon(BC)을 1급 발암물질로 지정한 바 있다. 장기간 미세먼지에 노출되면 면역력이 급격히 저하되어 감기, 천식, 기관지염 등의 호흡기질환은 물론 심혈관질환, 피부질환, 안구질환 등 각종 질병에 노출될 수 있다. 특히 직경 2.5㎛ 이하의 초미세먼지는 인체 내 기관지 및 폐 깊숙한 곳까지 침투하기 쉬워 기관지, 폐 등에 붙어 각종 질환을 유발한다. (PM 2.5 환경기준 설정연구, 국립환경과학원, 2006)

한편, 환경부는 지난 1995년 1월부터 10㎛ 이하의 미세먼지(PM 10)를 새로운 대기오염물질로 규제하였으며, 2015년 1월부터 2.5㎛ 이하의 초미세먼지(PM 2.5)에 대한 규제를 시행하고 있다. 환경부는 2013년 8월부터 미세먼지 시범예보를 거쳐 2014년 2월부터 미세먼지 예·경보제를 전면 시행하고 있으며, 초미세먼지에 대해서는 2014년 5월 시범예보를 거쳐 2015년 1월부터 시행하고 있다.

2) 미세먼지 예보 기준

미세먼지(PM 10) 예보 등급은 좋음(0~30㎍/㎥), 보통(31~80㎍/㎥), 나쁨(81~150㎍/㎥), 매우 나쁨(151㎍/㎥~) 등으로 나뉜다. 초미세먼지(PM 2.5)는 좋음(0~15), 보통(16~35), 나쁨(36~75), 매우 나쁨(76~) 등으로 나뉜다.

3) 미세먼지 발생 시 대처

표 1. 미세먼지 예보 등급에 따른 행동요령 (출처: 환경부)

예보 구간		좋음	보통	나쁨	매우 나쁨
미세먼지(PM10)		0~30	31~80	81~150	151 이상
미세먼지(PM2.5)		0~15	16~35	36~75	75 이상
행동 요령	민감군		실외활동 시 특별히 행동 제약은 없으나, 몸상태에 따라 유의하여 활동	장시간 또는 무리한 실외활동 제한. 특히 천식을 앓는 사람이 실외에 있다면 흡입기를 더 자주 사용할 필요가 있음	가급적 실내 활동. 실외 활동 시 의사와 상의
	일반인			장시간 또는 무리한 실외활동 제한. 특히 눈이 아픈 증상이 있거나, 기침이나 목의 통증으로 불편한 사람은 실외활동을 피해야 함	실외 활동 제한. 실내 생활 권고

4) 황사와 미세먼지의 차이점

황사나 스모그 둘 다 미세먼지 농도에 영향을 끼쳐, 황사나 스모그가 고농도로 발생 시 시정(visibility)을 악화시켜 대기가 뿌옇게 보이고, 호흡기에 악영향을 끼치는 것으로 알려져 있다. 하지만 황사가 중국과 몽골의 건조지대에서 강한 바람과 대기의 흐름에 따라 높이 올라간 흙먼지가 바람을 타고 이동해 지상으로 떨어지는 자연현상인 반면, 고농도의 미세먼지는 그 발생이 자동차, 공장과 가정 등에서 사용하는 화석연료 사용으로 배출된 인위적 오염물질이 주요 원인이다. (정보제공처 : 환경부(2013. 12. 23.) 환경부 운영 대기오염도 공개 사이트)

5) 미세먼지는 왜 위험한가?

미세먼지는 여러 가지 복합 성분을 가진 대기 중 부유물질이다. 대부분 자동차의 배기가스, 도로 주행 과정에서 발생하는 먼지에서 발생한다. 입자의 크기와 화학적 조성에 따라 건강에 영향을 끼친다. 미세먼지에의 노출은 호흡기 및 심혈관계 질환의 발생과 관련이 있으며 사망률도 증가시키는 것으로 보고되어 있다. 특히, 크기가 10㎛ 이하의 작은 먼지 입자들은 폐와 혈중으로 유입될 수 있기 때문에 큰 위협이 된다.

지름이 10㎛보다 작고, 2.5㎛보다 큰 입자를 통상 미세먼지라고 부르며, 주로 도로변이나 산업단지 등에서 발생한다. 지름이 2.5㎛ 이하의 입자는 초미세먼지라고 하며, 담배 연기나 연료의 연소 시에 생성된다. 입자의 성분이 인체의 독성에 중요한 역할을 하는데, 주로 연소 입자인 탄소, 유기탄화수소, 질산염, 황산염, 유해금속 성분 등으로 구성되어 있다. 이들은 크기가 매우 작아서 코와 기도를 거쳐 기도 깊숙한 폐포에 도달할 수 있으며, 크기가 작을수록 폐포를 직접 통과해서 혈액을 통해 전신적인 순환을 할 수 있다.

- 서울대학교 의과대학 국민건강지식센터 -

서울 지역에서 미세먼지 일평균농도가 10㎍/㎥ 증가하면 사망발생위험이 0.44% 증가하고, 초미세먼지 농도가 10㎍/㎥ 증가하면 사망발생위험이 0.95% 증가한다고 밝혔다.

- 한국환경정책평가연구원(KEI), 초미세먼지의 건강영향 평가 및 관리정책연구, 2013. -

미세먼지의 노출은 재태(在胎) 기간에 비해 작은 체중아의 출산과 관련성이 보고되었고, 2.5㎛보다 작은 초미세먼지의 노출은 저체중 출생아, 조산아, 재태 기간에 비해 작은 체중아를 출산하는 것과 관련이 있다.

- 네이버 지식백과 서울대학병원 건강칼럼 중 미세먼지의 위험성과 예방법 중에서 -

6) 미세먼지와 호흡기질환

미세먼지에 급성 노출 시에는 기도의 자극으로 인한 기침과 호흡곤란이 발생하며, 천식이 악화되고 부정맥이 발생한다. 만성 노출 시에는 폐기능이 감소하고 만성 기관지염이 증가하며 사망률을 높일 수 있다. 특히, 심장이나 폐질환자, 어린이와 노인, 임산부는 미세먼지 노출에 의한 영향이 더 크며, 심지어 건강한 성인이어도 높은 농도에 노출되면 일시적으로 이런 증상들을 경험하게 된다.

> 이러한 증상들은 주로 미세먼지에 의해 세기관지에 염증 반응이 유발됨으로써 발생한다. 또한 기도와 폐에서 호흡을 통하여 미세먼지와 함께 침입한 많은 유해한 확학물질 및 세균들을 정화시키고 제거하는 인체의 방어작용을 방해함으로써 호흡기계 감염을 초래하게 한다. 미세먼지에 의한 심혈관질환의 발생은 산화스트레스 및 염증 반응, 그리고 자율신경계의 장애와 혈액 응고 능력의 변화와 관련 있는 것으로 보고되고 있다.
>
> - 네이버 지식백과 서울대학병원 건강칼럼 중 미세먼지의 위험성과 예방법 중에서 -

7) 미세먼지로부터 호흡기를 지키자

미세먼지는 인체 모든 장기에 영향을 주어 가히 만병의 원인으로 작용한다. 따라서 미세먼지를 동반하는 대기오염을 줄이기 위한 학문적 · 정책적 · 외교적의 노력이 필요하나, 개인이 할 수 있는 일들은 실내로의 미세먼지 유입을 막고, 미세먼지 농도 예보에 따른 실외활동을 줄이는 게 바람직하다.

창문을 열어 두면 외부에서 유입된 미세먼지로 실내의 미세먼지 농도가 증가하기 때문에 창문을 닫고. 에어필터나 공기청정기를 가동할 필요가 있다.

실내에서 흡연을 하거나 촛불을 켜는 것은 미세먼지 농도를 높이게 되므로 피해야 한다, 중요한 것은 미세먼지 상태가 나쁜 것으로 예측될 때는 미세먼지 행동요령 정도에 따라 행동하는 것이 좋다.

미세먼지 발생에 따른 행동요령은 다음과 같다.

첫째, 나쁨 단계부터 노약자나 심혈관질환자, 호흡기질환자들이 직접 영향을 받는다. 대개 도로변이 미세먼지 농도가 더 높기 때문에 도로변에서 운동이나 활동은 하지 않는다. 야외활동을 자제하는 것이 좋다고 하였듯이 가장 좋은 방법은 외출하지 않는 것이다.

둘째, 미세먼지 농도가 높을 것으로 예측되면 미세먼지에 취약한 호흡기나 심혈관질환자, 어린이와 노인, 임산부는 외출을 자제한다. 흡입되는 미세먼지는 활동의 강도와 기간에 비례하기 때문에 건강한 성인이라도 과격한 실외 활동을 최소화 것이 좋다. 집의 밖으로 통하는 문을 닫아 미세먼지의 유입을 차단한다. 실내에서는 충분한 습기유지와 함께 공기청정기 등을 켜주는 것이 좋다.

셋째, 불가피하게 실외 활동이나 외출할 때는 황사방지용 마스크를 착용한다. 식약청으로부터 허가받은 황사방지용 마스크는 미세입자를 걸러내는 성능이 있다. 황사방지용 마스크는 세탁하면 모양이 변형되어 기능을 유지할 수 없다. 오히려 먼지나 세균에 오염될 수 있으므로 세탁 후 재사용 하지 않는다. 실외 활동 및 외출 후에는 코와 손을 잘 씻는 것이 좋다.

넷째, 미세먼지가 많을 때 콘텍트 렌즈를 사용하는 사람은 주의해야 한다. 렌즈로 인해 눈이 보다 건조해지면서 충혈, 가려움증 등의 부작용이 발생할 수 있다. 8시간 이상의 장시간 착용을 피한다.

다섯째, 물은 자주 마시는 것이 매우 좋다. 포장되지 않은 과일이나 채소는 2분간 물에 담근 후 흐르는 물에 30초간 씻은 다음 먹는다. 노상이나 야외 조리음식은 미세먼지로 인한 오염가능성이 높다. 가급적 어린이들이 사먹지 않도록 한다.

예방이 최선이나, 어쩔 수 없이 노출되어 증상이 발생하면 즉시 병원을 방문하여 초기에 관리를 받는 것이 좋다.

8) 만성 호흡기질환의 결정타 미세먼지

미세먼지와 어린이

미세먼지에 노출된 어린이에서 호흡기계 질환으로 인한 사망률이 증가하였으며, 폐기능이 발달하는 시기에 호흡기가 이런 위험물질에 노출되면 성인이 되어서도 폐기능에 영향을 받는다. 캘리포니아 지역의 학생을 추적 관찰한 결과 이런 오염물질에 장기간 노출된 어린이는 성인이 되었을 때 폐기능이 낮을 가능성이 4.9배나 높았다. 또한 이런 폐기능 저하는 심혈관계 질환과 당뇨병의 발생위험을 증가시키는 것으로 알려져 있다. 대기오염이 기준치 이하로 유지되더라도 민감한 어린이는 심각한 영향을 받을 수 있다. 이와 같은 연구 결과들은 누구나 청정 지역에서 살기를 바라지만 그럴 수 없기에 환경의학적으로 중요한 과제이다.

- 네이버 지식백과 서울대학병원 건강칼럼 중 미세먼지의 위험성과 예방법 중에서 -

Chapter 2. 증상으로 본 호흡기계 질병

Section 1. 기침

1. 기침이란?

기침은 환자가 병원을 찾는 가장 흔한 증상의 하나로서, 재채기와 같이 하나의 반사 작용인데, 1차 의료기관에서 만나는 증상 중 5번째를 차지한다. 기침의 유병률은 흡연 인구와 환경적인 인자들에 의해 달라지나 대개 5~40%로 추산되며, 비흡연자도 14~23%에서 기침을 경험한다.

기침을 일으키는 원인으로는 상 · 하기도의 기계적 병소, 감염, 자극, 알레르기, 암, 혈관성, 심인성, 원인불명인 경우도 있다. 그러나 기침의 가장 흔한 원인은 흡연이다.

소아에서 일시적으로 생기는 급성 기침은 감기에 의해 생기는 상기도 감염이 주 원인이다. 이는 보통 2~3주면 사라진다.

기침은 지속되는 기간에 따라 3주 미만은 급성 기침, 3~8주 정도 지속되면 아급성 기침, 8주 이상 지속되면 만성 기침으로 분류한다. 급성 기침은 대부분 감기가 원인이며, 만성 기침은 많은 경우 천식, 후비루 증후군, 역류성 위식도질환이다.

기침은 분비물(가래)을 동반하기도 하고, 동반하지 않기도 하며, 어떤 질병에 나타나는 하나의 증상이 되기도 한다.

기침은 질환을 의미하는 양상은 명확하게 정의되어 있으나 무엇이 정상인가에 대해서는 아직 논의가 없는 상태이다.

일반적으로 아침에 일어났을 때 짧은 기침은 약간의 가래를 동반할지라도 기도청정(氣道淸淨)을 위한 정상적인 활동으로 볼 수 있다. 따라서 기침은 해로운 물질이 호흡기계로 들어오는 것을 방지하거나 호흡기계로 들어온 해로운 물질을 호흡기계로부터 제거시키는 체내 방어기구의 하나이다.

1) 기침 예절

기침을 하면 기침과 함께 기도 내 분비물이 에어졸 형태로 밖으로 분사된다.

이때 분사된 분비물은 약 2m 정도까지 확산된다. 이럴 때 호흡기 감염질환을 앓는 사람이라면 기침으로 다른 사람에게 질환을 감염시키기도 한다. 더욱이 많은 사람이 밀집한 공간에서의 기침은 호흡기를 통한 감염질환의 확산을 일으키기에 충분하다.

이렇듯 기침 예절은 나 자신을 위해서, 그리고 타인에 대한 배려라는 차원에서 누구나 지켜야 할 가장 기본적인 예절 중의 하나이다. 기침, 재체기 시에는 손이 아닌 휴지나 손수건으로 입과 코를 가리고 한다. 휴지나 손수건이 없을 때는 옷소매 위쪽으로 입과 코를 가리고 한다. 기침, 재체기 후에는 흐르는 물에 비누로 손을 씻는다.

이러한 습관은 일상 속의 작은 실천으로 인플루엔자(독감), 결핵, 신종플루 등 감염병을 예방하는 손쉽고 효과적인 방법이다.

2) 기침의 기전

기침이 일어나기까지는 몇 단계를 거친다.

(1) 흡입기(吸入期)

숨을 들이마시는 시기이다. 후두를 직접 자극할 때는 흡기 없이 기침이 일어날 수 있으나, 폐확량만큼 또는 이보다 훨씬 적은 양 등 다양한 양의 공기를 먼저 흡입한다.

(2) 긴장기(緊張期) - 압축기(壓縮期)

들이마신 숨을 멈추는 시기이다. 이때는 성문(聲門)이 닫히고 공기를 들이마시는 근육(吸息筋)의 수축이 강하게 이루어지며 기도 내의 내압이 충분히 높아진다. 흉강압(胸腔壓)과 폐포내압이 빠르게 상승하여 300mmHg까지도 올라간다. 기관삽관이나 기관절개 상태의 환자는 성문의 폐쇄 없이도 기침이 일어날 수 있다.

(3) 호출기(呼出期)

폐색된 성문이 갑자기 열리면 기도내압과 후두내압 사이의 높은 압력 차이로 기도 내의 공기가 빠른 속도로 배출된다. 공기의 유속은 280m/sec 정도에 이르기도 하며 이때 기도 내 분비물도 밖으로 배출된다.

3) 기침의 작용

기침은 호흡기를 건강하게 유지하려는 자정작용 중의 하나이다. 많은 사람이 아침에 일어나 양치질을 할 때면 억지로 또는 자연스럽게 기침을 하고 때로는 기침과 함께 가래를 뱉기도 한다. 이렇듯 기침은 의식적으로 일으키거나 혹은 어느 정도는 억제할 수도 있다.

호흡기계는 호흡을 통하여 1분에 약 6~7ℓ의 공기가 출입하는 기관으로 외부에 노출된 기관이나 마찬가지인데, 이때 호흡을 통하여 외부의 먼지 및 세균들도 호흡기계로 출입한다. 호흡기계는 우리 몸을 건강한 상태로 유지하기 위한 몇 가지 방어기구가 있다. 예를 들어 콧속의 코털, 코 점막에서 분비되는 점액, 림프샘이 풍부한 편도선, 기관지에 있는 섬모 등이 그것이다. 이중 기관 · 기관지 점막에서는 1일 100㎖ 정도의 점액을 분비하여 상기도(코, 인두부, 후두부)에서 제거되지 않은 먼지나 세균 등을 기관지 표면에 존재하는 점막과 섬모에 가라앉혀서 섬모 상피의 위로 행하는 에스컬레이트운동을 통하여 밖으로 배출시킨다.

일반인은 분비물의 양이나 성질이 전량 섬모운동만으로 운반할 정도이나, 사람에 따라서 분비물이 보통 이상으로 많거나 점조도가 높아 섬모운동만으로 자연스럽게 배출되지 않기도 하는데 이때 인체는 기도의 청정 확보를 위하여 다른 물리적인 힘을 빌린다. 이것이 기침이며 이때 기침과 함께 기도 내의 분비물이 밖으로 나오는 것이 가래이다.

4) 감기만 걸리면 몇 달씩 가는 기침

최근에는 감기의 유형도 많이 달라졌다. 환자들이 요즘 감기는 옛날하고 다르다고 말한다. 그러면서 잘 낫지 않고 오래가며 유독 기침이 오랫동안 남아 고생스럽다는 얘기들을 많이 한다.

감기는 여러 가지 원인에 의하여 나타나는 상기도질환이다. 일반적인 감기는 콧물, 오한, 두통, 기침, 가래, 두통, 근육통 등을 나타낸다.

감기에 걸리면 사람마다 주로 나타나는 증상이 조금씩 다르다. 콧물 증상이 주로 나타나기도 하고, 기침 증상이 주로 나타나기도 하며, 온 몸이 쑤시고 아픈 근육통을 주로 호소하기도 하며, 가래를 많이 뱉는 등 사람마다 주로 나타나는 증상이 조금씩은 다르다.

일반적인 감기는 휴식과 적절한 약물요법으로 일주일 정도 치료하면 회복된다.

그러나 휴식과 적절한 치료로 일반적인 감기 증상들은 다 치유되었는데 기침만 유독

남아 오랫동안 괴롭히기도 한다. 기침은 지속되는 기간에 따라 3주 미만 계속되면 급성 기침, 3~8주 정도 지속되면 아급성 기침, 8주 이상 지속되면 만성 기침으로 분류한다. 대부분의 감기에서 관찰되는 기침은 급성 기침으로 3주 미만의 이환기를 갖는다. 그러나 감기 감염 이후 몇 달씩 기침이 지속된다면 만성적인 기침을 일으키는 다른 호흡기계통의 질환이 없는지 잘 살펴보아야 한다. 만성 기침을 일으키는 대표적인 질환인 천식, 후비루, 역류성 위식도질환과의 관련성은 물론 만성적인 기침을 동반하는 하기도질환과의 연관성도 찾아야 한다.
기침이 3주 이상 지속된다면 의료기관을 방문하여 전문의와 상의하기 바란다.

5) 토(吐)할 듯한 기침

기침은 한 번씩 한 번씩 나오는 게 일반적이다.
보통은 가래를 동반하지 않지만 어떤 때는 가래를 동반하기도 한다. 보통은 난폭하게 하지 않지만 어떤 때는 난폭한 형태의 기침을 하는 경우가 있다.
기침이 한 번 나오면 발작적으로 때로는 돌발적으로 시작되어 심하면 토할 듯한 상태가 되기도 한다. 환경적으로 외부에서 기침을 자극하는 항원이 없더라도 목이 간질간질하면서 기침이 시작되어 그치지 않고 점점 심해져서 음식물을 토할 것 같은 기침을 할 때가 있다. 이런 기침은 주로 기도가 과민한 상태에서 어떤 자극을 받으면 기침이 돌발적으로 때로는 토할 것 같은 형태로 나오기도 한다.

6) 습관성 기침

예민한 성격에 의해 습관적으로 기침을 하며, 감기 뒤에 목에 뭔가 걸린 듯한 느낌으로 헛기침을 계속한다. 이러한 기침은 마음만 먹으면 멈출 수 있다.

7) 눕거나 잘 때 나는 기침

대체로 기침은 낮에 활동할 때 보다는 밤에 많이 나는 경향이 있다. 그러한 까닭은 기관지 내 섬모운동이 활동하는 시간동안에 더 활발하여 낮에 기도 내의 분비물을 밖으로 밀어 올리는 작용이 왕성한 때문이다.
그런데 어떤 사람은 자려고 자리에 누우면 잠들기 전까기 한바탕 기침을 한 후에 잠이 들기도 한다. 때로는 기침 때문에 자다가도 일어나기도 한다. 이러한 증상은 중력의 변화에 민감한 병증이나 콧물이 목 뒤로 넘어가는 후비루 증후군, 위산의 역류로 나나나는 역류성 위 · 식도질환, 천식, 만성 폐쇄성 폐질환 등에서 잘 나타나기도 한다.

8) 지하생활권과 기침

기도계는 호흡을 통하여 외부의 공기를 흡입하고 내뱉는다. 따라서 외부에 부유하는 많은 이물질들도 기도 내로 들어오게 된다. 산업의 발달에 따라 외기에는 기도를 자극하는 많은 화학물질이 존재하고 점점 더 다양화 되고 있다. 예전에는 없던 기도를 자극하는 새로운 화학물질들이 생기고 있다.

도시화와 산업화에 따라 사람들의 생활 환경도 다양해지고 지하에서 생활하는 빈도도 늘어나는데, 환기가 잘 되지 않는 지하 생활권에서는 더욱 다양한 기도 자극물질들이 존재한다. 이런 이유로 지하생활권에서의 오랜 생활은 기도를 더욱 민감하게 만들고 이에 따라 기침을 유발시킨다.

9) 위장질환과 기침

우리 몸에는 기침을 유발하는 수용체들이 산재되어 있다. 이런 수용체들은 여러 군데 분포되어 있는데 호흡기계 이외에 위와 식도에도 분포되어 있다. 역류성 위 · 식도 질환이 있는 사람은 식도와 위를 연결하는 괄약근이 느슨해 위 내용물이 식도로 넘어와 이들 수용체를 자극하여 기침을 유발한다. 이러한 사람은 마른 기침을 심하게 하는 특징이 있으며 밤에 자려고 누우면 악화되는 경향이 있다. 신트림 위장의 화끈거림 등 소화기 증상을 동반하기도 하고 그렇지 않기도 한다.

10) 그 밖의 기침 유발 요인

① 기도가 민감할 때
② 갑자기 찬 바람을 쐴 때
③ 먼지가 많은 환경에 노출될 때
④ 매운 맛이나 강한 향기에 노출될 때
⑤ 심리적으로 긴장하였을 때
⑥ 대화 중 기도가 건조할 때
⑦ 기도에 음식 등 이물을 잘못 흡입하였을 때

참고문헌

전국한의과대학 폐계내과학교실. 폐계내과학. 도서출판 나도. 2013.

2. 오랫동안 지속되는 기침(만성 기침)

기침은 증상이 지속되는 시간에 따라 3주 이내는 급성 기침, 3~8주는 아급성 기침, 8주 이상 지속되면 만성 기침으로 분류한다. 8주 이상 지속되는 만성 기침의 원인으로는 주로 천식(기침 이형천식), 후비루(알레르기 비염, 부비동염) 역류성 위 · 식도질환(GERD, gastroesophageal reflux disease), 약인성 기침 등이 있다.

이외에 환경적으로는 건조한 환경에 오래 노출되거나, 호흡기도 자체가 건조해져서 만성적으로 기침 증상을 나타내기도 한다. 호흡기계 질병과 관련하여서는 만성 호흡기질환 특히 만성 폐쇄성 폐질환(COPD, chronic obstructive pulmonary disease), 기관지확장증 등에서도 만성 기침 증상이 나타난다.

비흡연자는 후비루 증후군, 천식, 역류성 위 · 식도질환(GERD)에서 주로 관찰된다.

흡연자는 만성 기관지염, 만성 폐쇄성 폐질환에서 주로 관찰된다. 가래를 뱉고 흡연경력이 20년/갑 이상일 때는 더욱 의심할 필요가 있다.

고령이면서 만성적인 기침을 할 때는 폐암 검진이 필요하다.

1) 만성 기침의 종류

(1) 기침이형천식

① 증상 : 한 번 기침이 시작되면 잘 멈추지 않는다. 주로 한밤중에 기침이 심해 잠을 잘 수가 없다. 때로는 새벽2시~동틀 때까지 지속되는 경우도 있다. 일반적으로 천식에 나타나는 호흡곤란이나 천명음은 없다.

② 악화요인 / 방아쇠인자 : 환절기(4, 10월 무렵, 기온의 변화가 있을 때), 감기에 걸렸을 때, 몸이 따뜻해졌을 때(실내로 들어올 때, 이불을 덮었을 때), 갑자기 추운 장소로 나왔을 때 등이다.

③ 특징 : 호흡곤란이 없는 천식 중 증상이 가벼운 유형이다. 어릴 때 천식이 없던 사람도 잘 걸린다. 어른이 걸리는 천식으로 본인이 천식이 없다고 생각하여 병을 방치하는 경우가 많다.

＊한의학적 치료

치료 원칙 : 약물요법, 침구요법, 훈증요법, 산소요법, 호흡재활요법 등을 응용

약물요법으로는 보음윤폐(補陰潤肺) 거담정천(祛痰定喘)하는 치법을 근간으로 하며, 가래를 동반하지 않는 마른기침을 위주로 할 때는 윤폐에 초점을 맞추어 맥문동탕을 응용한다.

(2) 후비루

후비루는 대개 목에서의 불쾌감, 목에 뭔가 끼어 있는 듯한 느낌 때문에 계속하여 헛기침을 하면서 목을 가다듬는 듯한 증상을 많이 나타낸다. 기침과 함께 많은 사례에서 목쉼 증상을 동반하기도 하고, 식도 이물감도 느낀다. 알레르기 비염, 부비동염이 있을 때 많이 나타난다.

① 알레르기 비염

㉮ 증상 : 물 같은 콧물, 재채기가 나오고, 눈이 붓거나 가려우며, 눈 아래나 눈 주위가 검게 변색되기도 하고, 몸이 계속 노곤하며, 특정 계절에 심함. 화분증은 2월부터 꽃가루가 날리면 시작된다.

㉯ 원인 : 꽃가루, 집먼지, 애완동물의 털 등 항원물질이 인후부에 알레르기 반응하여 코에서 내려온 콧물이 인후부를 자극하여 생긴다.

㉰ 치료 : 회피요법으로서 되도록 알레르기의 원인이 되는 물질을 피한다. 치료약으로는 점비제, 항히스타민제, 레이저치료 등을 사용한다.

② 부비동염

폐나 기관지에 병이 있는 것이 아닌가 염려하여 의료기관을 찾을 때가 많다.

㉮ 원인 : 얼굴 안쪽의 부비강에서 생긴 고름이 목으로 내려와 기침과 가래의 원인이 된다.

㉯ 증상 : 감기 뒤에 기침과 가래가 계속되고, 앞머리 부분과 얼굴 부근이 무거운 느낌 또는 통증이 있으며, 인후통이 사라져도 기침과 가래가 1개월 이상 지속되며, 코가 막힌 느낌이 있고, 끈적끈적한 콧물이 나오며 분비물이 목으로 넘어가는 후비루 증상을 느껴지기도 한다.

※ 한의학적 치료

비연(鼻淵), 비구(鼻鼽), 비류청체(鼻流淸涕)에 해당된다.

① 계지탕가감(桂枝湯加減), 가미여통탕(加味麗通湯), 옥병풍산가미방(玉屛風山加味方)을 응용한다.

② 재체기(분체 : 噴嚏), 냄새를 잘 맡지 못할 때(불문향취(不聞香臭)), 계절성(季節性) : 신온제(辛溫劑), 여택통기탕(麗澤通氣湯)을 응용한다.

③ 풍한사(風寒邪) 침범으로 코막힘(비색(鼻塞)), 통년성(通年性) : 통규탕(通竅湯), 형개연교탕(荊芥連翹湯)을 응용한다.

④ 외용약 : 세신고(細辛膏)을 응용한다.

(3) 역류성 위 · 식도질환

유럽과 미국에서는 대중적인 병으로 인식되며, 동양에서도 증가 추세에 있다. 후두는 산성인 위액과의 접촉은 없다. 또한 역류된 위산은 침에 의해 중화되지도 않는다. 따라서 후두는 역류된 위 내용물에 대한 방어기전이 매우 약하다.

① 원인 : 위산이 식도로 역류해 기관으로 들어가 발병된다.

② 증상 : 특히 밤에는 상부 식도 괄약근의 압력이 낮에 비하여 낮아져 누우면 증상이 심해진다. 밤중에 기침이 나는 경향이 있으며, 기왕의 기침 증상을 더 악화시키기도 한다. 결과적으로 위 내용물이 인후로 역류하고 이에 의한 부종이나 염증과 같은 손상이 쉽게 일어난다. 소화기 증상으로 속이 쓰리거나 위산이 올라오는 신물을 느끼기도 하나 소화불량, 식욕부진 등 소화기 증상을 동반하지 않는 사례도 많다.

③ 치료법 : 일반적으로 위산을 억제하는 약을 복용한다. 비만 체질은 체중 감량을 하는 게 도움이 되며, 밤 늦게 식사하는 습관을 고쳐야 한다. 또 잠자기 최소 2~3시간 전에는 모든 식사를 마치도록 한다. 커피, 초콜릿, 산성식품, 기름진 음식과 너무 자극적인 음식물의 복용을 삼가고, 술과 담배는 끊도록 한다.

※ 역류성 위 · 식도질환의 한방치료

한의학에서는 흉통과 탄산(呑酸)에 해당되는 질환이다.

위심통(胃心痛)에는 청울산(淸鬱散)을 응용하고, 탄산(呑酸)에는 증미이진탕(增味二陳湯)을 응용하며, 인후두 부위의 증상을 위주로 할 때는 반하후박탕(半夏厚朴湯)을 응용한다. 위 식도증상을 위주로 할 때는 반하사심탕(半夏瀉心湯)을 응용한다.

(4) 약인성 기침

① 유발원인 : 혈압약, 진통제, 감기약 등의 복용이 기침을 유발시키기도 한다. 시중에 나와 있는 진통제와 감기약은 대부분 기침 유발 가능성이 있으며, 심하면 호흡곤란을 유발하기도 한다. 혈압약은 종류에 따라 다른데, 주로 ACE(angiotensin-converting enzyme) inhibitor, 베타차단제가 기침을 유발시킨다.

② 증상 : 감기에 걸리지도 않았는데 기침이 계속 나오고, 주로 밤에 기침을 많이 한다. 기침을 일으킬 만한 다른 신체적인 원인을 찾기가 어려운 원인불명의 기침 증상을 나타낸다. 원인 약물 복용을 중단 하면 증상은 호전된다.

2) 만성 기침의 한의학적 범주

① 기관지천식 : 효천증(哮喘證)

② 후비루(비염 축농증) : 비구(鼻鼽), 분체(噴嚔), 비연(鼻淵), 뇌루(腦漏)

③ 위 · 식도역류질환 : 일격(噎膈), 흉비(胸痺), 탄산(呑酸), 토산(吐酸)

3) 해수(만성 기침)의 치료 대강(大綱)

해수(咳嗽)는 먼저 담(痰)을 치료를 우선으로 한다. 해수치료의 3대 치법으로는 거담(祛痰), 이기(利氣), 윤폐(潤肺)이다. 일반적인 통치방(通治方)으로는 청금음(淸金飮), 비급오수원(備急五嗽元) 등을 응용한다.

참고문헌

김윤자 외 1명. 알레르기性 鼻炎에 關한 文獻的 考察. 대한한방소아과학회지. 2016 ; 10(1) : 17-34.

서울대학교 의과대학 내과학교실. SNUH Manual of Medicine. 고려의학. 2016.

양태규 외 2명. 鼻疾患에 對한 時代別 文獻 考察. 대한한방안이비인후피부과학회. 2001 ;14(1) : 1-10.

이준우. 보험한약입문. 군자출판사. 2013.

전국한의과대학 비계내과학교실. 비계내과학. 군자출판사. 2012.

전국한의과대학 폐계내과학교실. 폐계내과학. 도서출판 나도. 2013.

Irwin RS, Boulet LP, Cloutier MM, et al. Managing cough as a defense mechanism and as a symptom. A consensus panel report of the American College of Chest Physicians. Chest. 1998.

네이버 약제정보

www.slideshare.com

3. 기침의 종류

기침은 기침이 지속되는 기간에 따라, 가래의 동반 여부에 따라, 기침의 성상에 따라 여러 가지로 분류한다.

1) 마른기침

기관지가 건조하여 생기는 기침이다. 섬모를 덮고 있어야 할 점액이 기관지가 건조해지면 점조도가 높아지면서 점액이 섬모를 다 덮지 못 할 때 나오는 기침이다. 이때는 목에 간질간질한 느낌이 나타나며 주로 가래를 동반하지 않는 마른기침을 한다.

2) 가래를 동반하는 기침

기관지 점막에서는 기관지를 깨끗한 상태로 유지하기 위하여 점액을 분비하여 상기도에서 제거되지 않은 먼지나 세균 등을 흡착시켜 상기도로 운반하고 이 운반된 분비물의 혼합물은 가래 형태로 밖으로 배출된다. 대부분 기도계를 맑게 유지하기 위한 수단으로 가래라는 분비물을 배출시키나 어떤 이유에서 기관지 내 분비물의 양이 정상적인 분비량보다 많거나 점조도가 높아져 끈적끈적하면 이동에 방해를 받기도 한다. 이때는 기관지 점막에 존재하는 섬모의 정상적인 에스컬레이터 운동만으로는 이물질이 모두 제거되지 않아 기침과 함께 가래를 배출하게 된다.

3) 경련성 기침

일반적으로 기침은 1번 내지 3~4차례 하는 게 보통이며, 기침을 한 번하고 또 다시 한 번하고 이렇게 반복해서 하는 게 일반적이다. 그러나 경련성 기침은 후두 폐쇄근의 경련에 의하여 일어나며 평소 괜찮다가도 한번 기침이 나오면 마치 경련하듯 기침을 한다.

4) 자극성 기침

기도의 자극에 의하여 일어나며 외부로부터 흡입된 연기, 매연, 강한 향, 먼지, 체루가스, 화학약품 냄새 등 기도를 자극하는 물질을 만났을 때 건강한 기도계를 보호하기 위한 반사작용으로 기침을 하게 된다.

5) 바-크様(Bark様) 기침

저음(低音)으로 울리는 듯 '컹컹' 소리를 내는 마른기침으로 마치 개가 짖는 것 같은 소리를 낸다. 기침이 가슴 깊숙이 또는 복부 깊은 곳에서 끌어 올려 나오는 느낌의 기침이다. 주로 상기도 중에서 후두 부분에 병증이 있으면 나타난다. 때로는 목소리가 무거워지기도 한다.

6) 반사성 기침

바깥 귓구멍(외청도: 外聽道)을 면봉 같은 것으로 살살 간지려면 기침이 나온다. 이처럼 어떤 자극에 대한 신경반사작용으로 나타나는 기침을 반사성 기침이라 한다. 기침 수용체가 분포된 체내 장기에의 신경반사에 의하여 일어나는 기침으로 앞에서 얘기한 외청도 이외에 위(胃), 장(腸), 간장(肝臟), 비장(脾臟) 등이나 혹 횡격막(橫膈膜), 심낭(心囊) 같은 곳에서 오는 신경반사에 의해서도 나타난다.

7) 발작성 기침

일상생활에서 평소에는 기침 없이 생활하다가 기침이 날 때면 마치 발작하듯이 기침이 나온다. 때로는 토할 것 같은 정도로 기침을 하기도 한다. 기관지천식에서 자주 관찰된다.

8) 눕거나 체위 변동 시 나타나는 기침

자세나 체위를 변동하면 이에 따라 체내에는 중력의 변화와 흉곽 내 음압에 변화가 나타난다.

눕거나 체위를 변동하면 이때 중력이나 흉부 음압의 차이에 의하여 기침이 나온다.

9) 식사나 음료수를 마실 때 나는 기침

뜨거운 국물을 마실 때, 매운 음식이나 강한 향료를 사용한 음식을 섭취하였을 때, 탄산수 등을 먹을 때 기침이 나는데, 인두부에 있는 기침 수용체를 자극하여 기침을 유발시키기 때문이다. 수용체의 민감도로 인하여 기침이 나올 수 있으나 때로는 근육질환이나 식도질환이 있을 때도 이런 조건에서 기침이 나기도 한다.

이렇듯 다양하게 나타나는 기침은 특정질환에 나타나는 하나의 특이한 증상으로 나타나기도 한다. 기침은 일상에서 나타나는 하나의 증상에 불과하지만 때로는 질병을 진단하는 중요한 단서를 제공하기도 하므로 기침이 잘 낫지 않고 기간이 오래 간다고 여겨질 때는 전문의의 진찰을 받아야 한다.

참고문헌

전국한의과대학 폐계내과학교실. 폐계내과학. 도서출판 나도. 2013.

4. 기침의 양상과 의심되는 질환

기침은 질병의 증상 변화에 따라 수시로 달라질 수 있으며, 기침에 다양한 종류가 있듯이 질병에 따라 기침의 양상도 다르게 나타난다. 그러므로 기침은 질병을 진단하는 단서를 제공한다.

1) 마른기침

① 주로 마른기침을 위주로 하면서 기침할 때 흉골(胸骨) 안쪽으로 통증이 나타난다면 기관지염 초기를 의심할 수 있다.

② 목 안 후두(喉頭) 부분이 마르고, 쉰 목소리, 말하기가 힘들고, 목에 뭔가 있는 것 같은 이물감을 느끼거나, 음식이나 침을 삼킬 때 불편함을 느끼는 등의 증상이 나타난다면 후두 부위의 염증성 질환을 의심할 수 있다.

③ 호흡 또는 기침할 때 가슴과 옆구리쪽의 제한된 통증을 느끼거나 그런 통증이 운동이나 체간을 움직일 때 더욱 잘 나타나며, 발열이나 식은땀이 난다면 흉막염(胸膜炎)을 의심할 수 있다.

2) 가래를 동반하는 기침

① 아침에 일어나 기침과 함께 대량의 가래를 뱉고, 가래를 받아 모아보면 화농성(化膿性), 액성(液性), 거품의 3층으로 분리되어 나타나고, 악취가 있는 가래를 뱉거나 혹은 가래에 피가 섞여 나올 때는 기관지확장증을 의심한다.

② 초기에는 주로 마른기침을 하다가 질병이 진행되면 가래에 피가 섞여 나오거나, 때로는 피만 나오거나, 가슴의 통증, 어깨 통증, 권태감과 피로감, 특히 오후가 되면 가벼운 열감을 나타내거나, 피부와 점막이 빈혈같이 보일 때는 폐결핵을 의심한다.

③ 심한 기침과 함께 목이 많이 아프며, 고열, 숨이 차서 코를 벌렁벌렁하고, 안면이 창백하며, 증상이 심해지면 안면에 표정이 없어지며, 의식장애 등의 증상이 나타날 때는 폐렴을 의심한다.

이외에도 특징적인 기침과 함께 가래를 동반하는 증상에 따른 병증들은 많다.

3) 경련성(痙攣性) 기침

경련성 기침은 후두패쇄근(喉頭閉鎖筋)의 경련에 의하여 일어난다.

① 숨 쉴 때 그르렁거리는 소리가 나며, 특히 밤에 기침이 심하고, 얼굴이 충혈될 때는 백일해에서 나타나는 증상일 수 있다.

② 기관지천식은 기관지의 경련에 의하여 일어나며 호흡곤란, 숨 쉴 때 쌕쌕거리는 천명음(喘鳴音), 가래 등의 증상이 있으며, 심하면 누우면 숨이 차서 잘 눕지 못하고 앉아서 숨을 쉰다.

③ 기침이 마르고 심하면 종격동(縱膈洞) 내(內)의 종양을 의심한다. 종격동은 흉곽 안에서 오른쪽 폐와 왼쪽 폐 사이에 있는 부분을 가리키며 여기에는 심장과 심장에서 나오는 큰 혈관, 기관, 식도, 림프절, 신경 등이 있다.

4) 자극성(刺戟性) 기침

주로 담배, 유독성 가스, 강한 향신료나 향수 등 기도의 자극에 의하여 일어나며. 숨이 막히는 것과 같은 느낌과 함께 기침을 한다.

5) 바-크(Bark)樣 기침

낮은 음으로 울리는 듯한 마른기침으로 마치 개가 짖는 것 같은 소리를 낸다. 디프테리아, 급성 후두염에서 주로 나타나며, 결핵이나 백일해에서도 후두염을 동반하면 나타난다.

6) 반사성 기침

신경반사에 의하여 나타나는 반사성 기침으로 위(胃), 장(腸), 간장(肝臟), 비장(脾臟) 등 혹은 횡격막(橫膈膜), 심낭(心囊), 외청도(外聽道) 같은 곳에서 오는 신경반사에 의해서 나타나며, 기생충에 의해서도 나타난다.

7) 기타

① 발작적 기침

음식물이 기도로 들어 갔을 때, 천식, 좌심부전증(左心不全症) 등에서 나타난다.

② 눕거나 체위 변동 시 나타나는 기침

기관지확장증, 좌심부전증, 만성 부비동염, 흡인(吸引)으로 인한 위식도역류 증상 등에서 관찰된다.

③ 식사나 음료수를 마실 때 나는 기침

상기도의 신경-근육질환, 식도질환 등이 있을 때 관찰된다.

참고문헌

전국한의과대학 폐계내과학교실. 폐계내과학. 도서출판 나도. 2013.

5. 해수(咳嗽)와 기침의 차이

기침은 외부로부터 들어오는 유해한 물질이나 기도 내에 생긴 유해한 물질을 밖으로 내보내어 기도를 항상 청정한 상태로 보호하려는 하나의 자정작용으로 인식된다. 기침은 이환 기간에 따라 급·만성으로 나누고, 나타나는 형태에 따라 여러 가지로 분류하며, 각각의 특징에 따라 특정질환에서 나타나는 하나의 현상이다.

해수(咳嗽)는 일반적으로 만성적인 기침과 가래를 동반한다. 한의학에서는 해수를 해증(咳症)과 수증(嗽症)이 함께 나타나는 하나의 증상으로 보기도 하지만, 엄밀하게는 해증, 수증, 해수증은 구분되며 원인과 증상을 달리 본다.

해증(咳症)은 기침을 주로 하며, 가래를 동반하지 않는다. 곧 마른기침에 해당 된다.

수증(嗽症)은 기침보다는 가래를 위주로 하는 증상이다.

따라서 해수증(咳嗽症)은 기침과 가래 모두를 동반하는 병증을 가리킨다.

1) 기침이 심하면 해수가 된다?

기침은 해수증에 나타나는 하나의 증상으로 기침이 심해진다고 반드시 해수병증으로 이행되지는 않는다. 다만 만성적인 기침은 기침 이외의 다른 호흡기 증상인 가래를 동반하기도 한다. 이때 기침과 가래가 만성적인 증상으로 발전한다면 해수증이라 할 수 있다.

2) 기침이 심하면 천식이 된다?

기침은 주로 호흡기병변 중 나타나는 하나의 증상이다.

천식은 호흡곤란, 발작적인 기침, 목에서 쌕쌕 소리가 나는 천명음(喘鳴音), 혹 객담 등의 증상을 특징으로 하는 하나의 증후군이며 때로는 하나의 질환으로 간주하기도 한다. 천식 병증에서는 기침 증상이 있을 수 있으나, 기침이 있다고 하여 천식은 아니다. 물론 천식 중에는 기침을 위주로 하는 이형천식이 있기는 하나, 단순히 기침이 오래 간다고 하여 천식이 되지는 않는다.

그러나 이전에 천식을 앓은 사람이나 천식에 대한 소질이 있는 사람은 기침이 천식병증을 발병시키는 하나의 요인으로 작용하기도 한다.

6. 기침, 참을 수 없는 고통

기침도 통증 이상으로 사람을 괴롭히는 증상 중 하나이다. 상담, 강연, 직장에서의 업무 관련 긴장 등 일상생활에서 긴장감이 기침을 유발한다면 사회활동을 제한하기도 한다. 1분에 한 번씩 10시간 기침하면 하루종일 쓸 에너지를 모두 소모한다는 말이 있듯 기침은 사람을 지치게 한다. 때로는 기침할 때 흉골 이면부가 찢어지는 듯한 통증을 유발시키기도 한다. 기침으로 인한 전신의 근육통 특히 복부근육통, 옆구리 통증, 두통, 목 부위의 통증, 기침할 때마다 소변을 지리는 요실금 증상, 기침으로 인한 불면 등은 우리에게 고통을 주기에 충분하다.

일상생활 중 어떤 특정 환경에 노출되거나, 요즘처럼 지하 공간에서의 생활, 황사, 미세먼지와 같은 외부 환경으로부터 받는 호흡기계의 자극으로 인한 기침유발은 만성적인 호흡기질환이 있는 사람과 알레르기 호흡기질환이 있는 환자에게는 정말 고통스럽고, 사람에 따라서는 일상생활을 못 할 정도이다. 거기에다 기침과 동반하여 호흡곤란을 느낀다면 심리적인 불안감은 과히 공포감으로 변한다.

7. 기침의 부작용

난폭하지는 않지만 장기간 기침을 하거나, 단기간이지만 난폭한 기침을 한다면 기침 자극에 따른 여러 가지 신체적 증상이 나타난다.

① 말단의 기관지분비물이 기관지말초에 흩어져 폐내(肺內)질환을 확대시킨다.
② 기관이나 기관지벽, 후두에 손상을 주어 출혈 또는 감염이 발생된다.
③ 호흡에 관계하는 근육작용에 의해 폐에 울혈 증상이 생기기도 하며, 심부전증(心不全症) 환자의 증상을 악화시키기도 한다.
④ 늑골(筋骨)의 골절이 생기기도 한다.
⑤ 만성의 장기간 기침은 신체 곳곳에 근육통이 생기기도 한다.
⑥ 심한 발작적인 기침은 기침발작을 하는 동안은 지속적으로 흉곽의 내부 압력이 상승하고 이는 정맥 내 혈류를 억제하여 심 박출량이 저하되어 뇌빈혈을 일으켜 뇌동맥경화증(腦動脈硬化症)이 있는 노인에서는 기침으로 인한 실신현상도 관찰된다.
⑦ 그 외 수면방해, 에너지 과잉소비, 피로, 흉통, 복통, 구토, 식욕부진, 요실금, 유산 등이 나타난다.

8. 기침 실신

기침의 부작용에도 언급했듯이 심한 발작성 기침은 흉곽 내부의 압력을 상승시켜 정맥혈류를 억제한다. 이로 인한 박출량의 저하는 뇌의 빈혈 상태를 유발하여 뇌동맥경화증이 있는 환자는 기침으로 인한 실신 증상이 일어나기도 한다.

참고문헌

전국한의과대학 폐계내과학교실. 폐계내과학. 도서출판 나도. 2013.

Section 2. 가래

1. 가래, 호흡기계의 건강 양면성

1) 기도계의 공기정화 -자정(自淨)기구는 어떤 게 있나?

폐는 기관지, 기관, 목, 코로 이루어진 기도계를 거쳐 외부와 교류하고 호흡을 통하여 1일 약 12,000ℓ가량의 많은 양의 공기를 마시고 배출한다. 그 과정에는 공기 중에 있는 먼지나 세균 등도 함께 폐로 들어온다. 이때 건강한 호흡기를 유지하기 위해서는 스스로 먼지나 세균 등을 정화할 어떤 기구가 필요하다. 몸은 오염된 공기를 정화시켜 무균 상태로 만들지 않으면 병이 생기기 때문에 기도계는 스스로 정화하여 무균 상태로 만드는 자정기구(自淨器具)가 존재한다. 이들 기구는 정상적인 건강 상태에서 기도계나 폐에 무균 상태를 유지하도록 하는 자정화작용(自淨化作用)을 한다. 자정기구(自淨器具)로는 비공(鼻孔), 인두(咽頭), 후두(喉頭), 기관(氣管), 기관지(氣管支), 폐포(肺胞) 등이 있다.

(1) 비공(鼻孔)

비공에 있는 잔털이나 점막은 외계에서 흡입되는 이물과 세균을 흡착시키고 또한 흡입되는 외기가 비공을 통과하면서 외기의 온도를 체온과 같은 정도로 만든다.

(2) 인두(咽頭)

인두에는 림프조직이 발달된 편도선이 있는데, 비공에서 미처 거르지 못한 이물과 병원체를 체포한다.

(3) 후두(喉頭)

후두 부위에서는 반사기구가 있어서 기도로 잘못 유입되는 이물의 흡입을 방지한다.

(4) 기관(氣管), 기관지(氣管支)

기관, 기관지에는 항상 일정한 양의 분비물이 나와 젖어 있는 상태이다. 이 분비물은 기관, 기관지에 침입한 이물이나 병원체를 흡착시키고 이와 함께 항상 상부로 escalator운동을 하는 섬모운동을 통하여 인후두부로 옮겨져 반사기능에 의해 객담의 형태로 외계로 배출되거나 삼키게 된다.

(5) 폐포(肺胞)

폐포벽에는 수많은 식세포(食細胞)가 있어서 폐포 내에 붙어 있는 작은 입자나 세균을 탐식한다. 이러한 기도의 자정화작용(自淨化作用)에 의하여 기도계나 폐는 정상적일 때는 무균 상태이지만 이런 기구가 장애를 입으면 비강, 인두, 후두 등에 평소 존재하던 세균이 기관지 깊숙이 침입하여 질병을 유발한다.

2) 정상적인 가래와 비정상적인 가래

호흡기의 점막에는 항상 끈끈한 분비물을 1일 약 100㎖ 정도씩 분비한다. 가래는 호흡기점막에서 나오는 분비물이나 세균, 먼지 등이 혼합된 것으로 건강한 사람이라도 언제나 약간의 가래가 나온다. 가래를 두고 질환을 의미하는 양상은 명확하게 정의되어 있으나 무엇이 정상인가에 대해서는 아직 논의가 없는 상태이다. 다만 아침에 기상하여 단시간의 기침을 동반하는 약간의 가래는 기도의 청정을 위한 정상 활동이라고 볼 수 있다.

가래의 객출은 자각하지 못하기도 하는데 그것은 무의식중에 삼켜버리는 경우이다. 특히 소아는 무의식중에 거의 다 삼켜 버리고 만다. 그러나 가래가 어떤 원인으로 많이 생기거나 혹은 잘 객출되지 않으면 병적이다.

3) 가래의 종류

가래는 입에서 토출되는 점액체를 말하며 하기도(下氣道)로부터 기침할 때 나오는 분비물로 그 종류가 많고 질병과 병종에 따라 생산되는 것이 모두 다르다.

일반적으로 흔히 보이는 가래의 성질이나 모양에 따라 점액성 객담(粘液性 喀痰), 장액성 객담(漿液性 喀痰), 점액화농성 객담(粘液化膿性 喀痰), 화농성 객담(化膿性 喀痰), 혈성 객담(血性 喀痰) 등으로 구분한다.

① 점액성 객담은 기관조직 심층에는 영향을 미치지 않고 기관표피에만 탈락이 있으므로 유리처럼 투명하며 끈기가 있다.

② 장액성 객담은 비교적 깨끗하고 가래에 거품이 많아 포말성 객담(泡沫性 喀痰)이라고도 하며 침이 섞이지 않아서 끈기는 없다.

③ 점액화농성 객담은 가래 중에서 점액 부분을 제거했는데도 농액 부분이 남아 있는

경우를 말하며 점액담과 비교하면 진일보된 상태이다.

④ 화농성 객담은 가래의 성분이 농액을 위주로 할 때를 거리킨다. 이런 종류의 가래는 처음 뱉을 때는 냄새가 없으나, 만약 폐 조직에 염증이 발생한 초기나 혹은 과정 중 세균에 감염되어 부패성 염증을 형성하면 폐조직의 대량괴사를 조성한 즉 농성담(膿性 痰)을 배출하여 냄새가 난다.

⑤ 혈성 객담은 가래에 혈액이 섞여 나오는 경우로서 점상, 혈선상(血線狀) 외에 객혈 등 여러 가지가 있다.

이렇듯 여러 종류의 가래들은 각각 그 특성에 따라 어떤 질환을 의심할 수도 있고, 객담 성질의 변화로 병의 악화 또는 진일보를 알 수도 있다.

4) 가래의 성질이나 모양에 따라 의심되는 질병

(1) 점액성 가래

인두염, 후두염, 감기, 기관지염, 기관지천식에서는 주로 점액형태의 가래를 주로 배출한다.

(2) 장액성 가래

폐울혈, 폐수종 등의 질환에서는 주로 장액형태의 가래를 주로 배출한다.

(3) 점액화농성 가래

이는 기관지염의 회복기, 기관지확장증, 폐결핵, 만성 기관지염, 폐농양 등에서는 주로 점액화농형태의 가래를 배출한다. 이중 폐농양은 가래를 컵에 받아두었다가 살펴보면 위층에는 거품가래, 중간층에는 끈기가 있거나 적은 양의 액상(液狀), 아래층에는 농성의 가래로서 3층이 분리된다.

(4) 화농성 가래

폐농양, 폐결핵의 혼합감염이 있을 때는 주로 화농성 가래를 배출한다.

(5) 피가 섞여 나오는 가래

가래에 피가 섞여 나올 때 가장 많은 것은 기도점막의 부식, 모세혈관의 손상 등에 의한 것이며, 치은염, 구강점막의 상처, 구개인두의 상처(소량이 특징), 코피가 섞일 때,

폐렴, 기관지확장증, 폐결핵, 폐농양, 폐디스토마, 폐종양, 폐암 등이 있을 때 가능하며, 특히 50세 이상에서 가래에 피가 섞여 나올 때는 폐암에 대한 세밀한 검진이 필요하다.
기침을 통해서 피가 나오거나 가래에 피가 섞여 나올 때 좀더 세분화된 형상의 분류로 특정질환을 의심하기도 한다.

① 피만 뱉을 때

폐결핵, 기관지암, 폐암 등의 객혈(喀血)이 있을 때는 순혈성으로 가래를 동반하지 않고 피만 배출하는 경우가 많다.

② 가래와 피가 함께 나올 때

기관지확장증일 때 가래와 피가 함께 배출하는 경우가 많다.

③ 피와 가래가 잘 섞여 나오는 경우

점액성 혈성은 폐경색, 장액성 혈성은 폐렴과 폐수종 및 심부전에 의한 만성 폐울혈, 화농성 혈성은 폐화농증에서 관찰될 수 있다.

위에서 말한 가래의 분류와 연관해서 설명한 질병명은 원칙이 아니며, 다른 형이 많다. 또한 혼합감염의 유무와 그 정도, 종류에 따라서 얼마든지 변화할 수 있다.

참고문헌

전국한의과대학 폐계내과학교실. 폐계내과학. 도서출판 나도. 2013.

Section 3. 객혈(喀血), 각혈(咯血)

폐, 기관으로부터 혈액이 배출되는 것을 객혈, 또는 각혈이라 한다. 이는 폐락(肺絡)이 손상되어 혈액이 폐 또는 기도로부터 나와서 입 또는 코를 통하여 순혈 또는 가래와 함께 배출된 것이다. 때로는 잇몸 출혈, 코피가 뒤로 넘어가서 나오는 경우도 있으니 감별하여야 한다.

객혈은 호흡기질환의 약 10%에서 관찰되며, 폐결핵 환자에서는 약 25%에서 관찰되기도 한다. 객혈은 소화기 출혈인 토혈과 구분되며 그 양에 따라 24시간 이내에 10~20㎖는 소량 객혈, 20~100㎖는 중등도 객혈, 100~600㎖ 이상은 대량 객혈이라고 한다. 객혈은 특별한 경우를 제외하고 90% 이상이 기관지동맥에서 기인하는데, 호흡기 원인질환으로는 주로 폐결핵, 기관지확장증, 폐농양, 만성 기관지염, 폐암, 폐화농증에서 많이 관찰된다. 연령대별로는 소아 청소년기에는 기관지확장증, 폐결핵 순으로 많으며, 20~40대에는 폐결핵, 기관지확장증 순으로 많으며, 50대 이상에서는 폐암, 폐결핵, 기관지확장증 순으로 많다.

질환별로는 폐질환, 심혈관질환, 기도질환, 감염질환, 종양, 의인성에서 출혈이 나타난다.

① 폐질환으로는 만성 기관지염, 기관지확장증, 폐결핵, 폐렴, 폐경색, 폐농양, 폐정맥고혈압, 폐동맥질환 등
② 심혈관질환, 항응고제의 사용 → 폐실질의 출혈 유발 → 객혈
③ 기도질환, 감염질환, 미만성 폐포 출혈질환, 종양, 혈액질환, 의인성(기관지 내시경검사, 폐 생검), 외상 등

객혈은 특별한 경우를 제외하고 90% 이상이 기관지동맥에서 기인하는데, 대표적으로 기관지 확장증, 악성 종양, 만성 기관지염, 결핵 등이 있고, 폐동맥에서 기인하는 것으로는 폐 동정맥 기형을 들 수 있다.

객혈의 동반 증상은 다음과 같다.

① 거품이 섞인 피 가래 또는 핏덩어리(핏빛 / 선홍색의 옅은 핏빛)
② 기침 등의 호흡기 증상이 동반되거나 목이 간질간질함
③ 발열 : 폐렴 등의 염증성 질환
④ 흉통 : 폐경색, 폐렴, 원발성 폐암
⑤ 호흡곤란 : 폐부종, 승모판 협착증, 폐경색

한의학에서는 호흡기도를 통하여 혈액이 배출되는 양태에 따라 해혈, 수혈, 각혈, 해타혈 등으로 나누는데, 말미에 설명한다.

1. 혈담(血痰)

가래에 피가 섞여 나오는 원인으로 가장 많은 것은 기도점막이 헐어 상처를 받거나, 모세혈관의 손상 등에 의한 것이며, 잇몸의 염증, 구강점막의 상처, 입 천정과 연결된 인두부의 상처(소량이 특징), 코피가 섞일 때, 폐렴, 기관지확장증, 폐결핵, 폐농양, 폐디스토마, 폐진균증, 폐경색, 폐울혈, 폐종양, 폐암 등이 있을 때 가능하며 특히 50세 이상에서 혈담을 배출할 때는 폐암을 의심할 수 있다.

1) 혈담의 종류

(1) 가래가 섞이지 않고 피만 나올 때

폐결핵, 기관지암, 폐암 등의 객혈이 있을 때는 가래가 섞이지 않고 피만 나오는 경우가 많다.

(2) 가래에 피가 묻어 나올 때

기관지확장증에서 가래에 피가 묻어 나오는 경우가 많다.

(3) 가래에 피가 잘 섞여서 나올 때

가래가 끈기가 있으면서 전체적으로 가래에 피가 잘 섞여 있다면 폐경색, 가래에 끈기가 없으면서 피가 고루 섞여 나온다면 폐렴과 폐수종 및 심부전에 의한 만성 폐울혈, 화농된 가래에 피가 섞여 나온다면 폐화농증이 의심된다.

(4) 기타

가래의 색이 벽돌색일 때는 폐렴이 의심되고, 녹색일 때는 크루프성 폐렴, 황달성폐렴, 폐괴저가 의심된다. 갈색일 때는 심장판막증, 폐경색(혹은 선홍의 포말상)이 의심되고, 흑색일 때는 진폐증, 먼지, 매연이 의심되고, 엷은 핑크색일 때는 폐울혈이 있을 때 잘 나타나며, 폐수종이 있을 때 나타나기도 한다.

이상 가래의 분류와 기술된 질병명은 원칙적인 것으로 이행형이 많다. 또한 혼합감염의 유무와 그 정도, 종류에 따라서 얼마든지 변화할 수 있다.

2) 혈담의 진단

① 흉부 X-ray

② 흉부 CT scan

③ 기관지 내시경 검사(bronchoscopy) : 출혈 부위, 원인 결정 시 가장 먼저 시행하는 검사

④ 기관지 및 폐동맥 조영술 : 출혈 혈관을 찾음

⑤ 핵의학 검사 : Tc 99m-sulfur colloid 혹은 Tc 99m-labeled RBC(red blood cell)를 이용하여 출혈부위를 진단하나 잘 이용하지 않음

3) 객혈(喀血)과 토혈(吐血)의 감별

표 2. 객혈과 토혈의 감별진단

	객혈(Hemoptysis)	토혈(Hematemesis)
전구 증상	기침, 인후자통감	오심, 구토, 속쓰림
색	선홍색	암적색
거품	많음	없음
혼합물질	가래, 고름	위내용물, 음식물
액성	알칼리성	산성
혈담	며칠간 혈담 계속	혈담 없음
과거병력	폐질환	소화성 궤양, 간질환
대장잠혈반응	음성	양성
빈혈	때때로 나타남	일반적으로 나타남

4) 치료

(1) 소량 객혈일 때

원인에 따른 치료를 한다.

예) 감염에 대한 항생제요법이나 종양에 대한 방사선 혹은 레이저요법 시술

(2) 대량 객혈일 때

일차적으로 기도의 유지와 지혈을 위한 응급 처치가 선행되며, 그 후 출혈 부위와 원인 진단에 따라 치료한다.

① 기관지내시경을 통한 처치 : N / S로 기관지 세척 → 지혈

② 기관지 내 봉쇄(endobronchial blockade): 기관지 내 풍선 진색술(tamponade) 시행 → 대량객혈을 효과적으로 안정시킴

③ 동맥 조영술 및 색전술(BAE, bronchial artery embolization) : 출혈을 일으키는 기관지 맥 선택적 색전, 활동성 출혈 조절

④ 외과적 수술

※ 한의학에서의 객혈(喀血) 구분

한의학에서는 객혈을 해혈(咳血), 수혈(嗽血), 타혈(唾血), 각혈(咯血), 토혈(吐血)로 구분한다.

- 해혈(기침이 심하게 나오다가 피가 나옴)은 그 원인을 폐장(肺臟)에 두고 치료한다.
- 수혈(기침할 때 가래에 피가 섞여 나옴)은 그 원인을 비장(脾臟)에 두고 치료한다.
- 타혈(가래침에 빨간 피가 섞여 나옴)은 그 원인을 신장(腎臟)에 두고 치료한다.
- 각혈(후두 부분에서 작은 핏덩어리인데 뱉어도 잘 나오지 않다가 힘껏 뱉어야 나옴)은 그 원인을 폐계(肺系)를 구성하는 부속기관 중 폐를 제외한 인두, 후두, 기관, 기관지 등을 지칭하는 폐락(肺絡)에 두고 치료한다
- 토혈(혈액이 구강을 통하여 나옴)은 원인질환을 간경화, 십이지장궤양, 위저정맥파열에 두고 치료한다.

※ 한의학에서의 토혈(吐血)

- 원인: 외감침습(外感侵襲), 간화범폐(肝火犯肺), 칠정(七情), 폐신음허(肺腎陰虛), 노상(傷), 어혈타박(瘀血打撲)
- 치법: 청열사화(淸熱瀉火), 화어지혈(化瘀止血), 사간평위(瀉肝淸胃), 양혈지혈(涼血止血), 온중건비(溫中健脾), 익기섭혈(益氣攝血), 순기(順氣) 등의 치법을 응용한다.
- 치방: 자음강화탕, 삼황사심탕, 복령보심탕, 황련해독탕 등의 방제를 응용한다.

참고문헌

구원희, 문병순, 김세길. 토혈의 원인 증상 치법 치방에 대한 문헌적 고찰. 대한한방내과학회지. 1993 ; 14(1) : 101-6.

이재성, 황우석, 주창엽, 정희재, 정승기, 이형구. 객혈을 동반한 폐동맥고혈압환자에 대한 치험 1례. 대한한의학회지. 2003 ; 24(2) : 213-8.

이천. 신대역 편주 의학입문. 법인문화사. 2009 : 110, 1412, 1864.

장문원 외 7인. 객혈을 주소로 하는 폐결핵 환자의 치험 1례. 대한한의학방제학회지. 2008 ; 16(2) : 255-61.

전국한의과대학 비계내과학교실. 비계내과학. 군자출판사. 2009 : 121-5.

전국한의과대학 폐계내과학교실. 폐계내과학. 도서출판 나도. 2013.

정희재, 오태환, 정승기, 이형구. 자음강화탕 및 자음강화탕가미방이 실험적 폐손상과 지혈이 미치는 영향. 경희한의대논문집. 1992 ; 15(1) : 373-83.

허준. 대역 동의보감. 법인문화사. 2002 : 211, 220.

황의옥, 오태환, 권현, 吉村永星, 정승기, 이형구. 객혈에 관한 문헌적 고찰. 대한한의학회지. 1989 ; 10(1) : 62-74.

Section 4. 가슴 통증(흉통)

1. 가슴통증(胸痛), 당장 의료기기관을 찾아라

통증은 몸을 지키기 위한 방어체계인 동시에 위급상항에 대한 하나의 경고이다. 특히 가슴에서 유발되는 통증은 통증을 일으키는 내부 장기의 특성상 매우 위급할 때가 많다. 따라서 통증이 있을 때는 혼자 원인을 생각하고 마음대로 진단해서는 안 되고, 당장 의료기관을 찾아 치료나 처치할 시간을 놓치지 않아야 한다. 시간을 지체하면 생명에 큰 영향을 받고 때로는 생사를 결정짓기도 한다.

2. 가슴통증의 원인

흉통은 여러 가지 원인에 의해 가슴에 나타나는 통증이다. 흉통은 크게 심장에서 발생하는 심인성(心因性)과 심장 이외의 기관에서 발생하는 비심인성(非心因性)으로 나눈다.

1) 심인성 흉통

심장과 관련이 있는 흉통은 심근경색, 협심증, 심낭염 등이 있다.

(1) 심근경색

관상동맥이 갑작스럽게 완전히 막혀서 심장 근육이 죽어가는 질환이다. 통증의 모양은 '가슴이 찢어진다', '가슴이 벌어지는 듯하다', '숨이 멎을 것 같다'고 표현된다. 통증은 대개 30분 이상 지속되기도 한다.

① 증상 : 갑자기 가슴에 통증이 오기 시작해서 20분 이상 계속된다. 격심한 가슴통증이 발생(가슴이 찢어지듯, 벌어지는 듯, 숨이 멎을 것 같은)한다. 발생자의 50% 이상은 평소 무증상이었으며, 50%는 평소 협심증이 있었다.

② 원인 : 고혈압이나 고콜레스테롤, 당뇨병, 흡연 등에 따른 관상동맥의 동맥경화. 관상동맥 벽에 콜레스테롤이 쌓이면 섬유성 막이 이를 둘러싸는데, 어떤 이유로 그 막이 갑자기 파열되어 안에 있던 콜레스테롤이 혈관 내로 노출되고 이곳에 갑작스럽게 혈액이 뭉쳐서 관상동맥이 완전히 막히게 된다.

③ 진단 시 주의사항 : 통증이 느껴지지 않을 때도 많고 가슴이 편치 않거나 조이는 느낌이 든다든지 호흡곤란, 식은땀, 구역질, 구토 증상이 나타날 때도 있다. 목과 어깨, 목구멍, 치아, 턱, 배 등 어디에서 통증을 느낄지 알 수 없다. 흡연, 당뇨병, 고콜레스테롤혈증, 비만, 가족력 등이 있는 사람은 이러한 위험인자를 철저하게 관리해야 한다.

(2) 협심증

관상동맥이 동맥경화증으로 좁아져서 생기는 질환이다. 통증의 양상은 '가슴을 짓누르는 듯 하다', '가슴이 뻐개지는 것 같다', '가슴이 벌어지는 것 같다', '숨이 차다'는 등으로 표현된다.

혈액 공급을 많이 요구하는 운동이나 심리적인 흥분 등에서 자주 관찰되며 휴식하거나 흥분을 가라 앉히면 통증이 완화된다. 통증은 대개 5~10분 정도 지속된다.

① 노작성(勞作性) 협심증

계단을 오르면 가슴이 아프다.

㉮ 증상 : 계단을 오르거나 운동 시 가슴이 아프다. 안정을 취하고 5분 정도 지나면 통증이 사라진다.

㉯ 원인 : 고지혈증, 고혈압, 당뇨병, 흡연 등에 따른 관상동맥의 동맥경화(심장으로 가는 혈관 속이 좁아짐, 혈류는 어느 정도 유지), 심근경색(관상동맥이 완전히 막힘) 등이 있다.

㉰ 특징 : 안정 시 무통증이나 심장근육에 많은 산소가 필요한 상황, 즉 운동, 무거운 물건을 들거나 차가운 날씨에 노출될 때, 홍분 시에 유발됨. 지속시간은 5~10분 미만이며 안정 시 사라짐(증상이 심하면 안정 시에도 발생하고, 발생시간도 길어짐. 심근경색으로 진행할 확률이 높음), 가슴 한가운데 부분이 아프다.

② 이형(異形) 협심증

10분 정도 지나면 저절로 가슴 통증이 사라진다.

㉮ 증상 : 안정 시 갑자기 가슴 한가운데서 격렬한 통증이 느껴진다. 통증이 수 분에서 20분 정도 지속된다.

㉯ 원인 : 심장의 혈관이 일시적으로 막혀서 발생한다.

㉰ 진단 시 주의사항 : 평상시에는 심전도 검사에서 이상이 나타나지 않는다.
이형(異形)이란 표준적이지 않다는 말로서 서구인에 해당되고, 동양인에겐 희귀병이 아니다. 전형적인 이형 협심증은 밤에서 이른 아침 사이에 갑자기 통증이 시작되고, 발작 중에 부정맥이 일어나 생명이 위험해지는 경우가 있다.

(3) 심낭염

여러 가지 원인에 의해 심장을 둘러싼 막인 심낭에 염증이 생겨 발생하는 통증이다. 통증의 양상은 날카로우며, 심호흡 또는 기침에 의해 악화되는 특징이 있으며 자세 변화에 따라 통증의 강도가 변한다. 때로는 호흡곤란, 전신쇄약감, 발열과 한기(寒氣) 등의 증상을 동반하기도 한다.

2) 비심인성 흉통

가슴 통증은 꼭 심장만의 문제가 아니다. 심장과 관련 없이 가슴에 통증이 나타나는 비심인성 흉통은 주로 폐와 호흡기질환, 식도와 위, 근근막 통증, 종격동 종양 등이 있다.

(1) 폐와 호흡기계

① 폐혈전색전증

갑자기 가슴이 아프고 숨 쉬기가 힘들다. 대개 다리의 굵은 정맥에 핏덩어리가 생긴 후 떨어져서 폐동맥 혈관 가지에 걸려서 막힌 현상으로 복부나 하지 수술 이후 수일 내에 잘 발병한다. 흉부의 통증과 함께 호흡곤란, 객혈이 주 증상이며 흉통과 호흡곤란은 그 형태를 설명하기 힘든 양상으로 나타난다.

㉮ 원인 : 다리에 생긴 혈전이 가슴까지 올라와 폐의 혈관을 막으면 그 부위 폐에 공기가 들어와도 기체 교환이 잘 되지 않아 혈중 산소가 부족해지게 된다. 그리고 폐순환으로 우측 심장에서 피를 보낼 때 저항이 높아서 심장에 부담이 된다.

㉯ 증상 : 갑작스러운 가슴의 통증과 호흡곤란이 함께 나타난다.

㉰ 진단 시 주의사항 : 발목부터 장딴지에 걸쳐 통증이 있거나 부을 때도 있다.

㉱ 생성 과정

㉠ 장시간 움직이지 않아 다리 혈관에 혈액덩어리가 생긴다(수술, 출산 등으로 얼마간 움직이지 못하거나 비행기, 자동차, 버스 등을 오래탈 때 : 이코노미클래스 증후군이라고도 부름).

㉡ 일어서거나 몸을 움직일 때 다리 혈관에 있던 혈전이 떨어져 나온다.

㉢ 혈전이 폐까지 도달해 폐의 혈관을 막는다.

㉲ 예방법 : 수분을 충분히 섭취한다(술은 역효과가 우려되므로 피한다). 의식적으로 발을 움직이거나 장딴지를 마사지한다. 여행이나 수술, 출산한 이후에 부상 입은 적이 없는데 발목에서 장딴지에 걸쳐 부기와 함께 통증이 느껴진다면 정형외과보다 순환기내과나 혈관외과를 찾아간다.

㉳ 기타 위험 요인 : 고령, 수술, 외상, 마비, 항암치료, 색전증 과거력 및 가족력, 임신 혹은 최근 출산력, 경구 피암약 혹은 호르몬 대체요법, 심부전, 호흡부전, 신부전 등 내과적 질환, 비만, 흡연 등이 있다.

㉴ 진단 : 폐혈관 조영술이 가장 정확하지만 작은 구역기관지 폐색전증 시 정확한 진단의 어려움이 있다.

② 폐렴

세균에 의해서 세기관지 이하 부위의 폐조직에 염증반응을 일으키는 질환이다. 두통, 피로 등 전신 증상과 더불어 기침, 발열, 호흡곤란 등이 나타나며, 조기에는 흉통이 기침할 때만 나타나다가 진행되면 숨 쉴 때도 증상이 나타난다.

③ 기흉

공기주머니인 폐포의 파괴로 인하여 폐 속의 공기가 빠져나와 흉막강 내에 공기가 차는 질환이다.

흉통은 대개 갑자기 시작되며 어깨 통증을 동반하기도 한다. '등쪽에 담이 결린다', '숨쉴 때마다 가슴이 찌르는 듯이 아프다'는 호소를 많이 한다.

㉮ 분류

㉠ 자발성 기흉 : 일차성 기흉(원인불명, 키 크고 마름, 흡연가)과 이차성 기흉(결핵, 악성 종양, 폐섬유증, 만성 폐쇄성 폐질환, 폐기종 등의 기저질환이 있는 경우)이 있다.

㉡ 외상성 기흉 : 교통사고, 뾰족한 것에 찔림 등으로 발병한다.

㉢ 기타 : 인공호흡기에 의한 긴장성 기흉, 월경과 관련된 기흉 등이 있다.

㉯ 진단 : 흉부 X-ray로 확진. 병변 부위 타진상 공명 소견, 청진상 호흡음의 감소를 확인 할 수 있다.

㉰ 치료 : 일단 경과를 관찰하면서 치료 방법을 선택한다. 흉관삽입술 경우 50% 정도 재발하는데, 재발 시 수술적 치료를 한다. 추후 재발률은 5% 정도이다.

㉱ 주의사항 : 높은 고도에서 폐포가 쉽게 터지므로 장시간 비행은 주의를 요한다. 담배를 깊이 빨아 들이거나 격렬한 운동 후 숨을 가쁘게 쉬는 행위는 복압과 흉부압을 높여 기포를 터지게 하므로 주의한다.

④ 폐결핵, 악성 종양

통증이 비교적 오래되고 또 계속되고 심해지는 기침과 함께 체중감소와 기력고갈이 나타나면 의심해야 한다.

⑤ 흉막염

통증이 산재해 있다기보다는 분포가 제한적이다. 통증은 한쪽으로 국한되고 자유로운 호흡을 방해하는 가슴 쪽에서 심한 통증이 나타난다. 흉곽의 운동과 관련이 있으며, 체간의 운동 즉 구부리거나 침대에서 돌아눕는 동작은 통증을 악화시키며, 기침이나 재치기로 인한 운동은 심한 통증을 유발한다.

이외에 급성 기관지염, 폐암, 대동맥박리 등에서도 흉통이 나타난다.

(2) 식도와 위

식도염 및 식도암, 곧 식도에 생긴 염증이나 암이다.

가슴뼈 뒤쪽으로 목이 타들어가는 것 같거나, 묵직하거나 날카로운 통증이 있다. 크기가 큰 음식을 먹을 때 걸리는 느낌이 나타나거나, 앞가슴이나 등쪽에 통증이 있다. 심장에서 오는 통증과 혼돈하기 쉬우므로 주의가 필요하다.

(3) 음식이 체했을 때

식체로 인한 소화장애가 있을 때, 식후 포만감, 식욕부진, 복부팽만감, 트림, 속쓰림, 매스꺼움, 구토, 위산역류 등의 증상과 함께 흉통이 나타나기도 한다.

(4) 근 · 근막통증

근막이나 근육에는 통증 유발점이 있는데, 이때 해당 근육의 통증과 이와 동반된 연관통 등의 여러 증상이 생긴다. 통증의 모양은 깊고, 쑤시는 듯하며 타는 듯한 느낌이 특징이다. 근육을 땡기면 통증이 악화되고 운동범위가 제한된다. 보통 국소적인 압통이 나타난다.

자주 나타나는 근육은 대흉근, 전거근, 소흉근, 늑간근 등이다.

(5) 종격동 종양

이는 종격동에서 발병하는 종양과 낭종을 가리킨다. 일반적으로 종양 환자의 약 50%에서 증상이 없으나, 나타나는 증상으로는 기침, 쉰 목소리, 호흡곤란 등과 함께 흉통이 나타난다.

(6) 가슴전체 통증

척추 디스크의 병변이나 흉벽에 오는 근육 경축, 대상포진 등에서는 가슴 통증이 국소적이거나 제한적이지 않고 비교적 가슴 전체로 넓게 나타난다.

(7) 기타 흉통이 나타나는 질환

늑간신경통, 급성 불안, 심장판막질환, 공황장애, 공기연하, 대상포진, 신부전, 잠수병, 농흉 등에서도 흉통이 관찰된다.

3) 흉통의 감별법

(1) 통증의 부위에 따른 감별

① 가슴 중앙부 : 협심증, 심근경색증, 심낭염 등 흉곽 내 장기질환 등

② 가슴 좌우측에 발생하는 통증 : 흉배 내 골이나 근육질환, 소화기질환, 신경증 등

(2) 연관통에 따른 감별

① 팔이나 턱으로 전파될 때 : 협심증, 심근경색증

② 등쪽으로 전파될 때 : 박리성 대동맥류, 췌장염, 식도질환

(3) 통증의 지속시간에 따른 감별

① 2~10분 정도 지속되고 반복되는 가벼운 통증은 협심증을 의심

② 순간적으로 느끼거나 30초 이내에 소실되는 통증은 근육 손상이나 골 관절질환, 신경성으로 나타남

(4) 통증의 유발인자에 따른 감별

① 운동 시 : 협심증

② 구토나 앞으로 구부릴 때 : 식도역류

③ 자세에 따라 악화될 때 : 심낭염

④ 호흡운동으로 나타날 때 : 흉막질환

⑤ 흉부운동으로 유발될 때 : 늑골 골절이나 근육의 손상

(5) 통증의 양상과 관련 장기의 감별

① 폐질환과 관련 있는 흉통

감별의 주요 관점은 호흡운동과의 관련성을 반드시 확인해야 한다.

표 3. 흉통(폐질환)

병명	호흡	통증 양상
흉막염	흡기 시 심함	일측성, 날카로운 통증, 발열, 빈호흡, 호흡곤란 삼출액이 늘어나면서 흉통은 완화경향
기흉	흡기 시 심함	갑자기 발병, 일측성, 예리한 통증, 호흡곤란 환측에서 청진 시 호흡음 감소
폐색전	흡기 시 심함	휴식 시 갑작스럽게 발생, 예리한 통증, 산후 또는 수술 후 상태(오래 누워 있는 환경 고려대상)
폐렴		일측성, 예리한 통증, 다른 호흡기 증상 동반
폐종양		흉벽을 침범한 초기에는 둔한 통증 악성 흉막염 병발 시 예리하고, 흡기 시 통증이 심함

② 심장질환과 관련 있는 흉통

감별의 주요 관점은 운동과의 관련성을 반드시 물어보아야 한다. 허혈성 흉통은 '쥐어짠다', '조인다', '짓누른다', '터질 것 같은' 등의 느낌을 호소한다.

표 4. 흉통(심장질환)

<table>
<tr><th>분류</th><th>병명</th><th>지속시간</th><th>유발인자</th><th>호전인자</th><th>통증</th></tr>
<tr><td rowspan="2">허혈성</td><td>협심증</td><td>2~15 분</td><td>운동, 흥분</td><td>안정
Nitroglyserine 설하 투여</td><td>중앙, 좌측</td></tr>
<tr><td>심근경색증</td><td>30분 이상</td><td colspan="3">심와부(心渦部) 통증 또는 턱의 통증을 호소하거나 배가 더부룩한 정도의 경미한 불편호소 가능, 노인이나 당뇨병 환자에서 주의</td></tr>
<tr><td rowspan="2">비허혈성</td><td>급성 심낭염</td><td>30분 이상
수 시간</td><td>상기도감염 선행, 호흡, 연하운동, 몸을 돌릴 때</td><td>앞으로 기대어 앉으면 완화</td><td>왼쪽으로 치우쳐 목, 등, 어깨로 방사됨</td></tr>
<tr><td>대동맥박리</td><td>30분 이상</td><td>고혈압 병력, 갑자기 발병</td><td colspan="2">시작 시 통증이 가장 큼. 목, 턱, 얼굴, 허리 등 방사</td></tr>
</table>

③ 위장질환과 관련 있는 흉통

감별의 주요 관점은 식사와의 관련성을 반드시 물어야 한다.

표 5. 흉통(위장질환)

병명	식사	통증 양상
식도 경련	식사 중, 식후 발생	5분~1시간. 흉골하부로 타는 듯한, 쥐어짜는 듯 한 통증. Nitroglyserine에도 반응하여 협심증과 혼동하기 쉬움
역류성 식도염	음식, 제산제로 증상 완화	10분~1시간. 명치끝이나 흉골하부로 타는 듯한 통증 호소, 누운 자세나 앞으로 숙인 자세일 때 악화
소화성 궤양		수 시간 지속. 명치끝 통증. 공복이나 자극성 음식으로 악화됨
급성 췌장염		수 시간 지속. 명치끝 통증. 진통제로 증상 감소됨. 알콜리즘이나 담낭질환 동반 시 의심

※ 한의학에서의 흉통

흉통은 흉부에서 일어나는 통증과 불쾌감을 의미하며, 흉곽 부위의 여러 장기 조직과 연관성이 있다. 심통(心痛), 위완통(胃脘痛), 흉비(胸痞), 결흉(結胸)의 범주에서 찾아 볼 수 있다. 한의학에서는 흉통을 다음과 같이 분류한다.

(1) 심통

① 9종 심통(九種 心痛) : 충심통(蟲心痛), 규심통(疰心痛), 풍심통(風心痛), 계심통(悸心痛), 식심통(食心痛), 음심통(飮心痛), 냉심통(冷心痛), 열심통(熱心痛), 거래심통(去來心痛)으로 나눈다.

② 6종 심통(六種 心痛) : 비심통(脾心痛), 위심통(胃心痛), 신심통(腎心痛), 적심통(積心痛), 궐심통(厥心痛), 진심통(眞心痛)으로 나눈다.

(2) 위완통

칠정심통(七情心痛), 식적위완통(食積胃脘痛), 담음위완통(痰飮胃脘痛), 어혈위완통(瘀血胃脘痛)으로 나눈다.

(3) 흉비(胸痞)

비(痞)는 흉격포민(胸膈飽悶)하고 불서창(不舒脹)하는 것으로, 흉부가 만민(滿悶)하나 통증은 없는 것이 특징이다. 습탁상옹(濕濁上壅), 담응기체(痰凝氣滯), 흉양부전(胸陽不展)으로 발생한다. 심하비(心下痞)가 오래되면 창만(脹滿)이 된다.

(4) 결흉(結胸)

대결흉(大結胸), 소결흉(小結胸), 한실결흉(寒實結胸), 열실결흉(熱實結胸), 수결흉(水結胸), 혈결흉(血結胸), 음양독결흉(陰陽毒結胸), 지결흉(支結胸)으로 나눈다.

참고문헌

전국한의과대학 폐계내과학교실. 폐계내과학. 도서출판 나도. 2013.
허준. 동의보감국역위원회 역. 국역증보 동의보감. 남산당. 2000.

Section 5. 호흡곤란

호흡곤란은 '숨 쉬기 힘들다', '숨이 차다', '숨이 짧다'로 표현되는 하나의 증상이다. 일반적으로 건강한 사람의 안정 시 호흡수는 1분에 16~20회 정도이며, 소아는 40~50회 정도이다.

호흡곤란의 정의로는 숨 쉬기가 어렵고 힘들거나, 또는 불편한 주관적인 증상을 수반하는 짧은 호흡이다. 그러나 운동 후에 나타나는 과환기, 한숨, 심호흡, 무력한 감각과 같은 여러 가지 숨 가쁜 증상은 제외된다.

환자의 주관적 자각 증상으로서 각자 느낌의 한계가 다른데, '숨 쉬기가 어렵다', '숨 쉬기가 불편하다', '조금만 움직여도 숨이 차다', '숨이 가쁘다' … 등을 '호흡곤란' 증상으로 표현한다.

호흡곤란은 스스로 느끼거나 다른 사람이 알아보기도 하는데, 힘을 쓰지 않으면 숨 쉬기 어렵거나 숨 쉬는 데에 고통을 느낀다. 전 인구의 약 20%가 호흡곤란을 호소하며 사망률 증가와도 관련이 있다.

그러나 호흡곤란은 빈호흡(tachypnea)과 과호흡(hyperpnea)과는 구별된다.

1. 호흡곤란의 5단계

① 1단계 : 심한 운동 시 호흡곤란
② 2단계 : 비탈길 혹은 층계를 오를 때 호흡곤란을 느끼지만, 평지에서는 동년배의 건강인과 같은 보조로 걸을 수 있는 상태
③ 3단계 : 평지에서 동년배의 건강인에 비해 천천히 걸어야 하나 자신의 보조로 1마일 이상 걸을 수 있는 상태

④ 4단계 : 평지를 100m 정도만 걸어도 숨이 찬 상태
⑤ 5단계 : 조금만 움직여도 숨이 차서 일상생활조차 곤란한 상태

2. 호흡곤란의 일반적인 기전

평소 호흡을 통하여 행해지는 공기의 유통 즉 환기를 위하여 소비되는 에너지는 안정 시 몸 전체가 소모하는 에너지의 2% 정도가 된다.

정상인은 스스로 호흡이 이루어지고 있다는 사실을 느끼지 못한다. 또한 운동에 의하여 호흡이 빨라지고 빨라진 호흡이 의식되는 수준에 도달할 때도 불편함을 잘 느끼지 않으며, 운동이 지나쳐 호흡의 불편함을 느낀다 해도 이러한 불편은 운동을 마치고 난 뒤의 유쾌함이나 만족감 때문에 곧 개선되고 가벼워진다. 그러나 호흡을 통한 공기의 출입인 환기를 인위적으로 방해하거나 흉부 혹은 복부운동이 방해되어 환기운동에 제한을 받는다면 호흡 시 고통을 느끼기 시작한다.

호흡곤란을 느끼는 기전에 대해서는 명확히 알려져 있지 않으나 일반적으로 불안 공포 등으로 대뇌피질이 호흡중추에 대한 과다한 부담, 호흡근의 피로, 에너지의 과잉소모, 폐나 흉곽의 탄력성 감소, 기관지의 이상으로 기류저항이 증가될 때, 또는 호흡을 관장하는 수용체의 자극으로 추정된다.

3. 호흡곤란의 원인

① 호흡기질환(임상적으로 가장 중요)에 의한 호흡곤란
② 심장질환에 의한 호흡곤란
③ 대사성 질환인 갑상샘기능항진증, 빈혈, 비만, 대사성 산증
④ 신장, 간장, 내분비질환
⑤ 여러 가지 중독
⑥ 신경성 혹은 심인성(心因性) 호흡곤란의 원인은 산소결핍증, 동맥산혈증, 중추성 호흡조절장애
⑦ 기타 호흡곤란을 일으키는 것들로는 지속적 발열, 악성 종양, 만성 질환 및 높은 고도 등

4. 호흡곤란의 구분

① 급성 : 심리적인 불안과 공포, 과호흡 증후군, 천식, 흉부 외상, 심부전 및 폐부종, 폐색전증 등에서 볼 수 있다.

② 만성 : 기도(호흡 시 공기가 지나가는 통로인 코, 인두, 후두, 기관, 기관지)관련질환과 폐실질, 폐혈관, 흉막, 흉곽 및 호흡근육 등의 폐 관련질환 등에서 볼 수 있다.

5. 호흡곤란의 증상

① 숨이 가쁘고 호흡이 힘들며, 가슴에 통증이 생긴다.

② 숨 쉴 때 거친 소리가 난다.

③ 호흡의 깊이와 호흡수가 증대되고 대부분은 두 가지가 동시에 나타난다.

④ 기질적일 때 지속적으로 호흡곤란이 오며 운동 시 심해진다.

⑤ 숨을 들이마시기가 어려운 흡기성과 반대로 숨을 내뱉기가 어려운 호기성으로 구별되며, 일반적으로는 양자가 혼합된 혼합성 호흡곤란이 많다.

⑥ 맥박이 빨리 뛰고, 피부가 차가워지며 축축한 느낌이 든다

⑦ 심할 때는 귓불이나 입술, 손톱 등에 청색증이 나타날 수 있다.

⑧ 신경정신질환에 의한 것은 흔한 원인 중 하나로서 운동할 때나 일할 때보다는 오히려 안정 시 호흡곤란을 호소한다 .

⑨ 여러 가지 다른 증상과 같이 나타나므로 잘 관찰하면 호흡곤란의 원인을 제때 알 수 있다.

6. 호흡곤란과 열에 관련되는 의심질환

① 열이 나면서 숨이 빨라질 때 : 호흡기 외감질환, 독감, 폐렴, 흉막염, 농흉, 심내막염

② 열이 없으면서 숨이 빨라질 때 : 호흡기 내상질환, 만성 폐쇄성 폐질환, 폐기종

③ 열이 없으면서 숨이 빠르고 가슴이 두근거릴 때 : 심장병, 빈혈, 저혈압, 고혈압, 심한 출혈, 혈액 내 산소분압이 낮을 때 신경증

7. 호흡곤란 시 나타나는 불쾌감의 형태

호흡곤란이 있을 때 흉부에서 일반적으로 몇 가지 형태로 불쾌감이 나타난다.

① 팽만감(tight) : 공기의 유통이 폐쇄된 가슴이 조이는 듯한 느낌

② 질식감(smothering) : 흉곽에 띠를 매고 조일 때 일어나는 숨이 막힐 듯한 느낌

③ 파열감(bursting) : 숨을 꽉 참았을 때 하부에서 느끼는 터질 듯한 느낌

④ 충만감(fullness) : 이산화탄산가스를 흡입하였을 때, 혈중에 이산화탄산가스의 분압이 증가하였을 때도 머리와 흉부에 충만감을 느낌

⑤ 작열감(burning) : 기도(氣道)의 자극이나 기침에 의한 자극에 의하여 쓰라림이 나타남

8. 호흡곤란의 종류

호흡이 곤란한 형태에 따라서 호기성 호흡곤란, 흡기성 호흡곤란, 혼합성 호흡곤란, 빠른 호흡, 느린 호흡, 발작성 호흡곤란, 돌발성 호흡곤란, 기좌호흡, 정위호흡 및 특수한 호흡형으로 대별된다.

(1) 호기성 호흡곤란

숨 쉴 때 공기를 밖으로 내뱉는 것이 힘들어 공기를 내뿜는 시간이 길고 이때에 '쌕쌕' 거리는 천명음이 들린다. 효증, 폐창증, 폐기종, 기관지천식, 기도가 좁아지는 기도협착 등의 질환에서 주로 관찰된다.

(2) 흡기성 호흡곤란

숨 쉴 때 공기를 몸 안으로 들이마시기가 힘들어 공기를 들이마시는 시간이 길고 호흡수가 감소하며 씨근거리는 소리가 들린다. 목과 흉곽의 호흡보조근이 긴장하여 들이마실 때 흉부의 아랫부분이 함몰한다. 때로는 갈비뼈와 갈비뼈 사이의 근육이 함몰하기도 한다. 호흡면적 감소, 기도협착, 요독증, 중독 등의 질환이 있을 때 주로 관찰된다.

(3) 혼합성 호흡곤란

숨 쉴 때 공기를 들이마시고 내뱉는 흡기와 호기가 모두 곤란한 형태의 호흡곤란이다.

(4) 빠른 호흡

1분에 20회 이상 가쁜 호흡을 가리킨다. 발열 혹은 심장 및 폐장에 질환이 있다든지 체내에 산소가 부족할 때 주로 관찰된다.

(5) 느린 호흡

정상 호흡수보다 느린 형태의 호흡을 가리킨다. 콩팥질환으로 콩팥의 기능장애를 동반하는 요독증, 오랜 당뇨병으로 인한 당뇨성 산혈증, 또는 뇌실의 압력을 상승시키는 질환에서 주로 관찰된다.

(6) 발작성 호흡곤란

평소 정상 호흡 과정을 유지하다가 호흡곤란이 발작적으로 일어나는 형태를 가리킨다. 효천증, 폐창증, 상기증, 기관지천식, 심장성 천식, 폐수종, 히스테리, 백일해, 후두경련, 흉부에 발병하는 종양질환 및 후두부에 발병하는 종양질환 등이 있을 때 주로 관찰된다.

(7) 돌발성 호흡곤란

호흡곤란이 갑자기 돌발적으로 일어나는 형태이다. 폐포 내의 공기가 흉막강 내로 빠져나오는 기흉, 폐동맥에 핏덩이가 막혀서 발병하는 폐동맥전색, 음식과 같은 이물질이 식도가 아닌 기도로 넘어가는 이물연하, 디프테리아, 가성크루프 등의 질환이 있을 때 주로 관찰된다.

(8) 기좌호흡

호흡곤란이 심한 상태로 눕지 못하고 앉아서 호흡하는 형태를 가리킨다. 누우면 호흡에 따른 폐의 수축과 팽창을 방해 받아 호흡곤란이 심해진다. 천식, 심한 콩팥질환이나 말기 간질환 등에서 심한 복강 내에 물이 고이고 이렇게 고인 복수가 있을 때 주로 관찰된다.

(9) 정위호흡

특정한 위치로 누우면 호흡이 편한 경우, 어느 한쪽으로 누워야 호흡이 편안한 호흡상태를 가리킨다. 흉막강 내에 물이 고이는 삼출성 흉막염이 있을 때 관찰된다.

(10) 특수한 호흡형

① **쿠스말형 호흡**(Kussmaul's respiration)

호흡이 대단히 깊고 아주 완만한 호흡의 형태로서 위중한 상태에서 주로 관찰된다. 당뇨성 혼수, 중추신경계 질환 즉 뇌출혈, 뇌종양에 의한 뇌압의 상승 시, 또는 고도의 기아상태에서 관찰된다.

② **체인스토크형 호흡**(Cheyne-stokes respiration)

과호흡과 무호흡이 주기적으로 교대되는 호흡으로서 얕고 느린 호흡에서 점차 깊고 빠른 호흡이 되고 차차 얕고 느리게 되며 무호흡 상태로 들어간다. 이와 같은 호흡을 반복하다가 호흡이 없는 시기가 15~30초, 때로는 1분간 계속되는 일도 있다. 이 시기에는 수면 상태에 빠지는데 위중하고 불량한 징조이다.

요독증, 심장기능장애가 있는 고혈압에서 관찰된다. 뇌질환으로는 뇌출혈, 뇌막염, 뇌충혈, 뇌종양, 뇌압박 등에서 관찰되며, 급성 전염성 질환으로는 폐병, 장티프스(typhoid), 콜레라(cholera), 디프테리아(diphteria) 등에서 관찰되고, 중독성 질환으로는 바르비탈, 모르핀(morphine), 알코올(alcohol) 중독에서 관찰된다. 일사병이나 유아, 노인에서도 관찰된다.

③ **바이오형 호흡**(Biot's respriation)

호흡이 상당히 불규칙하여 때로는 느리고, 때로는 빠르고, 때로는 얕은 호흡, 때로는 깊은 호흡을 나타낸다. 같은 깊이의 호흡이 계속되는 사이에 호흡이 없는 시기 또는 작고 빠른 호흡기가 나타난다.

뇌종양, 뇌막염, 혈압항진, 뇌순환장애, 지속적인 뇌내압의 상승, 약물관련, 연수의 손상이 있을 때 관찰된다.

9. 호흡곤란 진단 시의 주요 관점

① 양상, 시기, 정도와 호흡속도, 청색증 유무 관찰
② 자세와 연관성(운동, 식사), 복용약, 직업과 취미활동도 감별
③ 흉부 X-ray, 폐기능 검사, 심전도를 시행하여 병력과 검사 소견을 종합

10. 호흡곤란이 주 증상인 환자에서 감별해야 할 질환

호흡곤란이 주 증상인 환자는 보통 폐질환, 심장질환, 심폐질환이 동반된 것, 심폐질환이 아닌 것, 심리적 요인을 포함하는 기능적인 것 등의 상태 중 하나를 가지고 있다.

(1) 폐질환

만성 폐색성 폐질환, 간질성 및 폐포성 폐질환, 천식, 제한성 폐질환 등이 이에 해당된다.

① 폐색성 폐질환

급성 기도폐색의 원인이 되는 전형적인 질환으로는 기관지천식, 세기관지염과 후두염을 들 수 있다. 이들은 상세한 병력과 자세한 이학적 검사로 진단될 수 있다.
반면 만성 기도폐색은 일부 환자에서 증상과 소견이 비특이적이거나 또는 심장질환을 암시하기 때문에 확인하기 곤란할 때도 있다.
일반적으로 이러한 환자는 수개월간의 호흡곤란을 겪은 기왕력이 있다. 처음에는 호흡곤란이 심한 운동 시에 생기나 후에는 중등도의 운동으로도 생기고 나중에는 안정 시에도 호흡곤란이 온다.
흔히 호흡곤란은 만성 기침과 객담을 동반한다. 호흡기감염이 반복되면 기침, 객담 및 호흡곤란이 심해진다. 환자는 밤에 호흡곤란을 호소할 때가 있으며 많은 양의 분비물을 객출하고 나면 증상이 소실된다. 또한 심부전 때 일어나는 기좌호흡 또는 야간의 발작성 호흡곤란과 감별되나 감별이 불가능할 때도 있다. 어떤 환자는 천명음의 기왕력이 있다.
기도폐색의 이학적 소견은 내쉬는 숨인 호기의 연장, 상흉부 전면을 올리기 위한 경부근의 이용, 호기 시 흉곽연부조직의 함몰, 호흡시작 시 하부늑골연부의 함몰(Hoover'

s sign) 등을 들 수 있다. 하부늑골연의 움직임은 만져봐서 알기보다도 눈으로 보면 쉽게 알 수 있다.

② 간질성 및 폐포성 질환

급성 폐렴부터 결핵, 유육종, 암종, 진폐증, 특발성 폐섬유증 등의 만성 질환에 이르기까지 많은 범주의 질환이 이에 속한다. 이들 질환의 거의 모두가 흉부 X-ray에서 이상을 보인다.

기왕력은 원인에 따라 다양하며 이학적 검사에 따른 소견은 질환의 성질과 단계에 따라 다르다. 만성 질환자는 안정 시에 전형적인 과환기를 시행하나 운동 시에는 환기량이 더 많아진다.

폐기능 검사에서 폐활량의 감소와 폐의 경직성의 증가를 볼 수 있다.

③ 천식

기관지 평활근의 수축, 기도부종으로 인한 기도폐색이 유발되며, 발작적인 기침, 호흡곤란, 천명의 3대 증상이 나타난다.

④ 제한성 폐질환

㉮ 흉벽 및 호흡근의 질환

호흡곤란을 일으키는 세 가지 전형적인 골성 흉곽질환으로는 늑골골절, 척추후측만(kyphoscoliosis), 척추관절염이 있다. 이들은 모두 흉곽의 운동을 제한하기 때문에 환기 장애를 일으킨다. 이러한 질환은 기왕력, 이학적 검사와 표준 X-ray 검사로 쉽게 진단할 수 있다.

이와 반대로 호흡근력 저하의 진단은 호흡근의 약화가 심해질 때까지는 나타나지 않는다. 호흡근력 저하가 심한 예에서는 대개 회백수염, 척추손상과 같은 명백한 질환이 있다.

심장이나 폐가 정상으로 보이는 환자에서 폐활량이 감소되었다면 경도의 신경근육질환이 있음을 의미한다.

㉯ 비만

심한 비만은 흉곽의 확장을 제한한다.

㉰ 간질성 섬유증

폐간질의 섬유화로 인해 폐포의 탄성이 소실되고 흉곽의 확장이 제한된다.

㉱ 흉막염, 흉막유착

외상, 심한 폐렴, 농흉 등의 원인으로 흉막의 유착발생은 흉곽의 운동을 제한한다.

(2) 심장질환

호흡곤란이 심장질환에 기인한 것인지 또는 폐질환에 기인한 것인지를 결정하는 것은 중요하다.

기침, 천명(wheezing), 라음(rale), 또는 야간 호흡곤란 등은 심장질환과 폐질환 모두에서 생길 수 있다.

심장에 기인한 것이라는 주요한 근거로 협심증, 심비대, 고혈압, 이상심음, 대동맥 또는 승모판질환을 의미하는 잡음 등과 같은 심맥관성 기능장애의 증상과 소견이 있으면 이것은 진단을 지시하는 소견이 된다.

① 울혈성 심질환

심장의 수축력이 저하하여 혈액을 충분히 내보내지 못해 정맥이 충만한 상태로 울혈된 폐정맥이 폐로 스며들기도 한다. 이때 호흡곤란과 함께 핑크빛 가래를 뱉기도 한다.

② 관상동맥질환(심근경색)

심근에 혈액을 공급하는 관상동맥이 부전으로 심부전을 야기하면 이로 인해 산소화된 혈액을 조직에 충분히 공급하지 못하게 된다. 심근경색은 누르거나 조이는 흉통이 협심증보다 더 오래 지속되며 보통 구토, 식은땀, 불안감, 호흡곤란을 같이 느낀다.

③ 판막기능 부전

판막의 기능 부전으로 좌심실을 나간 혈액이 역류하여 초기에는 심근의 과활동으로 보상이 가능하나 장기간 판막기능 부전 시에는 울혈성 심부전을 일으킨다.

④ 심막염

심장을 둘러싼 막에 염증이 생긴 것으로 자세의 변화에 따라 찌르는 듯한 통증이 함께 생긴다.

(3) 심폐질환의 동반

① 폐성심

폐와 폐순환계의 이상에 의한 폐의 고혈압 때문에 일어나는 심장질환으로 폐고혈압은 우심실에서 나오는 혈액박출 및 폐혈류에 대한 저항의 상승이 원인이다.

② 폐색전증(이코노미 클래스 증후군)

이 질환은 확진하기가 가장 어려운 증상의 하나이다. 폐 내부 질환의 소견 없이 우심부전증이 있을 때는 다발성 폐전색의 가능성을 의심해야 한다. 그러나 폐혈관 촬영이나 동위원소에 의한 폐주사(lung scanning)의 소견 없이는 진단이 불확실할 때가 자주 있다.

폐전색증은 손상된 부위의 라음, 흉막 마찰음, 흉막 삼출액 등의 증상이 관찰되며, 동맥혈의 산소분압이 정상 이하일 수도 있으나 탄산가스 분압의 증가는 드물다. 이것은 폐색전에 의하여 생긴 2차성 폐성심(肺性心)과 폐색성 폐질환에 의하여 생긴 폐성심을 구분하는 중요한 요소가 된다.

(4) 심폐(心肺)질환이 아닌 경우

빈혈, 만성 신부전 등의 대사성 산증유발질환, 폐쇄성 비후두질환(비중격 편위, 비강폴립, 편도비대, 성문 부위 폐쇄), 신경 근육질환 등이 해당된다.

① 빈혈

산소를 받아가서 조직에 공급하는 헤모글로빈의 부족으로 호흡곤란이 생긴다.

② 당뇨병성 케톤산증

당뇨병의 2차 합병증으로 인한 케톤산의 축적으로 산-염기의 불균형이 발생하여 호흡곤란이 유발된다.

③ 만성 신부전 등의 대사성 산증 유발질환

신기능의 부전으로 비휘발성 산의 체내 축적으로 산-염기 균형의 파괴로 호흡곤란이 유발된다.

④ 신경 근육질환

길랑바레 증후군과 같은 신경근육질환은 말단부터 시작된 신경근의 마비로 심하면 호흡근도 마비되어 호흡곤란이 유발된다.

(5) 기능적인 경우

홍분, 과환기, 공항장애, 불안신경증, 과호흡 증후군 등에서 호흡곤란이 관찰된다.

① 기능적 호흡곤란

기질적 원인 없이 호흡곤란을 느끼며 한숨을 쉬어야 편안해지는 호흡곤란 증상을 기술하는 데 종종 특이한 점들이 나타난다. 호흡부족은 기질적인 질병의 원인이 되며 불안 상태는 일반적인 질환과 밀접한 관련이 있다.
환자가 공기 기아감을 설명하고 깊은 폐호흡을 하면서 이야기하는 것은 공기 기아감에 대한 욕구를 제거시키는 것 이외에 감정을 안심시키기 위함이다. 이럴 때는 면담하는 동안 때때로 심호흡을 하는 불규칙적인 호흡습관이 발견된다. '노력' 자체는 공기 기아를 증가시키기보다는 실제적으로는 공기 기아감을 완해시킨다. 특히 호흡에 대한 고통을 활동시키지 않는 휴식시간에 주목되며 관심이 다른 데로 돌려질 때 완화된다. 피로 상태, 수면부족, 불규칙한 생활습관, 그리고 불안 또는 여러 가지 불행감 등은 기능적인 호흡곤란을 자극하는 요소가 된다.
치료에서 가장 중요한 절차는 주의 깊은 관찰이지만 폐의 기능적 검사를 포함해서 완전한 검사가 진행되어야 한다.

② 불안신경증

호흡곤란이 정신질환에 기인한다는 것을 암시하는 몇 가지 단서가 있다. 가장 중요한 것은 환기량이 정상의 안정 시 환기량보다 크며, 주기적으로 깊게 숨을 들이마시고, 소리를 내어 숨을 내쉬는 경향이 있다. 환자는 마치 질식되는 것 같이 느끼는데, 호흡의 양상은 자주 비정상적이며 빈도와 깊이가 모두 불규칙하다.
다른 사례로는 호흡의 양상이 지속성 과잉환기이며, 사지의 얼얼함(tingling)과 실신감(faintness)까지도 호소할 때가 있다.
수면 중에 환자의 호흡 상태를 관찰하면 가치 있는 단서를 얻을 수 있다. 만약 비정상적인 호흡이 소실되면 정신적 원인을 의심할 수 있다.
이와 비슷하게 환자를 관찰할 때 그가 알지 못하게 하면 도움이 되는데 그가 혼자 있을 때는 호흡의 모양이 완전히 다르기 때문이다. 또 다른 단서로서는 증상, 이학적 소견과 폐기능 검사 소견이 명백히 일치하지 않는 점이다.

③ 과호흡 증후군

정상호흡은 산소의 흡수와 탄산가스 배출의 필요에 따라 변화가 자동적으로 조절된다.

감정적인 호흡충동은 고통과 피로와 한숨과 밀접한 관계가 있는 듯하다. 덜 유사한 것은 긴장과 불안, 그리고 심한 공포가 지속되는 데서 호흡의 깊이와 비가 증가된다. 이러한 기전이나 추정되는 적합한 스트레스현상 등은 불안한 증상의 발현을 유도할 수 있다.

정상보다 낮은 동맥의 탄산가스 분압을 가진 과호흡은 많은 흡기와 호기장애가 온다.

심리적인 과호흡은 사무적인 훈련에 의해서 보다 더 빈번하게 나타나고 기관지질환을 복잡하게 하며, 그리고 적당한 검사 후 호흡심통의 증후를 설명할 수 없을 때 이해할 만하다.

증상은 긴장에 따라 많이 변하지만 처음에 병력을 물어볼 때 진단 추측을 위한 충분한 특징이 될 수 있다. 환자는 쉴 때나 운동 후에 공기부족에 대한 불만을 호소한다.

호흡은 깊어지고 감정은 안정이 안 되며 걱정이 많아진다.

돌연한 공포나 힘든 노력은 더 심한 호흡곤란과 사지에 1~2분간의 감각장애가 오고 마비가 왔다가 의식이 흐려지고 조금 후 실신한다.

사지의 경련은 그 발작이 지속되면 일어난다.

재발하는 과호흡발작의 진단은 의사가 있는 앞에서 깊은 호흡에 의하여 재발작의 병력을 확인할 수도 있다.

환자에게 가능한 한도로 깊고 빠른 호흡을 1~2분간 시켜서 돌연적인 발작 증후가 일어나는지를 살펴본다. 이때 자발적인 훈련에 의하여 증상이 나타나면 그 진단은 맞다.

치료는 비닐봉지를 코와 입에 대어 그 속에서 재호흡하게 한다. 재발성은 정신과적 치료가 필요하다.

(6) 폐질환과 심장질환의 차이

둘 다 야간호흡곤란과 호흡기전 이상이 있어 감별이 어렵다.

① 심장질환 : 수면 후 1~2시간 뒤 발생하는 경향이 있으며, 천명음과 청색증이 나타

난다,

② 폐질환 : 눕자마자 가래 끓는 소리가 나며, 기침과 가래를 배출하면 증상이 완화된다.

11. 급성 호흡곤란

① 기도폐쇄성 질환 : 상기도폐쇄(이물흡입), 기도수축(기관지천식, 만성 폐쇄성 폐질환)

② 흉곽외상 : 기흉, 폐좌상(늑골, 척추골절 주의)

③ 과호흡 증후군 : 불안증, 정서적 원인에 따른 과환기와 호흡성 알칼리혈증

④ 각종 폐질환 : 폐렴, 폐부종, 폐혈관색전증, 폐출혈, 자연기흉

12. 만성 호흡곤란

(1) 호흡기질환

상기도 폐쇄성 질환, 하기도 폐쇄성 질환, 폐실질질환(기관지암, 폐렴), 폐혈관질환(패혈관색전), 늑막질환(흉수저류, 섬유흉, 악성 종양), 흉곽질환(척추후측만곡, 갈매기가슴, 호흡근질환)

(2) 심혈관질환

좌심부전, 심근허혈, 심낭염, 심장판막질환 등

(3) 탈조건부(Deconditioning)

과호흡 증후군, 불안, 공포, 감정적 동요, 신경증 등

13. 치료

원인질환에 따른 치료가 급선무이다.

1) 급성 호흡곤란

① 응급질환의 여부를 우선적으로 가려야 함

② 안정 시 증상, 흉통 유무, 내·외과적 질환의 합병 확인

③ 대부분 입원치료를 요함

④ 급성 상기도 폐쇄증 : 빠른 시간 내에 적절한 치료 시행이 필수, 적절한 조치가 없을 시 수 분 내 사망 가능성

응급상황의 경우 중재적 치료로서 기관 삽관, 또는 기관 절개술을 시행한다.

급성 폐쇄성 후두염(크루프), 급성 후두개염의 경우에도 호흡장애가 발생하므로 적절한 약물치료가 필요하다.

2) 만성 호흡곤란

① 발생시간, 횟수, 정도, 지속기간, 유발 혹은 완화 요인 확인

② 천명음, 기침, 가래, 흉통의 증상이 동반되는지 확인

③ 기도질환 : 기관지확장제가 일시적으로 증상 완화에 도움이 됨

④ 만성 폐쇄성폐질환 : 금연이나 장기 산소요법이 도움이 됨

⑤ 폐질환, 폐실질질환 : 원인치료를 요함

⑥ 흉막질환 : 흉추천자 같은 치료적 시술이 도움이 됨

⑦ 심장질환의 심부전 : 수혈로써 호전될 수 있음

⑧ 편도선 비대증 : 코골이, 수면무호흡, 졸림 등을 유발하므로 지속적 양압 환기법, 수술적 치료로 해결

3) 호흡곤란의 응급치료

숨을 크게 천천히 쉬도록 하고 환자를 안전시키며 아래의 사항을 확인한다.

① 우선 기도 확보

② 원인 파악

③ 가슴, 복부, 턱, 팔에 통증 유무 확인

④ 호흡이 빠르고 손과 입이 마비되거나 저려오는지 확인

이어서 필요에 따라 다음 사항을 실시한다.

① 기도호흡 순환유지

② 심전도 관찰

③ 고농도의 산소투여
④ 기관내관 삽입
⑤ 사혈 후 수혈
⑥ 고압 산소요법
⑦ 기압을 이용한 고농도 산소 흡입

4) 호흡곤란과 자세

표 6. 호흡곤란 자세에 따른 관련질환

	호흡곤란 자세	호흡곤란 완화 자세	관련질환
기좌호흡 (Orthopnea)	누우면 심해짐	일어나거나 몸을 숙이면 완화됨	울형성 심부전, 기관지천식, 만성 폐쇄성 폐질환
편평호흡 (Platypnea)	일어나 앉으면 심해짐	누우면 완화됨	척추마비, 폐섬유화증, 폐 절제술 후
측위호흡 (Trepopnea)	좌측 혹은 우측을 아래로 누우면 심해짐		심장질환이나 한쪽 폐에 심한 이상

※ 호흡곤란의 한의학적 원인 및 처방

호흡은 폐가 주관하는데, 폐의 상극인 심장에 이상이 발생해도 호흡곤란이 온다.
쉽게 보면 들숨에 폐, 날숨에 심장의 이상을 관찰한다.

1) 호흡곤란의 원인

(1) 폐실증(肺實證)

폐의 이상으로 호흡곤란증이 있을 때, 기천(氣喘)
가슴에 손을 대고 고개를 젖히고 숨을 쉬는데, 숨이 차고 기침이 나며 기(氣)가 치밀어 오른다.

① 풍한(風寒)에 손상 : 풍사(風邪)와 한사(寒邪)가 침입하여 발열, 오한, 두통, 맑은 콧물이 남
② 풍열(風熱)에 손상 : 열이 심하고 인후가 마르면서 갈증이 남. 기침소리가 크고 호흡이 거칠고 빠르게 나타남

(2) 심(心)의 이상

① 심기허(心氣虛) : 심장의 기가 약해서 발생하는데, 기운이 떨어지면서 가슴이 답답하고 호흡이 거칠어짐

② 잘 놀라면서 불안 증세를 보이는데, 진땀을 잘 흘리고 숨을 짧게 쉬는 특징이 있다. 증상을 잘 살피고 호흡을 잘 관찰하여, 원인을 찾는 데 노력해야 함

2) 호흡곤란의 종류

천증, 효증, 상기, 단기, 소기

3) 호흡곤란의 한의학적 처방

① 치효산(治哮散,『晴崗醫鑑』)

약재 구성 : 반하 6g, 진피 · 적복령 · 마황 · 소엽 · 자완 · 패모 · 행인 · 상백피 · 길경 · 지각 · 감초 각 4g, 생강 2g

② 청폐화담전(淸肺化痰煎)

약재 구성 : 황금 · 치자 · 길경 · 맥문동 · 쌍피 · 패모 · 과루인 · 귤홍 · 복령 · 감초

③ 아교산(阿膠散)

약재 구성 : 목단피 · 생지황 · 아교 · 흑치자 · 단삼 · 맥문동 · 당귀

4) 호흡곤란의 민간요법

① 호흡곤란이 있는 순간에 숨 쉬기 편리한 자세를 취하고, 맑은 공기를 마시며 자주 환기한다.

② 심폐기능, 심혈관의 다양한 원인이 호흡곤란을 유발시키므로 평소 섭생을 개선하여, 몸속의 독소를 제거하고 혈액을 맑게 한다.

③ 무와 물엿 : 무를 잘게 썰어 물엿 속에 담그어, 이때 생기는 물과 물엿을 같이 섞어 복용하면 기침이 심할 때 효과가 크다.

④ 배, 파의 흰 밑둥 : 배 2개, 파의 흰 밑둥 5개를 섞어 약간 끓인 것을 숨이 가쁠 때 나누어 먹으면 기침도 멎고, 열도 내리면서 숨 쉬기가 편해진다.

5) 한약재를 이용한 민간요법

① 죽력 반 컵과 생강즙 약간을 부어 희석해서, 하루 2~3회 식전이나 식후 복용한다.

② 오미자 20g, 살구씨 5개를 물 500㎖ 넣고 달여, 식후 하루 3번 복용하면 기침과 숨찬 것을 멈추고 폐를 보하는 효능이 있다.

(주의 : 오미자의 신맛은 오래 복용하면 오히려 폐의 기운을 수렴하여 호흡곤란을 더 심하게 할 수 있으므로 지나치게 오랫동안 복용은 피한다. 살구씨 역시 열매에 독성이 있어 체질에 맞지 않으면 독약으로 작용할 수 있으니 주의한다.)

③ 차조기씨 20g, 나복자 10g을 물에 달여, 하루 세 번 복용한다.

④ 영지 12g을 물 100㎖에 달여 하루 2번에 나누어 복용하면 진정작용을 기대할 수 있다.

⑤ 길경 8g, 행인 12g을 물 300㎖에 달여 하루 3번에 나누어 먹으면 가래를 삭히고 기침을 멎는 데 도움이 된다.

침치료 중 침에 대한 지나친 공포감이 있거나, 기력이 쇠약한 상태에서 침치료를 받거나, 또는 이유 없이 침치료 중 쇼크나 호흡곤란이 나타났을 때의 대처법은 다음과 같다.

① 우선 환자를 바른 자세로 눕히고 목과 허리 부위에 벨트를 이완(일종의 기도 확보)시킨다.

② 동공 반사, 바빈스키 반사(혹시 중풍으로 인한 것인지 확인을 위해)와 함께 호흡곤란과 의식 유무를 동시에 확인한다. 환자에게 질문을 하는데, 예를 들어 환자의 이름, 현재 있는 곳, 손가락으로 숫자 보여줘서 인지가능 여부 등을 확인한다. 만약 동공 반사가 없고 의식불명이면 초응급상황으로 원내에서 시간을 지체하지 말고 바로 응급실로 이송 조치한다.

③ 혈압을 체크한다.

④ 핫팩을 가슴과 복부에 대서 체온을 유지한다.

⑤ 보통은 약 20분 정도 지나면 의식, 호흡, 심박 수, 체온이 점점 돌아오고, 대략 2시간 정도면 거의 정상적으로 돌아온다.

참고문헌

김태형. 호흡곤란의 감별진단과 치료. 대한내과학회지. 2009 ; 76(4) : 425-30.

신재용. 방약합편해설. 성보사. 1994.

안영기. 경혈학총서. 성보사. 2002.

이형구, 정승기. 동의폐계내과학. 도서출판 아트동방. 1996.

張之文, 楊宇 저. 대한한의감염병학회 옮김. 현대임상온병학. 청홍. 2014.

전국한의과대학 폐계내과학교실. 폐계내과학. 도서출판 나도. 2013.

허준. 동의보감국역위원회 역. 국역증보 동의보감. 남산당. 2000.

Nettler, Frank H. 원색인체해부학(Atlas of human anatomy). 정담. 2007

네이버. 건강백과, 서울대학교병원 의학정보 "호흡장애", http://terms.naver.com/entry.nhn?docId=927394&cid=51007&categoryId=51007

네이버. 두산백과, "호흡곤란", http://terms.naver.com/entry.nhn?docId=1154540&cid=40942&categoryId=32774

Section 6. 발열(發熱)

1. 발열이란?

사람의 몸은 주위 환경이 변하여도 체온조절중추에서 조직, 특히 근육, 간으로부터 열의 생산과 소모를 조절하기 때문에 정상체온을 유지한다. 그런데 어떠한 원인으로 시상하부에 있는 체온조절중추가 변화하여 정상수준 넘게 체온이 상승하는 것을 열이라고 표현한다.

2. 발열의 임상적 의미

발열(fever)은 생활하면서 흔히 경험하는 증상 중의 하나이면서도 질병의 존재를 알려주는 예민한 지표가 되며, 현재 신체의 상태를 나타내는 맥박수, 호흡수, 혈압 같은 진단 평가보다 외부나 정신적 자극에 대한 영향이 적다.
따라서 임상에서는 체온을 측정하여 질병의 정도, 경과시간, 치료효과의 판단과 기질적 질환의 존재유무를 찾는 데 도움을 준다.
또한 체온의 상승인 발열은 하나의 증상에 불과하지만 신체 내 호중구의 탐식작용, 살균력과 림프구의 세포독성 효과를 증가하여 감염에서의 생존능력을 향상시키거나 신체의 순환기, 호흡기, 신경계, 신진대사 등에 영향을 주므로 임상적 의의는 매우 크다.

1) 정상체온이란?

① 정상인이 누워 있는 상태의 구강체온은 37℃(36~37.4℃)이며, 직장이나 질의 체온은 구강체온보다 0.5℃(0.35~0.7℃)가 높으며, 겨드랑이(액와) 체온은 구강체온보다 낮다(액와(36.5℃)＜구강(37℃)＜직장 or 질(37.5℃)). 하루 중 체온이 가장 낮은 시간은 04~06시이고, 가장 높은 시간은 18~20시이다(1℃ 이내).

② 생존 가능한 상한체온은 43℃이며, 하한체온은 26℃이다.

2) 정상인의 체온상승

정상인에서도 체온이 올라가는 경우가 있는데, 특히 가임기 여성의 배란기 또는 임신 중, 담배를 많이 피우는 경우에서 그럴 수 있다.

건강한 사람에서 보이는 미열은 다음과 같다.

① 배란기(월경 전 2주 동안)

② 임신

③ 담배를 많이 피우는 사람

④ 심한 운동 후

⑤ 전신성 발작 후

⑥ 스트레스 또는 불안증(특히, 젊은 여성)

3) 발열의 정도

① 경열(minimal fever, mild fever) : 37~38℃

② 중등열(moderate fever) : 38~39℃

③ 고열(high fever) : 39~40℃

④ 초고열 : 41.5℃ 초과, 중증 감염, 중추신경계의 출혈 등에 의해 발생함

3. 발열의 원인

가장 흔한 것은 감염에 의해서 나타나고, 종양질환, 탈수, 약물, 예방접종, 중추신경계 장애 등에서도 볼 수 있다.

① 발열은 여러 가지 체외 및 체내의 자극에 의하여 나타난다.

② 이러한 자극의 종류로는 개체의 외부에서 들어오는 세균과 그 내독성, 바이러스, 진균 등의 미생물, 항원 - 항체반응, 호르몬, 약물 및 합성핵산 등의 외인성 발열인자가 있는데 이러한 외인성 발열인자는 혈액 단핵세포 및 조직 대식세포를 자극하여 내인성 발열인자를 생성하게 한다.

③ 감염이나 염증에 반응하여 개체 내부에서 생성되는 내인성 발열인자는 백혈구 발열인자라고도 하는데 단핵세포, 대식세포 등의 다양한 세포에 의하여 생성된 폴리펩티드이다. 전신적으로나 국소적으로 생산된 내부 발열물질은 순환하면서 시상하부의 체온조절중추를 통해 열을 발생시킨다.

④ 중추신경계의 체온조절중추인 시상하부에서 체온조절 기전에 작용하여 체온의 기준점을 높은 온도로 조절하여 발열현상이 나타난다.

4. 발열의 형태로 질병 진단

발열의 형태(fever pattern)만으로도 발열의 원인을 찾거나 감별진단에 많은 도움을 준다. 따라서 발열의 형태와 발열의 정도, 기간 등도 모두 좋은 단서가 된다.

(1) 간헐열(Intermittent fever)

갑자기 오한, 전율을 수반하면서 일정한 간격으로 고열과 정상체온이 반복되는데, 매일 정상으로 떨어지는 형태이다. 발열의 최고와 최저의 차이가 클 때를 소모열(hectic) 또는 패혈성 열(septic)이라 한다.

간헐열은 대표적으로 말라리아에 걸렸을 때 흔히 발생하고, 화농성 감염증(특히 우상복부), 농양과 림프종과 속립성 결핵에 특징적이다.

(2) 이장열(Remittent fever)

매일 심한 체온상승이 있으며 1일 체온 차이가 1℃ 이상인 고열로서, 체온이 매일 떨어지나 정상으로 돌아오지는 않는다.

결핵, 바이러스질환, 많은 박테리아성 감염, 비감염성 원인들에 의하여 나타난다.

(3) 지속열(Sustained fever)

체온이 38~39℃(또는 그 이상)이고, 하루 체온의 고저 차가 1℃ 이내인 상태를 말한다. 체온의 변화가 거의 없이 계속해서 상승돼 있는 것이 특징이다.

이 열은 치료를 하지 않는 장티푸스(typhoid)와 발진티푸스에서 볼 수 있다.

(4) 재발열(再發熱 : Relapsing) 혹은 재귀열

1일 또는 수일간의 정상체온 사이에 단기간의 발열기가 있는 형이다.

말라리아, 서교증(rat-bite fever), Hodgkin병, 국소화농증 등에서 볼 수 있다.

5. 발열의 특징에 따른 의심질환

① 미열은 37~38℃ 경열이 지속되는 상태이며, 고열은 39℃ 이상을 가리킨다. 열이 오르락내리락하면 위험신호이며, 36℃ 이하는 저체온증을 의심해야 한다. 발열성 질환이라도 38℃에서 멈추는 것이 많다. 또 소아에서 주의해야 할 것은 두꺼운 옷 착용, 식후 환경에 따라 체온의 변동이 있다는 점이다.

② 항상 저체온은 갑상샘 기능저하증, 만성 소모성 질환, 노인에서 실온이 낮은 곳에 오래 있을 때 발생한다.
급격한 체온저하는 급성 순환부전(쇼크)에 의하며, 일과성 저체온증은 외상, 한랭, 수술, 화상, 대출혈, 급성 중독질환(당뇨병성 혼수, 전신감염증, 심근경색, 급성 장폐색, 천공성 복막염, 장간막 혈전증, 약물중독) 등에 기인한다.

③ 40℃ 이상의 발열을 일으키는 질환으로 감염증에는 G(-)간균 패혈증, 신우신염, 세균성 수막염, 바이러스성 뇌염, 장티푸스를 의심할 필요가 있으며, 비감염성 질환에는 뇌출혈(특히 뇌 간부), 열사병, 악성 증후군(마취약, 진정약에 의함)에 의해 발생할 수 있다.

④ 41℃ 이상의 초고열은 열사병이나 악성 종양에 의한 발열이 있다.

⑤ 36℃ 이하의 저체온은 나이가 많거나 갑상샘기능저하증에서 관찰된다.

6. 발열을 일으키는 원인에 따른 열의 특징

1) 세균감염에 의한 발열의 특징

① 발병 증상이 급작스럽게 나타남
② 대개 40℃ 이상의 고열임
③ 호흡기 증세(인후통, 콧물, 기침)가 있음
④ 심한 전신 증상(근육통, 관절통, 두통, 인후통)이 있음
⑤ 구역, 구토, 설사가 심함
⑥ 림프샘 종대가 있음
⑦ 뇌막증세가 있음
⑧ 백혈구의 증가 또는 감소가 있음(12,000/㎣↑, 또는 5,000/㎣↓)

2) 약물에 의한 발열의 특징

① 대개 경도의 발열(40℃ 이하)임

② 피부발진을 동반하는 수가 많음

③ 호산구 증가 등을 보임

④ 약물투여를 중단하면 대개 1~2일 이내에 열이 소실됨

3) 기능성 발열(Functional fever)

발열의 원인이 되는 감염이나 기질성 질환이 보이지 않고 기능적으로 나타나는 발열은 다음과 같다.

① 신생아 : 과열성 발열, 기아열. 열병

② 식이성 열 : 단백열, 염류열

③ 제읍(啼泣)열

④ 성장열

⑤ 발치열

⑥ 심인성 열 : 입원, 수술, 면회, 외래진찰, 휴일 등에 나타나는 발열

7. 원인불명열(FUO: fever of unknown origin)

원인을 알 수 없이 3주 이상 지속되는 발열을 불명열이라 한다.

1961년 Petersdort, Beesond의 불명열 정의를 살펴보면, 첫째는 수차례에 걸친 38.8℃ 이상의 고열이 있고, 둘째는 3주 이상 지속되어야 하며, 셋째는 입원 후 일주일 이상의 검사에도 발열의 원인을 찾지 못한 경우에 불명열로 진단하였다.

그러나 최근의 불명열 정의를 살펴보면 첫째는 최근 14일 동안 적어도 4회 이상 38.3℃ 이상의 열이 있고, 둘째는 뚜렷한 원인이 밝혀지지 않고, 셋째는 14일 이상 지속될 경우에 불명열로 진단한다.

불명열은 대부분 희귀질환보다는 보편적인 발열질환이 비전형적으로 발현한 경우가 많다. 불명열에 대한 분류는 전형적인 불명열, 병원성 불명열, 백혈구감소증에 따른 불명열, HIV(human inmmunodeficiency virus) 연관 불명열로 나눈다.

8. 발열에 동반되는 현상

(1) 전신 증상(Systemic symptoms)

환자가 열을 느끼는 정도는 아주 다양하다. 어떤 사람은 비교적 정확하게 체온이 상승하였는지 아닌지를 표현한다. 그러나 어떤 환자 특히 결핵을 앓는 환자는 체온이 39.4℃까지 올라가도 전혀 알지 못하기도 한다. 또한 어떤 환자는 두통이나 흉막통과 같은 불쾌한 증상 때문에 발열에 대한 주의를 안 하는 경우도 있다.

등에서 느끼는 통증, 전신적인 근육통과 관절통들이 발열 때에 흔히 나타난다. 이러한 증상이 감염인자의 존재를 반영하는 것인지 또는 단순히 발열에 수반되는 비특이적 증상인지는 확실치 않다.

(2) 오한(惡寒)

오한(chill)과 전율(rigor)을 동반하여 급격히 시작되는 발열은 어떤 질환에서는 특이적인 것이나 해열제를 사용하지 않는 경우에는 다른 질환에서는 드물다.

또한 반복되는 전율은 혈증을 동반한 화농성 질환에서 전형적이나 림프육종과 같은 비감염질환에서 볼 수 있다.

이가 떨리고 이불이나 침대가 흔들리면서 나타나는 전율(진성오한)과 거의 모든 발열, 특히 virus 감염 때 나타나는 추위(寒氣)와의 구별은 중요하다.

오한은 간헐적으로 아스피린 또는 다른 해열제를 투여함으로써 생기거나 계속될 수 있다. 이러한 제제는 급속한 체온의 하강을 초래하므로 대상성 불수의근육 수축 즉 오한이 뒤따른다. 해열제의 이러한 불쾌한 부작용은 이 약을 자주 주거나 소량을 줌으로써 해소된다.

(3) 구진포진(Herpes labialis)

이른바 열 수포(fever blister)는 체온 상승으로 herpes simplex virus가 활성화되어 나타나며, 흔히 인공발열요법을 시행하는 환자에게서 나타난다.

(4) 섬망(譫妄)

섬망은 체온상승의 결과로 나타날 수 있으며 특히 알코올 중독자와 뇌동맥경화증 환자에게서 흔히 나타난다.

(5) 경련

열이 있는 어린이에서 드물지 않게 보이며, 특히 간질 가족력이 있는 환자에서 흔하다. 그러나 이 열에 의한 경련이 중한 뇌질환을 의미하지는 않는다.

9. 발열이 있는 질환

(1) 급작스런 고열

급성 기관지염, 급성 담낭염, 급성 부비동염, 급성 비염, 급성 신우신염, 급성 인두염, 급성 중이염, 급성 충수염, 급성 편도염, 급성 폐렴, 바이러스성 간염, 바이러스성 뇌염, 성홍열, 세균성 이질, influenza, 장티푸스, 편도주위농양, 인후농양, 항문주위농양, 홍역, 화농성 수막염 등의 질환에서 나타날 수 있다.

(2) 지속되는 고열

간농양, 농흉, 폐화농증, 급성 백혈병 등의 질환에서 나타날 수 있다.

(3) 고열에서 미열이 됨

만성 기관지염, 만성 담낭염, 만성 부비동염, 만성 신우신염, 만성 중이염, 만성 편도선염 등의 질환에서 나타날 수 있다.

(4) 미열

감기, 바이러스성 간염, 간암, 갑상샘기능항진증, 결핵성 흉막염, 다발성 동맥염, Rheumatic fever, 심내막염, 심근염, 심막(낭)염, 만성 백혈병, 전신성 홍반성 낭창, 치조농루증, 폐결핵, 피부근염 등의 질환에서 나타날 수 있다.

(5) 미열에서 고열이 남

속립결핵, 간암, 만성 백혈병, 만성 간암, 폐결핵이 악화되었을 때 나타 날 수 있다.

(6) 부정의 열

기관지확장증에서 나타날 수 있다.

(7) 눈의 결막이 충혈됨

풍진, 홍역 등의 질환에서 나타날 수 있다.

(8) 피부에 발진이 남

돌발성 발진증, 두창, 발진열, 백혈병, 성홍열, 수두, 탄저병, 패혈증, 풍진, 홍역 등의 질환에서 나타날 수 있다.

(9) 기침과 가래가 있을 때

백일해, 속립결핵, 폐결핵, 폐렴, 폐 화농증, 홍역, 흉막염 등의 질환에서 나타날 수 있다.

10. 발열의 처치

열 자체가 해로운 것은 아니므로 처음부터 해열제는 투여하지 않는다. 해열제는 열 유형을 변화시켜, 임상경과의 판단에 혼란을 초래할 가능성이 있다.

1) 해열제 필수 적응증

① 심한 심장질환 환자 : 열로 인한 빈맥으로 심장에 심한 부담을 줄 때
② 알코올 중독자와 노인성 치매 환자 : 발열 시 섬망, 의식장애 악화가 있을 때

2) 발열치료의 적응증

(1) 발열을 치료하지 않는 이유

열이 나면 무조건 체온을 낮추어야 할까? 그렇지 않다. 체온이 증가하는 현상 자체가 체내의 방어기전을 작용시킨다. 또한 당장 열을 떨어뜨리면 열이 생긴 원인을 찾기가 어려워져 근본적인 치료가 지연된다.

(2) 발열을 치료해야 하는 경우

① 판막성 심질환, 관상동맥질환, 혹은 노인에서 빈맥으로 인해 울혈성 심부전을 악화시킬 우려가 있을 때
② 3~4세 미만 소아의 열성 경련을 피하기 위해

③ 과호흡, 발한 및 수분의 손실, 영양결핍, 기저 폐질환 혹은 탈수가 동반된 대사항진 상태
④ 뇌졸중을 동반한 노인은 열을 떨어뜨리는 게 중요하다. 특히 소아는 열성 경련을 피하기 위해 신속히 열을 떨어뜨려야 한다. 또한 뇌병증이 있는 노인이나 탈수가 동반된 경우에도 즉시 체온을 떨어뜨려야 한다.

11. 발열의 치료

열을 떨어뜨리는 방법에는 여러 가지 방법이 있다. 일반적으로 물리적인 방법을 사용하는 경우와 해열제를 복용하는 방법, 항생제로 치료하는 경우가 있다.

(1) 물리적인 해열

알코올 스펀지나 얼음주머니 등으로 직접 열을 제거하는 방법이다. 이 방법들은 고체온증일 때 더 유용하다.

(2) 해열제 복용

해열치료는 최악의 열역학적 상태의 환자를 제외하고는 필요하지 않다. 해열제는 필요할 때 주는 것보다는 지속적으로 주는 것이 더 좋은데 이는 필요할 때마다 주면 체온의 변동이 다양하여 오한과 발한을 유발할 수 있기 때문이다.

(3) 항생제 복용

대부분 열이 나는 환자에게서 경험적인 항생제치료는 평가가 더 이루어질 때까지 미루어야 한다. 그러나 열역학적으로 불안정하거나 호중구 감소증, 면역 억제자는 기다리지 말고 바로 광범위 항생제를 사용해야 한다.

※ 한의학에서의 발열 구분

한의학에서는 외부에 존재하는 병사의 유입에 의한 감염성 병변인 외감에 의한 경우와 내부 장기의 이상에서 기인되는 내상 발열로 구분하기도 하며, 환자가 나타내는 병증의 허실에 따라 그 원인과 치료를 달리 하기도 한다. 또한 발열 증상이 나타나는 시간에 따라서, 발열의 형태에 따라서 각각의 원인과 치료를 달리 한다.

1. 발열의 구분

1) 외감(外感) 내상(內傷)으로 구분

(1) 외감발열

① 원인 : 외감육음(外感六淫)

② 증상 : 발병이 급격하게 나타남. 대체로 고열 증상이 나타남

(2) 내상발열

① 원인 : 심한 스트레스나 급격한 감정의 변화에 따른 칠정실상(七情失常), 불규칙한 식습관과 영양부족에 따른 음식실조(飮食失調), 과로, 오래된 질병, 만성적인 실혈(失血)

② 증상 : 발병이 완만하며 고열은 아님

2) 허실로의 구분

(1) 실열

외감병의 과정에서 나타나는데, 병의 발생이 급하고 변화가 신속하다. 맥이 홍삭(洪數)하며, 진액(津液)의 손상으로 알아듣지 못하는 쓸데없는 말을 중얼거리는 섬어(譫語) 증상이 동반되기도 하며, 정신이 혼미해지는 증상이 동반되기도 한다.

(2) 허열

질병의 회복기나 내상질환에서 주로 나타난다. 맥이 허약무력하며 근력이 무력하고 피부가 마르며 모발이 탈락한다.

3) 증상의 유형과 기혈의 허실, 발열 증상이 나타나는 시간에 따른 구분

(1) 장열(壯熱)

지속적인 고열이 있다.

(2) 조열(潮熱)

발열 증상이 일정한 시각에 맞추어 나타나거나 심해진다.

① 일포(日晡)조열 : 일포 시간(15~17시)에 심해진다. 해질 무렵의 조열은 열이 음분(陰分)에 있는 것으로 신(腎)의 기운이 주관한다.

② 기허(氣虛)조열 : 아침 또는 오전에 나타난다. 날이 밝을 무렵의 조열은 열이 양분(陽分)에 있

는 것으로 폐(肺)의 기운이 주관한다. 기(氣)가 허약하고 땀이 나면서 조열 증상이 나타날 때는 보중익기탕(補中益氣湯)을 응용하고, 기(氣)가 허약하고 땀이 나지 않으면서 조열 증상이 나타날 때는 인삼청기산을 응용한다.

③ 혈허(血虛)조열 : 혈(血)이 허약하고 땀이 나면서 조열 증상이 나타날 때는 인삼양영탕을 응용하고, 혈(血)이 허약하고 땀이 나지 않으면서 조열 증상이 나타날 때는 복령보심탕을 응용한다.

(3) 음허(陰虛)조열

오후 또는 밤에 나타난다.

(4) 골증열(骨蒸熱)

오후 또는 밤에 저열이 발생, 마치 뼛속에서 외부로 나오는 듯한 열감 증상을 말한다.

(5) 기허발열

장기간 저열이 지속되면서 번노할 때 열이 심해진다.

(6) 한열왕래

오한과 발열이 교대로 발작하는데, 학질병은 오한과 발열의 시간이 일정하나, 소양병은 오한과 발열에 일정시간이 없다.

(7) 오심열(五心熱)

손바닥과 발바닥, 심장부 모두에서 열감이 있는 상태를 말한다.

2. 발열의 한의학적 치법 및 처방

1) 외감발열

(1) 풍한(風寒)발열

① 증상 : 오한, 발열, 두통, 사지동통

② 치법 : 거풍산한(祛風散寒), 신온해표(身溫解表)

③ 처방 : 형방패독산(荊防敗毒散)

(2) 풍열(風熱)발열

① 증상 : 발열 증상이 많으며, 오한증상은 비교적 적고, 두통과 함께 입이 마름

② 치법 : 거풍청열(祛風淸熱), 신량해표(辛涼解表)

③ 처방 : 은교산(銀翹散)

(3) 습열(濕熱)발열

① 증상 : 두중 발열, 신체 마디마디가 저림

② 치법 : 청열리습(淸熱利濕)

③ 처방 : 이묘환(利描丸)

2) 내상발열

(1) 간울(肝鬱)발열

① 증상 : 저열 혹 오후 시간에 발열 증상이 있고, 가슴이 답답하고 쉽게 화가 나며, 입이 쓰고 잘 마르고, 가슴과 옆구리에 뭔가 꽉 차 있는 듯한 느낌을 나타내며, 월경이 불규칙하다.

② 치법 : 소간해울(疎肝解鬱), 청간사열(淸肝瀉熱)

③ 처방 : 단치소요산(丹梔逍遙散)

(2) 어혈(瘀血)발열

① 증상 : 오후 혹 야간에 주로 발열 증상이 나타나며, 입이 마르고 인후가 건조해지나 물을 많이 마시지는 않는다. 통증은 일정한 부위에 제한되는 경우가 많다. 때로는 구역감과 두 다리가 싸늘해지기도 하고 아랫배가 뭉쳐 땅기는 증상도 있다.

② 치법 : 활혈화어(活血化瘀)

③ 처방 : 혈부축어탕(血府逐瘀湯)

(3) 기허(氣虛)발열

① 증상 : 과로 후 발열이 심해지며, 머리가 어지럽고 호흡은 짧아지면서 말소리에 기운이 없다. 활동 중 땀을 흘리기도 하며 음식 먹는 양이 적다.

② 치법 : 익기건비(益氣健脾), 감온해열(減溫解熱)

③ 처방 : 보중익기탕(補中益氣湯)

(4) 혈허(血虛)발열

① 증상 : 어지럽고 심장이 두근두근 빨리 뛰면서 편하지 않으며 안면은 윤택이 없다.

② 치법 : 익기양혈(益氣養血)

③ 처방 : 귀비탕(歸脾湯)

(5)음허(陰虛)발열

① 증상 : 오후 혹 야간에 주로 발열 증상이 나타나고, 손 · 발바닥에서 열감을 느끼며, 가슴이 답답하다. 잠을 잘 이루지 못하며, 꿈을 많이 꾸고 잘 때 땀을 흘리기도 한다.

② 치법 : 자음청열(滋陰淸血)

③ 처방 : 자음강화탕(滋陰降火湯)

참고문헌

전국한의과대학 폐계내과학교실. 폐계내과학. 도서출판 나도. 2013.

허준. 동의보감국역위원회 역. 국역증보 동의보감. 남산당. 2000.

Longo, Dan et al. 대한내과학회 편저. (Harrison's) 내과학. MIP. 2013.

Chapter 3. 호흡기질환의 한방요법

Section 1. 호흡기질환의 침요법

1. 침요법이란?

침요법은 음양오행설(陰陽五行說), 경락학설(經絡學說), 장상학설(臟象學說) 등의 이론에 근거하여 체표상의 특정 부위인 경혈(經穴)에 침을 이용하여 자극을 주는 치료 방법이다.

또한 침을 이용하여 경혈점(經穴点)에 물리적 자극을 줌으로써 생체에 유리한 반응을 일어나게 하여 질병의 예방과 치료에 응용한다.

일반적으로 우리 몸은 질병의 원인이 되는 인자가 인체 내에서 작용하면 기질적 병변과 기능적 병변을 반드시 수반한다. 이때 병리적 현상이 발현되면 질병으로 나타난다.

생체는 어떤 질병에 걸리면 자연스럽게 자신을 보호하려는 질병에 대한 저항작용이 생긴다. 이때 침치료는 생체의 이로운 방향으로 생리적 자극을 가함으로써 자기 방어력과 치유능력을 향상시켜 질병을 치유한다. 병리 해부학적인 구조적인 질환은 침만으로 치료하는 데 어려움이 있다. 따라서 이론적 배경 없이 단순한 자극요법만으로는 침요법이라 할 수 없다.

침요법은 한의학에서 약물요법과 함께 중요한 치료수단으로서 비교적 임상효과가 빠르고 우수하여 임상에서 활용분야가 넓다. 호흡기질환에서 참요법은 감기, 편도선염, 만성 기침, 해수, 천식, 만성 폐색성 폐질환, 알레르기 비염 등 다양한 질병에 응용되고 있다.

2. 호흡기질환의 침요법과 치료혈

① 감기

㉮ 콧물감기 : 상성(上星) · 풍부(風府) · 인중(人中) · 풍지(風池)

㉯ 코 막힘, 냄새를 잘 맡지 못할 때 : 영향(迎香) · 상성(上星) · 합곡(合谷)

② 편도선염 : 합곡(合谷) · 염천(廉泉) · 풍지(風池)

③ 만성 기침 : 태연(太淵) · 폐수(肺兪) · 신수(腎兪) · 천돌(天突)

④ 해수 : 태연(太淵) · 폐수(肺兪) · 신수(腎兪) · 천돌(天突)

⑤ 천식 : 격수(膈兪) · 심수(心兪) · 신수(腎兪) · 천돌(天突) · 척택(尺澤) · 정천(定喘)

⑥ 만성 폐쇄성 폐질환 : 폐수(肺兪) · 신수(腎兪) · 천돌(天突) · 척택(尺澤) · 정천(定喘)

⑦ 알레르기 비염 : 영향(迎香) · 상성(上星) · 합곡(合谷)

㉮ 지속성 알레르기 비염 : 합곡(合谷) · 영향(迎香) · 사백(瀉白) · 족삼리(足三里) · 인당(印堂) · 상성(上星)

㉯ 지속성 알레르기 비염의 비색증 : 영향(迎香) · 상성(上星) · 합곡(合谷)

㉰ 소아 알레르기 비염 : 인당(印堂) · 상영향(上迎香) · 족삼리(足三里)

3. 침치료 시 주의사항

① 자침(刺鍼) 시 나타나는 훈침 증상(갑자기 어지럽고 앞이 깜깜해지는 증상. 때로는 졸도하기도 함)을 잘 관찰해야 한다.

② 침치료 전 환자의 안정 상태를 잘 살필 것. 침에 대한 공포나 침치료 때 나타나는 통증에 대한 두려움 등 심리적인 상태를 잘 관찰하여야 한다.

③ 신경이 지나치게 예민한 환자나 소아는 심리적으로 안정된 후에 시술한다.

④ 눈, 심장, 폐, 고환, 외생식기, 유두 등과 관련된 위험 부위는 금한다.

⑤ 지나치게 허약한 환자, 고열 환자에게는 금한다.

⑥ 주위 조직과 가까운 혈(穴)들에는 신중하여야 한다.

⑦ 음주 상태에서의 침치료는 금한다.

참고문헌

박양춘 외. 지속성 알레르기비염의 비폐색에 대한 침치료 효과. 대한침구학회지. 2005 ; 22(6) : 229-39.

전국한의과대학 폐계내과학교실. 폐계내과학. 도서출판 나도. 2013.

Choi SM, Park JE, Li SS, Jung H, Zi M, Kim TH, Jung S, Kim A, Shin M, Sul JU, Hong Z, Jiping Z, Lee S, Liyun H, Kang K, Baoyan L. A multicenter, randomized, controlled trial testing the effects of acupuncture on allergic rhinitis. Allergy. 2013 Mar ; 68(3) : 365-74.

Ng DK, Chow PY, Ming SP, Hong SH, Lau S, Tse D, Kwong WK, Wong MF, Wong WH, Fu YM, Kwok KL, Li H, Ho JC. A double-blind, randomized, placebo-controlled trial of acupuncture for the treatment of childhood persistent allergic rhinitis. Pediatrics. 2004 Nov ; 114(5) : 1242-7.

Suzuki M et al. A randomized, placebo-controlled trial of acupuncture in patients with chronic obstructive pulmonary disease(COPD): the COPD-acupuncture trial(CAT). Arch Intern Med. 2012 Jun 11 ; 172(11) : 878-86.

Section 2. 호흡기질환의 뜸요법

한의학에서의 치료방법이 약물을 복용하여 치료하는 내치와 약물 복용 이외 물리적인 방법으로 치료하는 외치가 있다면 뜸은 외치 방법 중의 하나이다.

침과 뜸을 비교해 보면 침은 기계적 자극으로서 주로 실증과 열증 및 급성 질환에 사용되며, 뜸은 온열성 자극으로서 주로 허증(虛證)과 한증(寒證) 및 만성 질환에 주로 사용된다.

뜸요법은 쑥이나 기타 약물을 체표의 경혈점 위에서 태움으로써 생기는 온열자극을 통해 경락의 기혈 순환을 활발히 하여 질병을 치료할 뿐만 아니라 보건의 목적으로 사용되는 방법이다. 뜸요법은 주로 의료용 쑥을 태워 그 화력을 이용하여 직접 경락의 혈위에 자극하는 방법으로 치료한다. 경락에의 열 자극은 피부에 직접 가열하는 방법이 있고, 질병의 증상을 치료하는 방법에 따라 피부에 먼저 생강이나 마늘, 또는 특정 질환의 치료를 위하여 약재를 먼저 선택적으로 올려놓고 그 위에 뜸을 놓는 방법이 있다. 앞의 방법을 직접 뜸이라 하고, 뒤의 방법을 간접 뜸이라 한다.

1. 뜸쑥의 제조

뜸의 재료로는 의료용 쑥을 주로 사용하는데, 그 제조법은 음력 3~5월 단오경에 신선하고 비후한 잎을 따서 잘 말리고 빻은 후 고운체로 여러 번 쳐서 협잡물이 없고 담백색의 유연하고 방향이 있는 뜸쑥을 만든다. 수분(11% 내외)과 회분(4~6%)이 적고 오래된 것이 좋다.
뜸치료의 치료 원리는 의료용 쑥을 태워 그 열감을 치료에 응용하는데, 그 열감은 피부 밑의 혈류를 왕성하게 해 면역력을 높이며, 백혈구의 능력을 더욱 활성화시키는 작용을 한다.
뜸의 효능은 통경활락(通經活絡), 거제음한(祛除陰寒), 회양구역(回陽救逆) 등으로 알려져 있다. 뜸의 크기나 1회 사용 용량은 병증의 깊이, 위치, 나이에 따라 달리 사용한다.

2. 뜸요법의 효능

① 조직세포의 기능촉진

건강증진, 질병 예방, 자연치유력 향상 등에 효과가 있으며, 내분비 기능 신경기능을 활성화시킨다.

② 강심보혈작용(强心補血作用)

심혈관수축력을 증대시키고 적혈구 및 혈색소를 증가시킨다.

③ 면역작용

혈청 중 각종 면역관련물질의 농도를 조절하는 작용이 있다.

④ 지혈작용

혈액응고시간을 단축시킨다.

⑤ 항산혈작용

골발육, 체중증가, 체질개선의 효과가 있다.

⑥ 유도작용

혈관의 수축 확장으로 국소의 충혈, 빈혈, 염증에 대한 유도효과가 있다.

⑦ 진통작용

우수한 진통효과가 있다.

3. 뜸의 종류

1) 직접구

쑥뜸을 직접 피부에 닿도록 시술한다. 질병에 대한 저항능력을 길러 치료 및 예방 목적으로 사용하며, 직접 살을 태우는 화농구(化膿灸)와 열감이 느껴질 때 제거하는 비화농구(非化膿灸)가 있는데, 특별한 경우가 아니면 감염과 화상 위험 때문에 비화농구 방법을 응용한다.

2) 간접구

쑥뜸과 체표 사이의 간격을 유지하는 방법으로서 쑥 밑에 까는 재료의 종류(생강, 마늘, 소금, 부자, 밀가루, 황토)에 따라 격강구, 격산구, 격염구, 부자구, 소맥구, 황토구 등으로 나뉘며, 내과적 질환 및 관절질환에 많이 사용된다.

3) 애권구(艾券灸)

쑥과 약물을 혼합하여 원통형으로 만든 애권(艾卷)을 사용하며, 경혈 위에서 돌리거나 상하로 피부와의 거리 변화를 주는 방법을 통한 열 자극으로 기혈을 온행(溫行)시키는 방법이다. 류마티스관절염, 복통, 피부병 등에 이용된다.

4) 다봉구

비교적 넓은 부위에 온열자극을 주기 위하여 사용되며, 뜸기구를 이용한다.

4. 뜸요법 시 주의사항

① 체질, 병증, 혈위에 따라 뜸뜨는 법과 자극량을 선택 응용한다.
허 · 한증, 만성 질환, 노약자는 약자극하고, 임부의 하복부, 외감열성병(外感熱性病), 안면(顔面), 심부(心部), 대혈관, 신경주위, 관절근육의 활동 부위, 감각장애자 등에의 시술은 피한다.
② 화상방지를 위한 적절한 체위가 필요하다.
③ 강한 자극으로 인한 일시적 어지러움, 심계항진, 졸도 등에 주의하고, 감염 등의 부작용을 방지한다.
④ 뜸치료 후 과로를 피하고 안정을 취한다.
⑤ 얼굴에 반흔이 생기는 뜸은 놓지 않는 것이 좋으며, 심장부나 혈관이 드러난 곳에도 뜨지 않는다.
⑥ 임신부의 하복부에는 뜸을 일체 금한다.
⑦ 급성 복막염, 열성 질환 등에는 뜸을 뜨지 않는 것이 좋다.

5. 호흡기질환에서의 뜸요법

임상연구에서 기침, 해수, 천식, 만성 폐쇄성 폐질환, 폐섬유증 등의 치료에 응용한 예들을 찾을 수 있다. 주로 폐포 모세혈관의 혈액순환 촉진 및 폐포 내의 수종과 염증 삼출물의 저하로 항균, 소염, 항병독 및 진정, 지해작용이 있는 것으로 알려져 있다.
특정 혈에 사용하여 비염, 기침, 천식, 만성 호흡기질환을 개선시킨 논문들은 어렵지 않게 찾아볼 수 있다. 또 뜸이 면역력 향상에 도움이 되어 감염의 기회를 감소시키는 효능도 있다.
뜸치료는 무독하며, 부작용이 없어 소아에게도 사용이 가능하고, 복용 약물의 단점을 보완하기도 하며, 치료의 보조적인 방법으로도 좋다.

6. 호흡기질환의 뜸요법과 치료혈

① 감기 : 콧물감기 - 상성(上星) · 풍부(風府) · 대추(大椎) · 풍지(風池)

코 막힘, 냄새를 잘 맞지 못할 때 - 영향(迎香) · 상성(上星)

② 만성 기침 : 정천(定喘) · 폐수(肺兪) · 신수(腎兪)

③ 해수 : 정천(定喘) · 폐수(肺兪) · 신수(腎兪)

④ 천식 : 폐수(肺兪) · 격수(膈兪) · 심수(心兪) · 신수(腎兪) · 척택(尺澤) · 정천(定喘)

⑤ 만성 폐쇄성 폐질환 : 폐수(肺兪) · 신수(腎兪) · 척택(尺澤) · 정천(定喘)

⑥ 알레르기 비염 : 영향(迎香) · 상성(上星) · 합곡(合谷)

참고문헌

경희대학교 한의과대학 부속한방병원. 간호사를 위한 한방임상교육. 트윈기획. 2001.

전국한의과대학 폐계내과학교실. 폐계내과학. 도서출판 나도. 2013.

Section 3. 호흡기질환의 부항요법

1. 부황요법이란?

부항요법은 특수 제작된 유리관, 도자기관, 대나무관 등을 인체 체표의 일정 부위에 부착하여 질병을 치료하는 한의학의 한 부분으로 각법(角法)이라 하였다. 부항요법은 중국에서 현존하는 최초 의서로서 춘추전국시대에 쓰여진『오십이병방(五十二病方)』에 그 기록이 나타나 있으며, 한국 · 일본 · 동남아 일대에 전해져 현재까지 널리 사용되는 치료법이다. 부항요법을 예전에는 단순히 부항이라는 것이 흡입하여 한습열독(寒濕熱毒)을 배출한다는 관점으로 보았으나, 현재에는 혈액순환장애의 개선, 신경계통과 면역계 조절 등 다각도로 응용하고 있다.

2. 부항의 종류

1) 습항법(濕缸法)

습관법(濕罐法)이라고도 하는데, 재래식 부항요법은 대부분 이 방법이다. 침술의 보조수단으로 환부를 침으로 쪼아 그 위에 부항을 붙여 피를 뽑아내는 요법인데 타박상이나 뇌졸중 같은 급성 질환에 응급적인 치료법으로 응용한다.

습항법의 기구로는 펌프식 흡각기(공기를 빼내는 흡인기)를 사용하는데 환부에 한두 개 붙인다.

2) 건항법(乾缸法)

건관법(乾罐法)이라고도 하며, 피를 뽑지 않고 신체 부위에 음압자극만을 주는 요법이다.

3) 주항법(走缸法)

건항법의 한 방법으로서 주관법(走罐法)이라고도 하며, 부항 마사지법이라고도 한다. 마비, 근육위축, 근육통증, 불면증, 소화불량증 등에 많이 쓰인다. 이 마사지법은 질병 치료보다는 보건이나 미용에 주로 쓰는 방법이다.

3. 부항요법의 적응증

① 신경계 : 류마티스, 요각통, 견갑신경통, 좌골신경통, 요통
② 순환기계 : 고혈압, 동맥경화증, 중풍
③ 소화기계 : 복통, 위통, 소화불량, 변비, 장무력증, 하복부 냉감, 충수염
④ 호흡기질환 : 만성 기침, 천식, 호흡곤란, 감기
⑤ 부인과질환 : 월경통, 월경과다, 월경장애, 대하증, 불임증
⑥ 저리고 아플 때 아픈 부위에 부항을 붙인다.
⑦ 타박상으로 울혈된 곳에 삼릉침을 놓고 부항을 붙인다.
⑧ 불면증

4. 부항요법의 방법

1) 치료 시간

하루에 한 번 시술을 원칙으로 한다. 표준체중의 경우 1개소 1분 정도 흡압시키되 전체 소요시간은 약 20~30분 정도면 모두 할 수 있다.

비만체질, 허약체질, 노인과 어린이 그리고 병자에 따라 시술 자리의 시간과 부항 개수를 가감 조절하되 흡인력은 개인 차에 따라 환자에게 알맞게 기분이 상쾌할 정도가 좋다. 단 어린이나 병약자는 1개 또는 2개의 부항기로 처음에는 약하게 시작하여 체력이 강화됨에 따라서 천천히 세게 한다.

2) 치료 부위

병증에 따른 적용 부위를 선정하여 응용한다. 건강법으로서 이 요법을 시술할 때는 중추신경이 흐르는 척추를 따라 목, 가슴, 허리를 위에서 아래로 시술하고, 그리고 양 옆으로 교감신경을 따라 좌우를 번갈아 부항기를 흡압한다. 복부는 배꼽을 중심으로 상하좌우로 붙인다.

신체 정중선을 따라 시술하고 난 다음에 정중선 양옆 두 줄로 시술한다. 중환자나 허약체질자는 가볍게 하루 걸러 교대로 하다가 차츰 체력이 회복된 다음부터 같이 하고 또 사이사이에 빈틈없이 반복 시술을 해도 좋다.

5. 금기 및 주의사항

1) 금기

① 몸이 수척하고 피부가 탄력이 없으며 빈혈증이 있는 환자

② 혈관이 많은 곳, 머리, 배가 두드러진 곳이나 눈, 코, 입, 귀 등

③ 심계항진, 피부질병, 고열, 출혈성 질환

④ 임산부의 복부, 천골부, 요부 등에 금기

2) 주의사항

① 시술 시 적절한 체위를 취한다.

② 부위에 따라 크기가 적합한 관을 선택한다.

③ 처음부터 강한 자극을 주지 않는다. 처음 압력은 30~40cmHg로 한 다음 차츰 높여 간다.
④ 치료 후 피로감을 호소 할 때는 2~3일간 휴식기를 둔다.
⑤ 부항시간은 매회 5~15분 정도인데 국부에 진통을 느끼거나 너무 긴장하는 환자는 일찍 끝낸다.
⑥ 방혈 시 출혈량은 성인의 경우 1회 10cc를 넘지 않는다.
⑦ 식사 직전 · 후, 운동 직후는 가급적 피한다.

6. 호흡기질환에서의 부항요법

부항요법은 고대부터 연화작용(軟化作用)을 이용하는 치료법으로 사용되어 왔다. 호흡기질환에 쓰이는 구법과 부항요법은 경락이론에 근거하여 주로 수태음폐경 · 수양명대장경 및 배수혈 혈자리가 많지만 다른 혈자리도 호흡기질환에 효과가 있다.

부항을 호흡기질환에 적용한 사례들을 살펴보면 등 부위에 있는 배수혈 중 대추(大椎) · 폐수(肺兪) · 격수(膈兪) · 비수(脾兪)를 이용하여 만성 기침치료에 유효한 효과를 거둔 예들이 있고, 천식 환자에게 3일 1회 배수혈에 부황요법을 적용하였더니 약물만 복용한 경우에 비하여 더 나은 천명음이 없어지는 연구 결과가 있다.

부황요법은 체표의 특정 부위를 소통경락(疏通經絡)하여 해수나 호흡곤란 등을 개선시키고, 이에 대한 부작용도 완화시키며 면역력을 끌어 올려 질병의 예방과 치료에 충분한 가치가 있다.

뜸요법이 구법, 혈자리, 뜸의 양, 뜸의 재료, 뜸의 시간, 뜸의 횟수에 관계가 있듯이 부항 역시 혈자리, 사혈량, 시간, 횟수에 영향을 받는다.

각 병증 사례마다 뜸, 또는 부항 한 가지 시술법보다는 침(약침), 뜸, 부항, 탕약, 첩부치료 등의 요법들을 같이 혼합 사용하면 더 좋은 결과가 나타난다.

부항요법은 천식 및 만성 폐쇄성 폐질환에 관여하는 IL-6(interlukin 6), IL-8, TNF(tumor necrosis factor)의 조절 및 체내 면역에 영향을 주어 호흡기질환의 치료에 도움을 준다.

참고문헌

김용석 외. 알기쉬운 부항요법. 의성당. 2009.

Section 4. 호흡기질환의 기공 및 명상요법

1. 기공요법

기공이란 동작, 호흡, 정신수련을 통해 몸을 바르게 하고, 기를 강화하여 원활하게 소통시키며, 마음을 안정시켜 심신의 건강을 증진하여 인체의 자연치유능력을 극대화시키는 심신수련법이다. 기공이란 단어의 뜻을 풀어보면, '기(氣)'는 우리가 아는 한의학 용어 '기(energy)'를 뜻하고, '공(功)'은 훈련, 단련한다는 의미로서 쉽게 말해 '기(氣)를 단련시킨다'고 할 수 있다.

1) 기공 삼조(三調)

① 조신(調身) : 자세와 동작의 조절. 몸의 균형을 바로잡고 기혈의 소통을 원활하게 한다.

② 조식(調息) : 호흡 조절. 심신을 안정시키고, 대자연의 기운을 적절히 받아들인다.

③ 조심(調心) : 마음 조절. 격한 감정이나 불안한 마음을 평온한 상태로 개선시킨다.

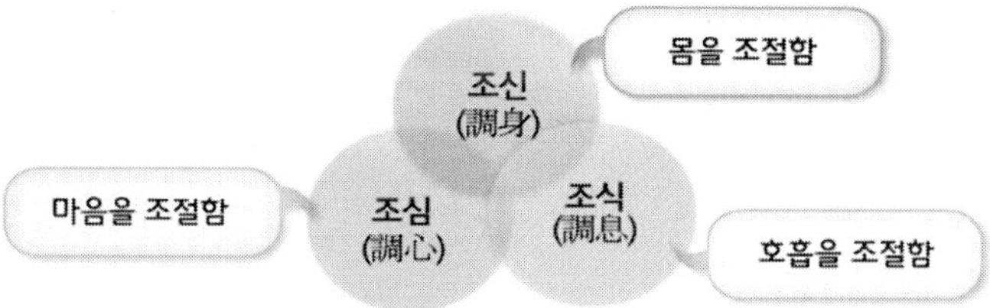

그림 1. 기공 삼조(三調)

(1) 조신(調身)

① 앉는 방식 : 마치 종(鐘)이 놓여 있는 것같은 자세이다. 편안하며 바르고 단정하게 앉는다.

② 눕는 방식 : 마치 활이 놓여 있는 것같은 자세이다. 옆으로 누울 때는 자연스럽게 구부린다.

③ 서 있는 방식 : 마치 소나무가 서 있는 것처럼 곧게 선다.
④ 달리는 방식 : 마치 바람이 지나는 것처럼 가볍고 민첩하게 움직인다.

(2) 조식(調息)

① 자연호흡 : 평상시 호흡하듯 숨을 들이마시고 내뱉는다.
② 복식호흡 : 숨을 들이마실 때는 아랫배를 내밀어 볼록하게 만들고, 숨을 내뱉을 때는 자연스럽게 아랫배가 들어가게 호흡한다.
③ 호흡 멈추기(止息法) : 숨을 들이마신 후 숨을 멈추었다가 숨을 내뱉거나, 내뱉은 후에는 잠시 숨을 멈추었다가 다시 숨을 들이마신다.
④ 단전호흡(丹田呼吸) : 기(氣)를 단전에 모으고, 경락(經絡)을 통해 몸 전체에 기가 잘 운행되도록 하는 호흡법이다. 이때 숨은 코로 들이마시고 코로 내쉰다. 가능한 한 길고 천천히 하되 속도를 일정하게 유지한다. 숨결은 한결같이 하며 가늘고 길게 쉰다.

(3) 조심(調心)

① 의정(意靜) : 양 눈을 반만 뜨고 의식을 상단전(上丹田 : 양 눈썹 사이)에 집중한다.
② 의수법(意守法) : 신체 부위나 혈위(穴位)에 마음을 한 곳으로 집중하여 고요함으로 빠져든다.

2) 호흡기질환별 기공치료 실제적용

(1) 만성 폐기종(肺氣腫)

① 개폐납기(開閉納氣) : 두 주먹을 꽉 쥐고 양쪽 귀 옆에 붙여 놓으며 두 발을 어깨와 같은 너비로 벌린 다음 숨을 들이마시면서 두 주먹을 위로 올리고, 두 발꿈치를 치켜세운다. 그러고 나서 숨을 내쉬면서 두 주먹을 풀고 밑으로 내려 몸 옆으로 붙이면서 숨을 끝까지 내쉰다. 이와 같은 동작을 3번 반복한다.
② 복식호흡 : 호흡 시에 아랫배를 조금씩 내밀면서 하는 호흡으로 숨을 들이쉴 때는 의식적으로 아랫배를 앞으로 내밀어 볼록하게 만들고 숨을 내쉴 때는 자연스럽게 아랫배가 들어가게 하는 호흡이다. 호흡이 익숙해지면 호흡을 점차 깊고 길고 가늘고 고르게 한다.

(2) 기관지천식

복식호흡으로 수련하되 코로 숨을 들이마시고 입으로 숨을 내쉬며 생각은 단전에 집중한다.

숨을 들이쉬고 → 호흡을 멈추고 → 숨을 내쉬고 → 호흡을 잠시 멈추는 방법으로 진행 한다. 매번 20~30분 정도 수련한다.

참고문헌

강현선, 김자영, 이진환, 성우용. 신체증상을 주 증상으로 호소하는 우울증 환자에 대한 침치료와 명상의 결합을 응용한 치험 2례. 동의신경정신과학회지. 2008 ; 19(2) : 241-50.

구자환, 김세란, 임은영, 김수현 외. 한방치료와 호흡명상으로 호전된 폐암 환자의 불안 및 우울 증상 치험 1례. 동의생리병리학회지. 2011 ; 25(6) : 1102-7.

김경철, 김이순, 곽이섭, 이해웅 외. 기공의 한의학적인 가치 개발에 대한 연구. 보건복지가족부. 2009.

김광호. 의학기공학 실기. 서원당. 2002.

김보은, 정대규. 호흡명상과 한방치료로 호전된 두부(頭部) 진전(振顫) 환자 치험 1례. 동서의학회지. 2013 ; 38(3) : 85-94.

김종우. 기와 함께하는 15분 명상. 집문당. 2011.

신용철. 양생과 기공류. 현대시문학. 2006.

최삼섭, 손숙영. 한방양생학. 성보사. 1997.

2. 명상요법

1) 명상이란?

명상은 외부에 흩어져 있던 의식들을 내 안으로 향하게 하여 한 곳으로 모으고 집중하여 생각을 정리하고 불안한 마음을 떨쳐내고 정화와 치유를 하는 과정이다. 명상은 수천 년 전부터 고대 인도에서 기원한 바라문교나 불교에서 나온 정신수련법이지만, 오늘날에는 형이상학적 · 절대적 의미의 명상 수련보다는 스트레스에 기인되는 여러 질병의 예방과 대처에 더 많은 관심이 쏠려 있다.

미국의 대표적 암센터인 Memorial Sloan-Kettering's Integrative Medicine Service에서는 심신테라피의 한 방법으로 명상을 적용하여 암 환자의 통증 및 불안감을 해소시키는 효과를 확인하였다.

2) 명상의 효과

흔히 심리적 · 정신적 효과만 있을 것으로 생각하나, 최근 연구를 통해 자율신경계 ·

내분비계 · 면역계 조절 등의 효과가 입증되고 있다.

시술자, 환자, 치료기간에 따라서 효능의 차이가 있으나, 명상에서 얻는 효과들은 다음과 같다.

① 뇌를 쉬게 함 : 명상을 하면 뇌파가 느려진다. 의식은 깨어 있으나 몸은 수면과 같은 이완 상태가 된다.

② 뇌의 활동에 변화를 줌 : 부교감신경계, 감정과 기억을 담당하는 변연계의 활동성을 증가시킨다. 전전두엽의 좌측을 활성화시켜 긍정적 사고를 하게 한다.

③ 불안에 대한 효과 : 심리적 · 신체적 과긴장 상태를 안정시킨다. 그 외 우울, 분노, 성격장애 등에 효과가 있다.

④ 면역기능 항진 : 면역지표물질 NK(natural killer) 세포를 증량시킨다.

3) 명상의 자세

편안한 장소에서 편안한 자세로 심신을 이완시켜 내 의식의 안으로 집중할 수 있는 자세면 된다. 아래는 보편적으로 활용되는 명상 자세이다.

(1) 앉은 자세

허리와 척추를 똑바로 펴고, 가슴을 활짝 펼친다. 다리는 가부좌로 한다. 손은 무릎 위에 올리고 손바닥이 위를 향하게 한다.

(2) 누운 자세

누운 자세에서 발은 자연스럽게 벌린다. 팔은 몸에 닿지 않게 편안하게 벌려서 손바닥을 위로 가게 하여 내려놓는다. 조금만 집중을 놓치면 바로 잠들기 때문에 초보자에게는 어려운 자세이다. 호흡에 집중하며 명상을 지속해야 한다.

(3) 선 자세

똑바로 서서 무릎을 어깨 넓이로 벌린다. 발은 수평으로 한다. 손을 가지런히 내려놓고 손바닥이 앞을 향하게 한다.

4) 명상 해보기

(1) 호흡명상

앉은 자세로 시선은 3m 전방의 아래로 향하게 한다. 코로 복식호흡을 하는데 숨을 쉴 때마다 1에서 10까지 숫자를 하나씩 센다. 다시 거꾸로 10에서 1까지 숫자를 하나씩 센다. 시간은 10분 정도 시행한다.

(2) 촛불 명상

어두운 곳에서 보이는 촛불은 집중에 도움이 된다. 어두운 방 안에서 1m 정도 떨어진 눈높이에 촛불을 두고 앉아서 호흡법을 시행한다. 촛불의 흔들림에 집중하여 불안, 공포 등을 사라지게 한다. 시간은15분 정도 시행한다.

(3) 심장을 통한 명상

호흡으로 정신을 집중한다. 맥이 뛰는 곳을 찾아 손가락을 대고 맥이 뛰는 것을 느끼며 집중한다. 혈관을 따라 전신의 혈액순환을 느껴본다. 시간은 20분간 시행한다.

참고문헌

강현선, 김자영, 이진환, 성우용. 신체증상을 주 증상으로 호소하는 우울증 환자에 대한 침치료와 명상의 결합을 응용한 치험 2례. 동의신경정신과학회지. 2008 ; 19(2) : 241-50.

구자환, 김세란, 임은영, 김수현 등. 한방치료와 호흡명상으로 호전된 폐암 환자의 불안 및 우울 증상 치험 1례. 동의생리병리학회지. 2011 ; 25(6) : 1102-7.

김경철, 김이순, 곽이섭, 이해웅 등. 기공의 한의학적인 가치 개발에 대한 연구. 보건복지가족부. 2009.

김보은, 정대규. 호흡명상과 한방치료로 호전된 두부 진전 환자 치험 1례. 동서의학회지. 2013 ; 38(3) : 85-94.

김종우. 기와 함께하는 15분 명상. 집문당. 2011.

Section 5. 호흡기질환의 마사지요법

마사지요법은 현대인들의 정신적 · 육체적 피로회복과 스트레스 해소, 질병 예방 및 건강증진에 도움이 되는 적절한 요법이다. 한의학에서는 경혈을 마사지하는 경락마사지가 많이 응용되고 있다. 경락마사지는 혈액과 내분비액의 순환을 촉진하고, 경결된 근육을 이완시키고, 골격이상을 자연 교정하고, 내부 장기의 기능을 원활히 하는 효과가 있다는 보고가 있다.

호흡기질환과 관련이 있는 마사지요법의 치험례는 다음과 같다.

▶ COPD 환자 마사지요법

1. 1일 15~20분 정도 전신 마사지 결과 객담 배출량이 증가되었다.
2. Neuromuscular release massage therapy(NRMT)
   Trigger point에 압력을 가해서 혈액의 순행을 증가시켜 체액 및 독성 물질이 순환계와 림프계로 빠져나가게 하는 효과가 있었다.
3. 24주간 시행 시 전 폐활량의 증가를 확인하였다.
4. 심박동 항진증 개선 완화효과가 관찰되었다.

Beeken JE, Parks D, Cory J, Montopoli G. The effectiveness of neuromuscular release massage therapy in five individuals with chronic obstructive lung disease. Clin Nurs Res. 1998 Aug ; 7(3) : 309-25.

Doering TJ, Fieguth HG, Steuernagel B, Brix J, Konitzer M, Schneider B, Fischer GC. External stimuli in the form of vibratory massage after heart or lung transplantation. Am J Phys Med Rehabil. 1999 Mar-Apr ; 78(2) : 108-10.

▶ 천식 치료중인 환자 100명을 대상으로 FVC(forced vital capacity), FEV1(forced expiratory volume in one second), PEF(peak expiratory flow)에서 실험군이 대조군에 비해 유의한 효과를 보였으며 FEF(Fored expiratory flow) 25~75%에는 유의한 차이가 없었다.

Fattah MA, Hamcy B. Pulmonry Function of Childen with Asthma Improve Following Massage Therapy. The Journal of Alternative and Complementary Medicine. 2011 ; 17(11) : 1065-8. DOI : 10. 1089/acm. 2010.0758

▶ 60명의 소아천식 환자(Open, rondomised, controlled trial)를 5주간 매일 밤 20분씩 마사지한 결과 FEV1, FEV1/FVC 유의한 효과가 인정되었으나 FVC, PEF에는 유의한 차이가 없었다.

Nekooee A, Faghihinia J, Ghasemy R, Ghibizadeh M, Ghazavi Z. Effect of Massage Therapy on Childen with Asthma. Iran J Pediatr. 2008 Jun ; 18(2) :123-9.

▶ 5세부터 14세까지 소아천식 환자 44명을 대상으로 한 달 동안 매일 밤 부모가 20분간 마사지한 결과 폐기능검사에서 PEF의 유의한 증가를 확인하였다.

Nekooee A, Faghinia J, Ghasemy R, Ghaibizadeh M, Ghazavi Z. Effect of Massage Therapy on Children with Asthma. Iran J Pediatr. 2008 Jun ; 18(2) : 123-9.

▶ 14명의 COPD 환자를 대상으로 4주 동안 주 4회 Reflexologist에게 매 세션 50분간 치료한 결과 단기효과로 실험군의 심박수는 유의한 감소효과가 인정되었으나, 혈압, 호흡수, 산소포화도에서는 유의한 결과가 나타나지 않았다. 폐기능검사에서 PEF는 유의한 증가를 나타내었다.

Wilkinson IS, Prigmore S, Rayner CF. A randomised-controlled trail examining the effects of reflexology of patients with chronic obstructive pulmonary disease(COPD). Complementary therapies in clinical practice. 2006 May ; 12(2) : 141-7.

▶ 암 환자에서의 마사지요법(Quasi-experimental, pre/post, crossover)
65세 이상의 폐암 혹은 유방암 환자 23명을 대상으로 VAS score를 관찰한 결과 불안감과 자각통증이 1/3로 감소하였다.

Oncology Nursing Forum
Nancy L.N. Stephenson, Sally P. Weinrich, Abbas S. Tavakoli. The effects of Foot Reflexology on Anxiety and Pain in Patients With Breast and Lung. Cancer. 2000 ; 27(1) : 67-72.

참고문헌

김태수. 한국자연의학개론. 서울 : 건강신문사. 2000.

채일번. 중국인의 경혈마찰 건강법. 서울 : 행림출판. 1992.

황민 외. 가족 건강을 지키는 하늘건강법. 서울 : 넥서스. 2001.

Section 6. 호흡기질환의 첨대요법

1. 첨대요법이란?

첨대요법이란 인체의 특정한 근육이나 경락(經絡) 및 경혈(經穴) 부위에 테이프나 특정 약재를 갈아 짓이겨 붙여서 지속적 자극을 통해 기혈(氣血)의 흐름을 원활하게 하여 질병을 치료 예방하는 방법이다.

한의학에서는 음양오행(陰陽五行) 및 경락(經絡) 이론에 바탕을 두며, 서양의학에서는 근육 동작이론에 바탕을 두고 있다. 여기에는 테이프를 이용하는 테이핑요법과 특정 한약재를 이용하는 약물 첨대요법이 있다.

2. 테이핑요법(Taping therapy)

1) 테이핑요법이란?

인체의 특정 부위(경혈, 경락)에 테이프를 붙여 질병을 치료, 예방하는 비약물요법 중의 하나이다. 이 요법은 기혈(氣血)을 자극하여 근육과 인대의 긴장을 이완시키고, 근육의 균형을 조절하여 관절의 보호는 물론 부상을 예방한다.

1920년경 유럽 정골요법에서 유래되었으며, 1990년대 초 일본을 통해 한국에 전래되어 1990년대 말부터 성행해오고 있다. 현재 국내 임상에서 키네시오와 스파이럴 테이프요법이 가장 많이 사용된다.

(1) 키네시오요법

1982년 가세겐조가 고안하였는데, 신축성이 있고 테이프가 넓어서 주로 큰 근육들에 많이 사용한다. 근육학과 해부학에 기초를 두어서 초보자들도 쉽게 이해하고 사용이 비교적 쉽다.

(2) 스파이럴요법

비신축성이고 테이프가 가늘어서 주로 작은 근육과 좁은 부위에 사용한다. 동양의학과 근육해부학에 기초를 두었는데, 익숙해지려면 상당기간이 필요하다. 이론적 바탕이 한의학인 만큼 현재 한의사들이 주로 사용하고 있다.

2) 테이프의 구조와 특징

(1) 키네시오 테이프

면으로 만들어진 제품으로 통기성이 좋다. 일정한 부드러움과 접착의 지속력이 있고, 인체 근육과 조화되며 또한 탄력성도 있다.

테이프의 종류는 폭 2.5, 3.75, 5, 7.5cm로 다양한데, 그 중에서 5cm 테이프가 가장 많이 사용된다. 색깔은 황색 · 청색 · 붉은색 · 검정색이 있으며, 형태는 I · Y · X자 형태의 테이프와 수상형 테이프, 슬릿형 형태로 잘라서 사용하려는 용도와 증상에 따라서 알맞게 사용한다.

(2) 스파이럴 테이프

비신축성인 띠 모양의 테이프를 흔히 사용한다. 인체의 균형이론에서 출발하여 반응점들을 선으로 연결하여 나선형으로 붙인다.

3) 테이핑요법의 기전

현재까지 테이핑요법에 대한 기전을 정확히 설명할 수는 없으나, 대략 다음의 네 가지로 요약된다.

① 내장체벽 반사와 유사한 피부근 반사를 통해 근 긴장의 이완이나 혈류를 증진한다.

② 테이프의 접착이 지속적으로 피부에 작용하여 C섬유는 동통의 전달을 방해하여 척수반사(脊髓反射)를 차단한다.

③ 근육의 횡축 방향으로의 테이프 접착은 근 방추의 감수성에 영향을 준다. 즉 근방추의 감수성을 저하시켜 악순환되는 근 긴장의 고리를 차단한다.

④ 테이프를 근육의 종측 방향으로 부착함은 건방추의 감수성에 영향을 주어 억제반사에 작용하는 것으로 보인다.

3. 첨대요법의 적응증

비약물적 요법으로 주된 치료법보다는 보조적인 치료법으로 거의 대부분의 적응증은 운동계 질환들이다. 요통(腰痛), 오십견(五十肩), 근초염(腱鞘炎), 경근완(頸肩腕)증후군, 근육통(筋肉痛), 퇴행성 관절염, 타박상(打撲傷), 염좌(捻挫), 스포츠선수들의 각종 상해(傷害) 및 경기력 향상, 발의 피로, 수족(手足)저림, 중풍후유증으로 인한 마비성 질환(痲痺性 疾患)의 재활요법(再活療法)등 근골격계 질환이 주 치료영역이다. 때로는 내과질환에도 응용되는데 각 장기와 연관된 외부증상의 경감을 위하여 사용한다.

호흡기질환에서는 호흡근을 중심으로 응용하여 증상의 완화, 호흡곤란의 개선에 도움을 주고 있다.

4. 첨대요법의 장점

비수술요법으로 물리적인 자극에 따른 통증이 없고, 비용이 저렴하며, 24시간 지속적인 치료효과를 기대할 수 있으며, 자극이 적어 그만큼 부작용의 최소화(기존치료에 비해) 등이 그 장점이다. 이러한 장점은 기존의 한약요법과 물리치료가 어려운 임산부, 소아, 노약자, 침(鍼)에 대한 두려움이 있는 환자 등에게 효과가 좋은 특징이 있다.

5. 첨대요법의 부작용

① 피부 알레르기가 있을 수 있다.

② 간혹 현훈, 가벼운 두통 등이 나타나기도 한다.

③ 통증이 더 심해지는 것은 흐트러진 밸런스가 다시 회복되는 과정에서 더욱 심해지는 경우(명현현상의 일종)로서 1~3일 정도의 시간이 필요하다. 또 시술 부위가 잘못된 경우(테크닉상의 문제)는 바로 테이프 제거 후 목욕 또는 진통제를 복용한다.

6. 질환별 사용 테이프의 종류

1) Elastic tape

신축성이 있는 테이프이다. 근육의 수축과 이완을 통해 생리적 활성화에 효과가 있으며, 주로 근골격계 질환에 사용한다.

2) Spiral tape

신축성이 없는 테이프이다. 주로 생체 기전의 흐름을 조절하는 데 효과가 있으며 근골격계 질환에 사용한다.

3) Cross tape

3줄, 4줄의 방향성을 둔 격자형 테이프이다. 서양의학적 기초와 한의학의 경혈과 경락, 음양보사(陰陽補瀉)이론을 접목한 치료용 테이프로서 신체 전신밸런스와 국소밸런스를 선택적으로 할 수 있다. 각종 근골격계 질환과 위장질환, 통증완화를 위한 치료에 보조적 역할을 한다.

4) Best color tape & biopulse tape

오행(五行)과 장부에 색의 개념을 도입하고 경락의 흐름과 장부의 역할이 동일한 파장대의 색상과 일치한다는 점을 이용하여 만든 테이프이다. 12경락에 청색 · 검정색 · 백색 · 노랑색 · 녹색 · 적색 · 보라색 등 7가지 색을 응용하여 사용한다. 주로 내부 장기질환치료나 난치병에 사용된다.

7. 테이핑요법이 폐기능에 미치는 영향

키네시오 테이프를 호흡근에 붙였을 때 폐기능 검사에서 최대흡기속도(MIP; maximum inspiratory pressure)와 최대호기속도(MEP; maximum expiratory pressure)가 증가하였다. FVC(forced vital capacity), SVC(slow vital capacity), MVV(maximal voluntary ventilation)가 통계학적인 유의성은 없으나 증가하였다.

8. 천식 환자에 대한 테이핑요법

대흉근과 후횡격막(흡기근)에 붙혔을 때 최대호기속도, 기침, 천명음 등이 호전되었다.

9. 약물 첩대요법

최근 첩대요법을 순수 테이핑만 하는 게 아니라 테이프에 특정 약제를 도포하여 특정 질환의 치료에 응용하는 것으로 발전하였다.

1) 주로 사용 약재들

백개자(白芥子) · 마황(麻黃) · 세신(細辛) · 신이(辛夷) · 강즙(薑汁) 등을 주로 많이 사용하며, 감수(甘遂) · 현호색(玄胡索) · 사향(麝香) · 천남성(天南星) · 육계(肉桂) · 천초(川椒) · 상백피(桑白皮) · 패모(貝母) · 석고(石膏) · 조협(皂莢) · 황금(黃芩) · 조각자(皁角子) · 반하(半夏) · 박하(薄荷) · 지룡(地龍) · 건강(乾薑) 등의 약재를 반죽하여 단미 또는 필요에 따라 필요 약재와 사용 목적에 맞게 섞어서 사용한다.

2) 호흡기질환의 첩대요법

(1) 천식

백개자(白芥子)를 배수혈(背兪穴)에 붙여 호흡기질환의 치료 및 예방에 사용한다.

(2) 삼복첩

백개자 · 세신 · 감수 · 현호색 · 사향 · 마황 · 천남성 · 육계 · 천초 · 상백피 · 신이 · 절패모 · 석고 · 조협 · 황금 · 조각자 · 부자 · 빙편 · 반하 · 박하 · 지룡 · 건강 위의 약재를 강즙 등으로 반죽하여 배수혈에 붙여 호흡기질환을 예방하는 데 사용한다.

3) 약물 첩대요법의 시술에서 주의할 사항

약물 첩대요법은 약물에 의한 많은 부작용이 나타날 수 있으니 약재를 선택할 때 신중을 기해야 하며, 치료 중에도 항상 세심한 주의와 관찰이 필요하다. 일반적인 부작용으로는 알레르기 반응, 피부 화상에 의한 물집, 피부 화농증 등이 나타날 수 있다.

참고문헌

고도일. 질환별 키네시오 테이핑 요법. 푸른솔. 2002.

근방추와 골지건기관: 음양에 관점에서. http://blog.naver.com/bjgim21?Redirect=Log-&logNo=220193792724

김광원. 정형의학 테이핑 치료. 대성의학사. 2004.

두산백과. 테이핑요법[taping therapy]

이덕순, 김찬규, 조병모. 천식환자에 대한 키네시오 테이핑의 효과. 대한물리치료사학회지. 2002 ; 9(1) : 9-15.

이수영 외. 재활테이핑요법(상해증상별). 학이당. 2004.

정석률, 최희연, 이신언. 호흡근 키네시오 테이프 적용시간이 호흡능력과 폐기능에 미치는 영향. 한국사회체육학회지. 2012 ;48 : 849-57.

Section 7. 호흡기질환의 점적(霑滴)요법

점적요법은 정제된 약재의 수액을 필요 부위에 떨어뜨려 줌으로써 질병을 치료하는 방법이다. 주로 스프레이 방식이나 점적방식, 훈증방식을 많이 사용한다. 약재는 단일 약재를 이용하기도 하며, 복합약재를 이용하기도 한다.

1. 비강 점막 스프레이

① 통규탕(通竅湯) 1 : 신이(辛夷) · 천궁(川芎) · 세신(細辛) · 마황(麻黃) · 시체(柿蔕)

② 통규탕(通竅湯) 2 : 강활(羌活) · 방풍(防風) · 고본(藁本) · 승마(升麻) · 갈근(葛根) · 천궁(川芎) · 창출(蒼朮) · 백지(白芷) · 마황(麻黃) · 천초(川草) · 세신(細辛) · 감초(甘草) · 생강(生薑) · 대조(大棗) · 백반(白礬)

③ 마황신이산(麻黃辛荑散) : 마황(麻黃) · 신이(辛夷) · 지실(枳實) · 천궁(川芎) · 박하(薄荷)

④ 취비법(臭鼻法), 향기요법 : 마황(麻黃) · 황금(黃芩) · pine

⑤ 쾌통(快通) : 마황(麻黃) · 백지(白芷) · 고백반(苦白礬) · 박하(薄荷) · 신이(辛夷) · 정향(丁香)

2. 점적약으로 많이 사용되는 약재

마황(麻黃) · 백개자(白芥子) · 세신(細辛) · 신이(辛夷) · 황금(黃芩) · 박하(薄荷) · 강즙(薑汁) 등이 있다.
각 약재의 효능은 다음과 같다.

1) 마황(麻黃)

맛은 맵고 쓰며 성질은 따뜻하다. 폐경(肺經) · 방광경(膀胱經) · 심경(心經) · 대장경(大腸經)에 작용하여 땀을 나게 하고, 천식을 진정시키며, 소변이 잘 나오게 한다.
마황에 함유된 에페드린 성분은 기관지 평활근을 이완시키고, 혈압을 높이며 땀을 나게 하며, 위액과 타액 분비를 촉진하고, 눈동자를 크게하는 작용을 한다. 또한 수도에페드린은 이뇨작용을 하고, 방향성 정유 성분은 땀을 나게 하고, 유행성 감기 바이러스를 억제한다.
마황은 치료재제로서 풍한표증(風寒表證: 표실증(表實證)), 감기, 기관지천식, 부종, 위, 기관지 경련, 기관지염, 백일해, 저혈압증, 비염(鼻炎) 등의 치료에 쓰인다.

2) 백개자(白芥子)

맛은 맵고 성질은 따뜻하다. 폐경(肺經)에 작용하여 폐를 따뜻하게 하고, 가래를 삭이며, 기침을 멈추게 하고, 부기를 가라앉히며, 통증을 완화시킨다. 또한 자극작용이 있어서 적은 양을 먹어도 소화액이 잘 분비되고 위장관의 운동이 강해진다. 그러나 과용하면 토하거나 위염이 생길 수 있다.
백개자는 치료재제로서 한담(寒痰)으로 오는 기침, 관절통, 식욕이 부진한 데, 옹종(癰腫), 요통, 신경통, 류머티스성 관절염 등의 치료에 사용한다. 그러나 음허화왕(陰虛火旺)이나 열증(熱證)에는 쓰지 않는다.
백개자는 알레르기질환에도 사용된다. 특히 백개자의 즉시형 과민 반응에 대한 억제 효과는 실험적으로도 연구 된 바 있다. 즉 백개자 열수추출물은 대식세포 및 비만세포의 활성을 저해함으로써 최근 증가하는 천식, 비염과 같은 알레르기질환의 치료에 사용될 잠재성이 크다는 연구 보고도 있다.

3) 세신(細辛)

맛은 맵고 성질은 따뜻하다. 심경(心經)・신경(腎經)・간경(肝經)・폐경(肺經)에 작용하여 풍사(風邪)와 한사(寒邪)를 몰아내고, 소음경(少陰經)의 한사(寒邪)를 없애며, 가래를 삭이고 통증을 멎게 한다.

세신은 일반적인 치료재제로서 감기, 풍한사(風寒邪)로 인한 두통, 치통, 비증(痹證: 저린 증상), 류머티스성 관절염, 신경통, 요통, 가래가 있으면서 기침이 나고 숨이 찬 데(기관지염), 후두염, 비염(鼻炎) 등에 사용한다. 사용법은 달여 먹거나 가루를 코에 불어 넣으며 달인 물로 입가심하기도 한다. 그러나 기(氣)가 허약하여 땀이 나는 데와 혈허(血虛)로 머리가 아픈 데, 음허(陰虛)로 기침이 나는 데는 쓰지 않는다.

약리 실험에서 해열작용, 항알레르기작용, 국소 마취작용, 항균작용 등이 밝혀졌다.

세신에 대한 몇 편의 연구 논문을 소개하면 다음과 같다.

▶ 생리활성작용으로 해열작용, 항알레르기작용이 있고, 항균작용이 현저하며, 국부마취작용도 있다. 약효로는 해열진통작용, 진해거담작용, 발한작용이 있어 축농증에 쓴다.

- 약품식물학(신), 약물식물환 연구회 편 -

▶ 세신추출물의 뇌세포 보호기능으로 인해 뇌세포 손상으로 발생되는 퇴행성 뇌질환의 예방 및 치료효과뿐 아니라 기억력 향상 유발효과가 있다. 또 각종 환경적 스트레스로 인한 손상의 위험을 안고 있는 현대인의 뇌세포 보호기능 및 치매 환자를 포함하는 기억력이 저하된 사람에게 유용하게 사용될 수 있다.

- 대한민국특허청. 공개번호 특2002-0073237 -

▶ 세신 추출물은 치아우식성 세균의 성장 억제 효과가 크며, 치태 형성을 억제하여 치아우식 예방에 기여하는 것으로 연구 보고되었다.

유현희 외 5인. 세신 추출물의 Streptococcus Mutans에 대한 성장, 산생성, 부착 및 비수용성 글루칸 합성억제에 미치는 영향. 동의생리병리학회지. 2003 ; 17(3) : 666-71.

▶ 세신추출물은 치수의 유해자극에 의한 개구반사를 억제시키고, A6 및 C 섬유의 흥분전도를 억제시켜 치아우식증으로 인한 치통치료에 효과가 우수하다.

최한석, 윤수한. 유해자극에 의한 개구반사와 말초신경 흥분전도에 미치는 건간과 세신 추출물의 영향. 대한치과보존학회지. 1992 ; 17(1) : 22-35.

▶ 세신 수침액은 benzo(a)pyrene에 의해 유도된 간 장애 치료에 효과가 매우 우수하다고 밝혀졌으며, xenobiotic로 유발된 간 독성을 어느 정도 회복시킬 수 있다.

정영건, 권오진, 윤수홍, 이송애, 이주영. The Effect of Asiasari Radix on Benzo(a)pyrene-Induced Hepatotoxicity. Journal of Korean ENVIRONMENTAL AND HYGIENIC SCIENCE. 1993 ; 3(1) : 219-25.

4) 신이(辛荑)

맛은 맵고 성질은 따뜻하다. 폐경(肺經) · 위경(胃經)에 작용하여 풍한사(風寒邪)를 없애고, 코가 멘 것을 열리게 한다.

축농증, 만성 비염, 알레르기성 비염, 비후성 비염 등에 사용한다.

탕제 · 산제 · 환제 형태로 만들어 복용하며, 가루나 증류액을 코에 불어 넣기도 한다.

신이의 작용은 다음과 같다.

① 휘발 성분의 국부수렴작용, 자극작용과 마취작용이 있어 코 안 점막조직에 혈류촉진작용, 모세혈관 확장작용 및 좌골신경에 대한 마취작용이 미약하게 나타났다.

② 항알레르기 반응, 항염작용이 있어 복강 비만세포의 억제와 피부 과민반응에 억제작용을 보였다. 그리고 만성 염증에 대한 억제효과가 현저하게 나타났다.

③ 혈압강하작용이 있어 원발성 및 신장성 고혈압에 대해 혈압강하작용이 현저하였다.

④ 전탕액은 자궁흥분작용이 현저하였다.

⑤ 항혈소판응집작용, 항혈액응고작용이 나타났다.

⑥ 항미생물작용이 있어 황색포도상구균, 폐렴구균, 대장균, 이질균, 디프테리아균, 녹농균 등에 억제작용이 나타났다.

⑦ 진통작용이 관찰되었다.

5) 황금(黃芩)

맛은 쓰고 성질은 차다. 폐경(肺經) · 대장경(大腸經) · 담경(膽經)에 작용하여 폐열(肺熱)을 제거하고, 습사(濕邪)를 없애며, 태아를 안정시키고, 출혈을 멎게 한다.

폐열로 기침이 나는 데, 열이 나고 가슴이 답답하며 갈증이 나는 데, 설사, 이질, 황달, 임증(淋證), 결막염, 태동불안(胎動不安), 혈열(血熱)로 인한 출혈 등의 치료에 사용한다. 이 밖에 불면증, 위장염, 소장염과 대장염, 간염, 방광염, 요도염, 자궁 및 부속기의 염증, 기관지천식 등의 치료에도 사용한다.

주로 탕제 형태로 만들어 먹는데, 외용약으로 쓸 때는 가루 내서 기름에 개어 바른다.

비위(脾胃)가 차고 약한 데는 쓰지 않는다.

약리 실험에서 해열작용, 소염작용, 이담(利膽)작용, 이뇨작용, 위액분비억제작용, 항균작용 등이 밝혀졌다. 주요 성분인 바이칼린이 이담(利膽)작용을 하며 항알레르기 작용도 한다. 황금(黃芩)과 baicalein, baicalin, wogonin, oroxylin A 등의 구성 화합물은 다양한 실험 연구를 통해서 항염작용, 항암작용, 항산화작용, 항균, 항바이러스 작용, 신경 및 간의 보호작용, 심혈관계 작용 등이 보고되었다.

6) 박하(薄荷)

맛은 맵고 성질은 서늘하다.

폐경(肺經) · 심포경(心包經) · 간경(肝經)에 작용하여 풍열사(風熱邪)를 없애고, 통증을 멎게 하며, 발진을 순조롭게 하고, 간기(肝氣)를 잘 통하게 한다.

풍열표증(風熱表證), 풍열감모(風熱感冒) 효능이 있어 두통, 목이 붓고 아픈 데, 관상혈관 순환 장애, 심장 부위의 통증, 위염, 소화 장애, 기관지염치료에 시용하며, 가려움증, 신경통, 후두염에 박하유(薄荷油)를 바르기도 한다.

주로 탕제, 환제, 산제 형태로 만들어 먹는데, 외용약으로 쓸 때는 달인 물로 씻거나 신선한 것을 짓찧어 즙을 내어 바른다. 박하를 탕약으로 쓸 때는 오래 달이지 않는다.

약리 실험에서 피부모세혈관 확장작용, 땀선분비 촉진작용, 해열작용, 관상혈관 확장작용, 소화선분비 촉진작용, 위장연동운동 촉진작용, 진통작용, 이담(利膽)작용, 항균작용, 소염작용, 방부작용 등이 밝혀졌다.

박하에는 다음의 효능이 있다.

① Menthol 등의 정유가 지각신경말초를 마비하여 가려움 증상을 억제한다.

② 소염, 진통작용을 한다

③ Saikosaponin mixture가 중추신경을 억제하여 정신을 안정시킨다.

④ Saikosaponin b1과 b2는 항알레르기작용을 하며 arthus반응을 억제한다.

⑤ Saikosaponin b1과 c는 간기능을 강화하여 간장애를 개선한다.

⑥ Saikosaponin a, c, d는 항염증작용이 있으며, 혈소판응고를 억제한다.

⑦ 고지혈(cholisterol, triglyceride)을 개선하여 만성 염증, 간경화, 간염, 지방간(脂肪肝) 증상을 완화한다.

7) 기타 약재

① 인경 : 백지 · 고본 · 승마

② 거습담 : 반하 · 남성 · 패모 · 창출

③ 온성약 : 육계 · 천초 · 건강

④ 개규 : 사향 · 조협 · 조각자

⑤ 청열 : 석고 · 황금 · 강활 · 방풍

⑥ 방향 : 빙편 · 정향 · 유칼립투스

3. 점적요법 시 주의사항

점적요법은 특정 부위에 직접 작용하여 치료효과를 얻는 장점이 있으나, 사용 약재에 대한 효과, 부작용 등이 검증된 약재를 사용해야 하며, 반복적인 점적에 의한 조직의 변형이나 유해성에 대한 안전성이 확인된 약재를 사용해야 한다.

참고문헌

구영희, 최인화. 비강 및 인두질환에 있어 쾌통과 보이스의 자각증상 호전도에 관한 임상적 고찰. 대한한의학회지. 2004 : 25(1); 129-41.

구진숙, 백장한. 소아알레르기성 비염에 대한 통규탕 증류추출액을 이용한 치료의 임상적 연구. 대한한방소아과학회지. 2003 : 17(2); 103-14.

김지은, 홍철희. 만성비염환자의 한방코분무제에 대한 효과 및 만족도 조사. 대한한방안이비인후학회지. 2012 ; 25(2) : 56-64.

성현경, 민상연, 김장현. 삼복첩을 이용한 동병하치법에 관한 임상연구 고찰. 대한한방소아과학회지. 2010 : 24(2) ; 59-74.

신진욱, 김남권. 알레르기성 비염 환자에 대한 임상적 고찰-외치요법(취비법)을 응용하여-. 대한한의학회지. 2000 ; 21(4) : 174-82.

윤채성, 홍석훈, 박민철, 황충연. 보중익기탕가미방과 마황신이산 병용이 알레르기비염유발 흰 쥐 모델에 미치는 영향. 대한한방안이비인후과학회지. 2008 ; 21(3) : 111-23.

이선행 외. 삼복첩의 호흡기질환에 대한 영향. 대한한방소아과학회지. 2012 ; 26(2) ; 1-12.

한종민, 양수영, 성현경, 이진우, 오영선, 간위창, 박양춘. 삼복고의 상기도감염 예방 효과에 대한 후향적 관찰연구. 대전대학교 한의학연구소 논문집. 2013 : 21(2) ; 139-47.

Section 8. 호흡기질환의 TENS요법

TENS(transcutaneous electrical nerve stimulation)요법은 통증치료에 이용되는 전기치료의 한 방법인데, 몇 가지 임상 치험례는 다음과 같다.

▶ 천식치료의 TENS요법

천식치료에 양쪽 대추(大椎) · 열결(列缺)에 TENS 연결 천식 환자에서 급 · 만성 상태에서의 통증완화 효과, FEV1, FVC 향상효과를 확인하였다.

Ngai SP, Jones AY, Hui-Chan CW, Ko FW, Hui DS. Effect of Acu-TENS on post-exercise expiratory lung volume in subjects with asthma—A randomized controlled trial. Respiratory Physiology & Neurobiology. 2009 ; 167(3) : 348-53.

▶ 만성 폐쇄성 폐질환(COPD)치료에서 4주간 양쪽 대추혈(大椎穴) TENS요법 시행 후 다음 사항을 확인하였다.

- FEV1, FVC 향상
- 6-min walk distance 증가(physical activity)
- B-endorphin 증가
- St. George's Respiratory Questionnaire score(SGRQ) 향상(QOL)

Ngai SP, Jones AY, Hui-Chan CW, Ko FW, Hui DS. Effect of 4 weeks of Acu-TENS on functional capacity and beta-endorphin level in subjects with chronic obstructive pulmonary disease: a randomized controlled trial. Respir Physiol Neurobiol. 2010 ; 173(1) : 29-36.

Section 9. 호흡기질환의 풍욕, 냉수마찰, 건포마찰, 마사지요법

1. 풍욕

나체욕, 공기욕, 대기욕, 로브리요법이라고도 하며, 피부의 기능을 정상화하여 피부호흡을 원활하게 하는 데 목적이 있다.
피부는 제2의 폐라고 하여 우리 몸은 피부를 통해 매일 700~800g의 노폐물 배출하는데, 모공(毛孔)을 통해 체내의 노폐물(요산, 탄산가스)을 배출시키고 산소와 질소를 체내로 흡입하면서 피부 본래의 기능을 강화한다.
풍욕은 체내의 지질을 당질로 만드는 영양소 교류에 효과적인 작용을 한다.

1) 풍욕의 방법

창문을 완전히 열어 공기의 소통이 잘 되게 하고, 담요(여름에는 얇은 이불)를 준비한 다음 가급적 속옷도 완전 탈의하고 보통 방바닥이나 의자 앉아서 시행한다. 나체로 20초간 풍욕 후 이불로 머리만 노출시킨 채 감싸고 1분 동안 있는다.
소아는 눕힌 채로 보호자가 이불을 덮고 벗기는 것을 반복하면서 시행하기도 한다.

표 7. 풍욕 방법

	1회	2회	3회	4회	5회	6회	7회	8회	9회	10회	11회
벗기	20초	30초	40초	50초	60초	70초	80초	90초	100초	110초	120초
덮기	60초	60초	60초	60초	90초	90초	90초	120초	120초	120초	

2) 풍욕 시 주의사항

① 덮는 것은 그 계절의 것보다 약간 두껍게(여름 홑이불 2겹, 겨울 솜이불) 땀이 나지 않을 정도의 것이 좋다.
② 덮는 시간은 길어도 괜찮으나, 벗는 시간은 엄수한다.
③ 벗었을 때 등배운동 등을 하면 더욱 효과적이다.
④ 풍욕의 1회 소요시간은 30분 정도가 적절하며, 식사 전후에 시행 할 때는 3, 40분의

간격을 두어, 식사 한 시간 전 시작 혹은 식사 3,40분 후 시작하는 것이 좋다.

⑤ 목욕 후에는 한 시간 이상의 간격을 두는 게 좋다.

2. 냉수마찰과 건포마찰

수건을 이용해 기혈(氣血)의 순환과 피부호흡을 촉진하는 방법으로서, 마른 수건을 이용하는 것을 건포마찰이라 하고, 찬물에 적신 수건을 이용하는 경우를 냉수마찰이라 한다. 이들 방법은 피부의 혈액순환과 호흡을 촉진하며 요산결정체, 카타르, 기타 독소 배출을 자극하여 세포의 재생과 노폐물의 배설을 촉진시키는 데 목적이 있다.

1) 냉수마찰 및 건포마찰의 순서

일반적인 방법으로는 심장에서 먼 부위인 손과 발끝 부위부터 시작하여 점점 심장 부위로 다가오면서 마찰한다.

냉수마찰에 대해서는 오래 전 중국 수(隋)나라의 소원방(巢元方)이 저술한『소씨병원후론(巢氏病源候論)』에서 냉수 마찰법을 제시하였는데 다음과 같다.

① 먼저 발바닥을 문지르고 이어서 다리의 앞뒤를 문지르며 엉덩이까지 문지른다.

② 손가락을 문지르고 손바닥, 손등, 팔을 문지르면서 겨드랑이까지 문지른다.

③ 어깨를 문지르고 등도 손이 닿는 데까지 문지른다.

④ 가슴을 문지를 때는 심장 쪽을 향해 마찰한다.

⑤ 목을 문지른다.

⑥ 배를 시계반대 방향으로 문지른다.

⑦ 피부가 따뜻해질 때까지 문지른다.

2) 냉수마찰의 효과

① 냉수마찰은 피부에 한랭(寒冷)한 자극을 줌으로써 피부혈관의 수축과 근육의 긴장을 촉진시켜 지각신경 흥분과 혈관 확장으로 피부의 혈액과 림프 순환, 영양공급을 개선하고, 피부면의 노폐물을 제거하여 땀샘과 피지선의 기능을 개선한다.

② 냉수마찰 시의 마찰을 통해 피부혈관을 충혈시켜 근육 핼액 순행의 개선과 물질대사작용을 촉진한다.

③ 소화액 분비를 촉진하고, 영양분 흡수를 개선한다.

④ 겨울철 동상 및 감기 등 호흡기질환 예방에 효과가 있다.

▶건포마찰

24명의 24~60세 남성을 대상으로 체온, 맥박, 적혈구, 카테콜라민, 코르티졸, 산소분압, 산소포화도, 이산화탕소분압, pH, 젖산, 포도당, 백혈구수를 측정하였다.

1. 체온, 맥박수 상승 결과를 관찰하였다
2. 산소분압, 산소포화도, pH를 상승시켜 정맥혈 순환과 내호흡을 촉진하였다.
3. 알칼리화에 의한 적혈구의 혈전형성을 감소시켜 산소결합과 운반 유리능력을 향상시켰다.
4. 아드레날린과 노르아드레날린 수치를 증가시켜 교감신경을 항진시켰다.
5. 혈액 내 혈당 수치에는 변화를 주지 않으면서 젖산 수치만 증가시켰다.

건포마찰은 유산소운동과 같은 효과를 나타내기도 하였다.

Watanabe M, Takano O, Tomiyama C, Matsumoto H, Kobayashi T, Urahigashi N, Urahigashi N, Abo T. Skin rubdown with a dry towel, 'kanpu-masatsu' is an aerobic exercise affecting body temperature, energy production, and the immune and autonomic nervous systems. Biomed Res. 2012 ; 33(4) : 243-8.

3) 냉수마찰과 건포마찰 시 주의사항

① 시간은 5분 이하로 하여 너무 지나치게 하지 않는다.

② 피부가 약간 홍조를 띠고 혈액 순환이 잘 되는 정도가 적당하다.

③ 상처가 난 곳이나 피부질환이 있는 곳은 피한다.

④ 마찰이 끝나면 수건을 깨끗이 빨아 놓는다. 피부의 죽은 각질 세포는 세균과 진드기 번식이 쉽기 때문이다.

참고문헌

김태수 외. 한국자연의학개론. 건강신문사. 2000.

채일번. 중국인의 경혈마찰 건강법. 행림출판. 1992.

황민 외. 가족 건강을 지키는 하늘건강법. 넥서스. 2001.

Fattah MA, Hamdy B. Pulmonary functions of children with asthma improve following massage therapy. J Altern Complement Med. 2011 ; 17(11) : 1065-88.

Nekooee A, Ghasemy R, Ghaibizadeh M, Ghazavi Z. Effect of Massage Therapy on Children with Asthma. Iran J Pediatr. 2008 ; 18(2): 123-9.

Stephenson NL, Weinrich SP, Tavakoli AS. The effects of foot reflexology on anxiety and pain in patients with breast and lung cancer. Oncol Nurs Forum. 2000 ; 27(1) : 67-72.

Tlan Fu-ling. Effect of massage on lung function of pediatric asthma at the acute pahse. 针灸临床杂志. 2014 ; 30(9) : 47-9.

Wilkinson IS, Prigmore S, Rayner CF. A randomised-controlled trail examining the effects of reflexology of patients with chronic obstructive pulmonary disease(COPD). Complement Ther Clin Pract. 2006 ; 12(2) : 141-7.

Section 10. 호흡기질환의 훈증요법, 아로마요법, 아유르베다

1. 훈증요법(薰蒸療法)

1) 훈증요법이란?

한의학의 대표적인 외치(外治)요법 중의 하나로서, 구강을 통해 약물을 섭취하는 형태가 아닌, 피부나 호흡기를 통해 약물이 작용하게 하여 치료하는 방법이다.
질병을 일으키는 병사가 외부에서 침입하여 발병되는 일종의 감염성 질환과 전염성 질환인 외감병, 내과질환, 정신질환, 치과질환, 외과질환, 피부과질환 등에 주로 응용된다. 그러나 몇몇 임상보고는 있으나 아직까지 문헌적 연구나 고찰은 많이 부족한 실정이다.

2) 훈증요법의 방법

훈증요법은 크게 3가지 정도의 방법으로 시행된다.

(1) 훈세법(熏洗法)

약재를 끓인 탕액(湯液)의 열기로 전신의 피부 및 환부(患部)를 훈증한 후 온도가 조금 낮아지면 탕액으로 씻어 준다.

(2) 좌욕법(坐浴法)

항아리 내에 끓인 약물을 넣고 항아리에 앉아 환부를 훈증한다.

(3) 열엄법(熱掩法)

요즘의 핫팩처럼 환부 혹은 경혈 위를 뜨거운 물건으로 덮어준다.

3) 훈증요법의 호흡기 활용

① 최근 많이 이용되고 있으며 가래배출에 도움이 되는데, 가습기 또는 네블라이저를 이용하여 증기를 흡입한다.

② 특정 한약재를 훈증기에 넣고 끓이면서 그 증기를 마시는 방법으로 비색증(鼻塞症), 비구증(鼻鼽症), 비연증(鼻淵症) 등의 치료에 응용되며 때로는 기침, 가래 증상을 완화시킨다.

2. 아로마요법(향기요법)

이 요법은 기원전 3000년부터 방부, 미용목적으로 활용하였다.

이 요법은 에센셜 오일을 흡입하거나 목욕, 마사지 등의 방법을 이용해 심신을 건강하게 하는 요법인데 주로 통증치료, 정신질환, 소화장애, 여성질환, 피부질환, 감기 등의 치료에 많이 응용되고 있다. 이때 사용되는 에센셜 오일로는 각종 식물의 꽃, 열매, 줄기, 잎, 뿌리 등에서 추출한 휘발성 향유를 사용한다.

1) 에센셜오일의 효능과 적응증

① 통증해소 : 블랙페퍼, 유칼립투스, 라벤다

② 정신 기능강화 : 바질, 페퍼민트, 로즈메리, 타임

③ 소화기관 장애해소 : 블랙페퍼, 캐머마일 로먼, 페널

④ 스트레스 해소 : 버거뭇, 캐머마일 로먼, 라벤다, 네롤리

⑤ 습진 피부염치료 : 캐머마일 로먼, 라벤다, 티 트리, 몰약

⑥ 상처, 염증해소 : 유칼립투스, 라벤다, 레몬, 프랑킨센스

⑦ 기침, 호흡기질환 : 페퍼민트, 파인, 로즈메리, 타임

2) 아로마요법의 실제적용

① 마사지법 : 쓰다듬기, 주무르기, 마찰하기, 압박하기, 진동법 등
② 증기 흡입법 : 램프 확산법, 가습기를 이용한 방법 등
③ 목욕법 : 전신욕, 족욕, 좌욕 등
④ 습포법

3) 아로마요법의 호흡기질환 활용

(1) 천식

① 적용 병증

㉮ 거담 : 유칼립투스, 레몬
㉯ 염증 제거 : 버거못, 티 트리
㉰ 기관지 경련 해소 : 제라늄, 사이프러스, 프랑킨센스, 패널, 로즈

② 사용 방법

마사지법, 흡입법

(2) 기관지염

파인, 유칼립투스, 시너안을 이용하여 마사지법, 흡입법으로 치료

(3) 감기, 독감

① 적용 병증

㉮ 감염 예방 : 티 트리, 레몬, 버거못, 블랙페퍼
㉯ 면역기능 강화 : 라벤더, 로즈메리, 티 트리
㉰ 객담 제거 : 유칼립투스, 페퍼민트, 시더우드

② 사용 방법

마사지법, 흡입법, 목욕법, 가글링법

(4) 마른기침

유칼립투스, 라벤더, 타임을 이용하여 마사지법, 흡입법으로 치료

3. 아유르베다(Ayurveda)

5,000년 전부터 시작된 인도의 전통의학으로 인간을 대우주 속의 소우주로 인식하고 건강과 질병을 우주와 인간의 상호 관계에서 생각하였는데, 한국의 한의학과 유사한 점이 많다.

서양 의학이 외부 병원체를 통제하는 데 반하여, 아유르베다는 사람 안의 생명력 균형을 잡아 질병을 통제하는 치료법이다. 여기에는 오일 마사지, 허브, 운동, 요가, 명상 등이 있다.

1) 생활양식

자신의 건강관리를 위한 양생의 한 방법으로 다음과 같다.

① 낮잠을 피한다.

② 찬 음식, 너무 달거나 기름진 음식을 피한다.

③ 얼음물이나 청량음료를 마시지 않는다.

④ 앉아서 하는 작업, 습한 환경을 피하고, 곰팡이에 노출되지 않는다.

⑤ 집착을 줄인다.

2) 호흡기를 위한 양생법

바르다마나 피팔리요법이 있는데, 폐 조직을 서서히 재건설하는 방법으로서 다음과 같다.

① 반 컵의 물과 반 컵의 우유에 긴 후추(피팔리)를 하나 넣고 물이 증발할 때까지 끓인 다음 우유를 마신다.

② 다음날부터 긴 후추를 하루에 하나씩 추가하여 10개가 될 때까지 시행한다.

3) 아유르베다 호흡기질환 치료

표 8. 약물을 이용한 호흡기질환 치료

분류	효능	약물명
인후 개선제	인후염 완화와 목소리 개선	건포도, 비다리, 매자나무 속 식물, 하리타키, 감초
발한치료 보조제	발한 촉진	아주까리 뿌리, 보리, 참깨
코 정화요법 보조제	목 위로부터 사기 제거	검은 후추, 긴 후추, 겨자
기침약	기침을 멈춤	여우주머니, 하리타키, 바사, 건포도
천식약	헐떡임 멈춤, 편한 호흡	금불초, 카다몸, 바질, 마황
해열제	열 내림	드락샤, 만지슈타, 톨시, 원당

4) 나시야(코를 통한 치료)요법

(1) 액체 나시야

약용 오일 방울을 코 안에 바르는 방법으로 비강, 인두가 쉽게 건조해짐을 방지한다. 참기름, 아누 타일라를 사용한다.

(2) 건식 나시야

허브의 분말이나 연기를 사용하는 방법으로 머리의 울혈을 풀어주고 사기(邪氣)를 빼준다. 암염, 마늘, 마른 생강, 창포, 검은 후추 등을 사용한다.

참고문헌

데이비드 프롤리, 수바슈라나데. 자연의학 아유르베다. 슈리 크리슈나다스 아쉬람. 2008.

오홍근. 아로마테라피 핸드북. 한영문화사. 2002.

이병욱. 김은하 외. 외대비요의 훈법과 방향요법에 관한 연구. 대한한의학원전학회지. 2005 ; 18(3) : 116-25.

황치혁, 김경신 외. 한약재 훈법의 심박변이도 및 스트레스 이완에 미치는 임상 효과. 동의생리병리학회지. 2012 ; 26(4) : 566-71.

Section 11. 호흡기질환의 일광요법

1. 일광요법이란?

일광요법은 일광욕이라고도 하는데, 태양광선에 피부를 직접 노출시켜 질병을 치료하고 건강을 증진시키는 자연주의 치료법 중 하나이다.
지표면에 도달하는 태양광선은 가시광선과 자외선, 적외선인데, 그중 37%는 가시광선의 형태로 방사되며, 자외선이 3%, 그리고 나머지 60%는 적외선이다. 이 중 3%의 자외선이 피부에 크게 영향을 주는데, 피부를 자외선에 노출하여 얻는 가장 이점은 치아와 뼈의 성장과 유지, 건강한 면역체계를 위해 필수적인 비타민 D의 생성을 활성화한다는 점이다. 그러나 자외선에 장시간 노출되면 피부의 구조가 영구적으로 변화할 수 있고, 이는 조기노화의 원인이 될 수 있다. 특히 태양광선에 민감한 피부를 가진 사람은 피부가 퇴화되어 암으로 발전될 수도 있다.

2. 치료적 작용

① Viatmin D를 생성하여 항구루병작용과 질병에 대한 저항력을 증강시킨다.
② 열작용뿐만이 아니라 화학작용도 하여 대장균, 결핵균 등 각종 세균에 대한 살균효과가 있다.
③ 온열작용으로 피부혈관을 충혈시키는 작용이 있다.

3. 적응증

구루병, 복막염, 빈혈, 비만증, 당뇨병, 만성 기관지염, 골 결핵 등 각종 결핵, 피부질환, 허약체질, 골절 및 창상에 효과가 있다.

4. 태양광선과 피부타입

1) 타입 1

가장 민감한 피부로 켈트족에 속하는 사람들이 여기 해당된다. 이들은 대개 붉은 빛깔의 머리색과 파란색 내지는 회색 눈, 또는 어두운 머리색과 녹색 눈을 가진 사람들이다.

이들은 거의 피부를 태우기가 어려우며 피부를 태운다면 쉽게 화상을 입으므로 신중하게 노출해야 태양광선에 대한 저항력을 증가시킬 수 있다. 태양광선에 직접 노출을 잘 하지 않은 사람이라면 영국의 한여름 태양광선에서 20분 이상 노출하면 화상을 입는다.

2) 타입 2

이 타입은 대체로 북유럽계통의 사람들의 일반적인 피부형태이다. 이 타입에 속하는 사람들은 보통 회백색 피부와 금발이나 붉은 머리색이며, 눈빛은 푸르거나 적갈색이고 기미나 주근깨가 있다. 이들은 천천히 선탠을 하면 도움이 되기도 하지만, 쉽게 화상을 입으므로 주의해야 한다. 태양광선에 직접 노출을 잘 하지 않는 사람이라면 영국의 한여름 태양광선에서 30분 이상 노출하면 화상을 입는다.

3) 타입 3

이에 속하는 피부 타입의 사람들은 대다수가 회백색 피부의 백인들이며, 금발 내지는 브루넷(피부나 머리색이 흑갈색)에 속하는 사람들이다.

이들은 일정 시간 피부를 태울 수 있지만, 급속한 일광욕은 화상을 입을 수 있다. 타입 3에 속하는 사람들의 눈 색깔은 곧 민감성을 나타낸다. 회백색 피부에 어두운 눈동자인 사람은 푸르거나 회색 또는 녹색 눈인 사람보다 더 오랜 시간 태워야 좋다.

태양광선에 직접 노출을 잘 하지 않는 사람이라면 한여름 태양광선에서 39분 이상 노출하면 화상을 입는다.

4) 타입 4

이 타입에 해당하는 사람들은 중국이나 한국 또는 중동의 사람들로 별 무리 없이 오랜 시간 선탠을 할 수 있다. 하지만 타입 4에 속하는 사람일지라도 화상을 입을 수 있다. 대체로 이들의 피부는 올리브색에서 갈색으로 머리색과 눈 색깔이 어둡다. 이들은 장시간 태양에 노출하면 피부가 회백색이 될 수 있다. 태양광선에 직접 노출을 잘 하지 않는 사람이라면 영국의 한여름 태양광선에서 50분 이상 노출하면 화상을 입는다.

5) 타입 5

타입 5에 속한 피부의 이들은 인도와 남아메리카, 아라비아 사람들로 선탠이 쉬우며 거의 화상을 입지 않는다.

이들은 대개 어두운 색의 피부색에, 갈색이나 검은 눈이다. 하지만 타입 5에 속하는 사람들도 태양광선에 직접 노출을 잘 하지 않는 사람이라면 영국의 한여름 태양광선에서 70분 이상 노출하면 화상을 입는다.

6) 타입 6

대부분 갈색에서 검은색의 피부와 머리색인 아프리카-카리브인들이 해당되며 장시간 화상의 위험 없이 태양과선에 노출할 수 있다.

이들의 피부에는 대부분의 자외선을 걸러주는 높은 수치의 멜라닌 색소가 있어 태양광선이 쉽게 통과되지 않고 피부 깊숙이 손상시키지도 않는다.

5. 태양광선과 신체반응

결장암, 유방암, 전립선암, 난소암, 건선, 당뇨병, 충치 등에 태양광선이 효과가 있다는 보고들이 있다. 태양광선은 혈중 콜레스테롤 수치를 상당히 낮출 수 있으며, 실제로 인체는 콜레스테롤을 낮추기 위해 자외선을 필요로 한다.

한 연구 자료에 따르면 적도에서 멀리 떨어진 지역일수록 혈압이 증가함을 보여준다. 또 태양광선이나 자외선에 노출하면 백혈구 수가 증가한다는 보고도 있다. 또한 태양광선은 혈액 내의 산소 함유와 조직 내의 산소 전달 능력을 증가시켜주며, 이것은 규칙적인 운동으로 얻는 효과와 동일하다. 중요한 점은 운동만 하기보다 태양광선을 쬐면서 운동을 하면 체력과 근육 발달에 더 많은 효과를 준다.

태양광선은 정서적인 면과도 밀접한 관련이 있다. 겨울에 우울증 환자의 발병이 많고 증세 악화가 증가한다는 사례 보고가 있다. 또한 치료에서도 태양광선이 잘 비치는 병실의 환자가 더 빨리 퇴원한다는 연구도 보고되었다. 실제로 우울증의 치료에 낮 시간에 햇빛을 쬐면서 운동할 것을 권장한다.

6. 결핵과 태양광선

세계 인구의 약 1/3은 결핵 박테리아를 잠재적으로 가지고 있지만, 대개 정상적인 활동을 하면 활성 결핵으로 발전하지는 않는다.
결핵균은 정상적인 환경이라면 구강 속에서 생존할 수 있으나, 다행히도 신선한 공기와 태양광선에서는 감염이 거의 불가능하다. 이와 반대되는 환경인 비좁은 생활공간이나, 거주지가 없는 사람, 또는 환기가 안 되는 집단 거주지, 수용소에 있는 사람들은 결핵에 잘 걸리게 된다.

7. 건강하게 일광욕 하는 법

일광욕을 하기로 하였다면 먼저 계획을 세운다.
주의할 점은 일광욕 기간을 연간 2~3주 정도의 단기간에 집중적으로 계획해서는 안 된다. 기후가 평소 살고 있는 곳보다 뜨겁거나 차가운 곳이라면 본격적인 일광욕을 하기 전에 먼저 며칠 동안 공기욕을 하여 무리한 일광욕을 피해야 한다.
건강한 일광욕을 위해 주위 온도는 18℃를 넘지 않아야 한다. 연중 일광욕에 가장 좋은 시기는 봄과 초여름이다. 하루 중에는 이른 아침의 햇살이 일광욕하기에 가장 좋다. 따라서 어두운 새벽이 지나면 바로 시작한다.
태양광선의 전파장을 흡수할 수 있도록 선 크림이나 차단제는 사용하지 말고, 태양광선에 민감한 목이나 얼굴, 머리의 얇은 피부 보호를 모자를 쓴다. 태양광선에 민감한 피부라면 복부나 가슴 부분을 노출하기 전에 매우 조심스럽게 발과 다리 부분을 먼저 노출한다.
피부를 태우고 싶다면 매우 조심스럽게, 서서히 진행하고 신체의 민감한 부분을 노출하기 전에 자신의 노출 한계를 먼저 알아서 항상 주의하고 화상을 입지 않도록 한다.
일광욕 중의 식사는 정제된 식품보다는 자연 식품을 위주로 섭취한다.

8. 일광욕의 금기증과 주의사항

① 급성 열성 질환자는 일광욕을 금한다.

② 활동성 결핵 환자는 일광욕을 금한다.

③ 조사량 과다로 오심, 구토, 현훈, 체온상승 등의 부작용 발생 시 즉시 중지 또는 조사량을 감소시키고 충분한 수분을 공급한다.

④ 일광욕 후 피로, 불면, 식욕부진 등이 있으면 일광욕을 중지한다.

Section 12. 호흡기질환의 식이요법

1. 감기

감기는 대부분 1주일 정도면 가라앉지만 심한 경우에는 한 달 또는 그 이상 지속되어 합병증을 유발할 수 있으므로 안정을 취하면서 충분한 영양섭취를 하는 것이 좋다. 감기중에는 단백질과 지방분을 충분히 섭취해야 한다. 비타민 A의 충분한 섭취는 목, 코 등 점막의 저항력을 강화하여 바이러스의 침입을 막아주는 데 도움이 된다. 비타민 A가 많은 식품으로는 간, 장어, 버터, 치즈, 달걀노른자, 녹황색 채소, 건시, 고구마 등이 있다. 비타민 C의 충분한 섭취는 추위나 더위 등 기온 변화에 저항력을 높이는 데 도움이 된다. 비타민 E의 충분한 섭취는 혈액순환을 좋게 하여 추위에 대한 저항력을 높이는 데 도움이 된다. 콩나물, 녹두나물, 땅콩, 식물성 기름, 시금치, 양배추, 쇠고기 등에 비타민 E가 많이 들어 있다.
감기에 좋은 식품으로는 풋마늘, 마늘쫑, 시금치, 무청, 냉이, 봄동, 고춧잎, 브로콜리, 유채, 콜리플라워, 케일, 풋고추, 갓, 피망, 파프리카, 귤, 대추, 딸기, 레몬, 오렌지, 모과, 유자, 한라봉 등이 있다.

2. 비염

음주나 흡연을 삼가며, 담배 연기나 매연 등 비염의 증상을 악화시킬 요소는 피하는 것이 좋다. 충분한 수분 공급과 균형 잡힌 식단을 통한 충분한 영양 섭취를 하는 것이 예방과 치료에 효과적이다. 알레르기 비염은 알레르기를 유발하는 단백질이나 식품을 삼가야 한다.

3. 천식

천식을 일으키거나 악화시킬 수 있는 식품으로는 메밀, 계란, 복숭아, 밀가루, 땅콩 등이 있다. 또 음식이 상하고 색깔이 변하는 것을 막기 위한 보존재, 산화방지제로 널리 사용되는 아황산염은 일부 천식 환자의 천식 증상을 악화시킬 수 있는데, 말린 과일, 채소류, 과일농축액, 포도주, 맥주, 과즙 등에 많이 들어 있으므로 주의가 필요하다. 그 외 황색 색소 등에 의해서도 천식 발작이 올 수 있으므로 주의해야 한다.
특정 음식을 먹고 나서 증세의 악화가 없었다면 음식을 가려 먹지 않아도 된다.
약 25,000명의 초등학생을 대상으로 12개월 동안 식이군 빈도를 분석하여 천식 증상 발생에 미치는 영향을 분석한 결과 신선한 해산물, 과일, 야채, 우유의 섭취가 증가할수록 천식 증상 발생이 의미있게 감소하였다는 연구가 있다.

4. 폐암

콩 보충식이가 생쥐의 해독 효소계에 의해서 유도된 폐암치료에 효과적이라는 보고가 있다.
비소세포폐암에 최근 표적치료제로 사용되는 pemetrexed, erlotinib과 알러젠이 제거된 옻나무 추출물을 병용한 결과 항암제의 적용기간이 연장되고, 부수 증상 호전 및 환자의 활동도 개선에 기여한다는 보고가 있다.

5. 『동의보감』에 소개된 호흡기질환 관련 식이요법

- 생강 : 생강 1.5되, 설탕 5냥을 양이 반으로 줄 때까지 함께 달여 먹는다.
- 호두 : 호두와 생강을 자기 전에 꼭꼭 씹어 먹는다.
- 배 : 심을 제거하고 꿀을 넣고 푹 찐 후에 식혀먹는다.

참고문헌

허준. 동의문헌연구실 역. 신증보 대역 동의보감. 법인문화사. 2012.

Section 13. 기압 및 수압 변화와 호흡기질환

기압 및 수압의 변화에 따라서 호흡기에 영향을 주는 대표적인 질병으로 고산병과 잠수병이 있다. 종종 높은 산을 등반하는 전문 등산가와 해저에서 작업하는 잠수사 등에서 고산병과 잠수병을 볼 수 있다.

1. 고산병(高山病)

고산병이란 고도(高度)의 증가와 더불어 흡기 산소분압은 저하하며, 흡기 산소분압의 저하와 함께 폐포 및 동맥혈중의 산소 분압도 동반 저하되는데, 고도가 높아질수록 환기량이 증가하기 시작하여 호흡을 빠르고 깊게 한다. 고산병의 증상으로는 인체가 높은 고도에 잘 적응하지 못하여 폐 울혈과 함께 이에 따라 분홍색의 혈담을 뱉기도 한다.

고산병은 고도에 따른 분당산소섭취량, 최대산소섭취량, 호흡수, 호흡교환율, 환기량, 산소포화도는 비만과 흡연에 따른 차이가 있다.

2. 잠수병(潛水病)

기압은 수심 10m당 1기압씩 증가하는데, 잠수 시 갑작스러운 압력 저하로 혈액 속에 녹아 있는 기체가 폐를 통해 나오지 못하고 혈관 내에서 기체 방울을 형성해 혈관을 막는 것이 잠수병이다.

Section 14. 만성 호흡기질환의 호흡재활요법

1. 호흡근

호흡운동에 참여하는 모든 근육을 가리킨다. 횡격막은 흉강과 복강을 구획하는 근육성의 막으로서 호흡근에서 가장 중요한 근육이다. 호흡 시 숨을 들어마시는 데 관여하는 흡식근(吸息筋)과 숨을 내쉬는 데 관여하는 호식근(呼息筋)이 있다. 안정 시에는 외늑간근(外肋間筋) 및 횡격막의 작용에 의하여 공기를 들이마시고, 공기를 내뱉을 때는 폐의 탄성에 의하여 타동적으로 행하여지거나 내늑간근(內肋間筋)의 작용에 의하여 이루어진다. 운동할 때와 같이 환기가 증대할 때에는 다른 호흡에 관여하는 근육들도 동원된다. 이들 근육을 보조 호흡근이라 하는데 다음과 같다.

① 숨을 들이마실 때 사용되는 근육 : 사각근, 흉쇄유돌근, 소흉근, 대흉근, 늑골거근, 후상거근

② 숨을 내 쉴 때 사용되는 근육 : 복직근, 요장늑근, 방형요근, 하후거근

이들 근육은 각각 운동신경에 지배되나 연수의 호흡중추에 의하여 협조되고 호흡 리듬에 맞추어 수축 이완한다. 그 협조는 무의식적으로 이루어지나 의식적으로 조정되기도 한다.

흡기는 숨을 들이 쉴 때를 말하며, 이는 능동적 작용으로 횡격막이 수축(하강)하면서 동시에 늑간근이 수축함으로써 늑골과 흉골(가슴뼈)이 위로 올라와 흉강이 넓어지고 그 결과 흉강 속의 압력이 내려가 외부의 공기가 폐 속으로 들어가는 과정이다.

평상시 흡기운동의 75~80%를 차지하는 횡격막이 주로 관여한다.

호기는 숨을 내쉴 때를 말하며, 수동적 작용으로 흡기 시에 들어왔던 숨을 내뱉을 때를 가리킨다. 횡격막이 이완(상승)하면서 동시에 늑간근이 이완함으로써 늑골과 흉골(가슴뼈)이 아래로 내려와 흉곽이 좁혀지면 그 결과 흉곽 속의 압력이 높아서 폐 속의 이산화탄소가 밀려나는 과정으로 날숨이라고도 한다. 또한 복직근은 복강 내 장기를 압축시켜 호기를 도와준다.

흡기 시 외늑간근의 수축은 갈비뼈의 상승을 야기하고 이는 흉강의 수평 용적을 증가시킨다. 갈비뼈의 상승은 흉골을 전방으로 움직이고, 이는 흉강의 용적을 증가시킨다. 횡격막의 수축으로 횡격막이 낮아지면, 흉강의 수직용적을 증가시킨다.

2. 호흡근운동

(1) 입 오무리기 호흡운동(Pursed lip breathing)

입술 오므리기 호흡운동은 호기 시에 기도 내 압력을 증가시켜 작은 폐쇄를 막고 호기를 보다 천천히 하도록 시행하는 호흡 방법으로 1회 호흡량을 증가시키고 사강량과 호흡곤란 정도 및 급작한 허탈감을 감소시킨다

입을 다물고 코를 통해 숨을 들이마신 후 지속적인 공기 유출을 위해 휘파람을 불 때처럼 입술을 오므리고 천천히 숨을 내쉬도록 하는 방식으로 수행한다.

관련 논문에서 1일 3회 이상, 1회에 20번씩 그리고 호흡곤란이 있을 때마다 수행한 예가 있다.

(2) 횡격막호흡(Diaphragmatic breathing)

한 손을 흉부 위에, 다른 한 손은 복부 위에 올려놓고, 마음속으로 "하나, 둘" 하며 코로 숨을 들이마시는 동시에 횡격막이 아래로 내려가도록 복부를 앞으로 내밀고, 내쉴 때 역시 속으로 "하나, 둘, 셋, 넷"을 세면서 입술을 오므리고 천천히 내쉬는 동시에 횡격막이 위로 올라오면서 복부 위의 손이 안쪽으로 움직이는 것을 느끼도록 수행한다. 흉부 위의 손은 움직이지 않도록 한다. 관련 논문에서 1일 3회 이상, 1 회에 20번씩 수행한 예가 있다.

깊은 흡기 시 복부를 눈에 보이게 올리고 호기 시에는 수축하는 호흡법이다. 이는 이론적으로 횡격막의 움직임을 강화하므로 폐로 들어가고 나가는 공기의 움직임을 증가시키는 호흡법이다.

(3) 기구이용 호흡근훈련법

FLEX Inspiratory Muscle Trainer(#553, HealthScan, USA)를 이용하여 입으로만 호흡할 수 있도록 첨부된 코 끼움쇠로 코를 막은 후 긴장을 풀고 기구의 입구를 입술로 문 다음 깊이 들이쉬었다가 기구를 떼지 말고 내쉬는 동작을 반복한다.

6단계 강도로 구성된 FLEX IMT는 1~6까지의 작은 구멍이 있어 흡기 저항력을 단계별로 증가하여 조절할 수 있는데, 우선 대상자의 호흡곤란과 수행 정도에 따라 훈련 강도를 조절하며, 저강도에서 시작하여 적응 상태에 따라 점차 고강도로 단계를 올리도록 한다. 관련 논문에서 빈도는 1일 4~5회, 1회에 20회씩 하도록 한 예가 있다.

(4) 다양한 제품군

흡기근 트레이닝 기구(IMI), 울트라브리드(Ultrabreathe), POWER breathe MEDIC(POWER breathe International Ltd, UK), 오투트레이너(O2TRAINER) 등이 있다.

호흡근에 관한 연구는 다양한데, 주요한 연구를 발췌 정리하면 아래와 같다.

▶ COPD 환자 20명을 대상으로 실험군 10명, 대조군 10명으로 나누어 다음의 연구를 시행하였다.

1. 10분간의 준비운동 후 전신 스트레칭
2. 근력증진 15분 푸시업 윗몸일으키기 등
3. 심폐지구력 증진운동 25~35분간(주 5일 등산, 언덕 오르기, 수영, 실내자전거 등)
4. 정리운동 15분

이상의 호흡재활운동 결과 1초간 노력성 호기량의 증가와 근력증가를 확인하였다.

김응석. 호흡재활 가정 운동프로그램의 실제. 한국유산소운동과학회지. 2002 ; 6(2) : 127-38.

▶ COPD 입원 환자에게 4주간 재활운동(교육선행)을 한 후 다음의 연구를 시행하였다.

1. 호흡요법 : 입술 오무려 숨 쉬기, 횡격막 호흡
2. 운동 : 호흡근훈련(기구이용), 상지(밴드), 하지(계단)운동

이상의 호흡재활운동 결과 폐기능에는 변화가 없었고(운동기간이 짧았기 때문으로 생각됨), 호흡곤란은 호전되었며, 운동지구력도 향상되었고, 일상생활 기능도 향상되었다.

김수희. 만성 폐쇄성 폐질환 환자에게 적용한 가정 호흡재활프로그램의 효과 검증. 연세대학교 간호학과 석사학위논문. 2002.

▶ COPD 입원 환자(실험군 23명, 대조군 19명)를 대상으로 실험군과 대조군 모두 퇴원 후 4주간 호흡운동을 시행하였으며, 실험군은 입원 시 4일간 상하지 운동훈련, 호흡근훈련, 사회심리 행동중재 교육을 시행하였다.

이상의 결과 교육받은 그룹은 대조군에 비해 건강관련 삶의 질 향상효과가 관찰되었으나 호흡곤란 감소, 운동능력 증가는 두 그룹 모두 유사한 결과가 나왔다.

이창관. 입원 호흡재활 프로그램이 만성 폐질환자의 호흡곤란, 운동능력과 건강관련 삶의 질에 미치는 효과. 대한간호학회지. 2007 ; 37(3) : 343-52.

▶ 호흡재활 구성 요소 요약

1. 상하지 훈련 : 역기, 걷기 등
2. 호흡훈련 : 흡기근 훈련, 호기근 훈련(COPD의 경우)
3. 심리적 지지
4. 교육적 중재

실험논문, 외래중심, 운동요법, 교육, 전후 검사

강준혜. 만성 폐질환자의 호흡재활 프로그램 적용에 대한 연구 동향 분석. 한양대학교 의료행정학과 석사학위논문. 2007.

▶ 진폐증 환자 30명(실험군15명)을 대상으로 노래 부르기, 관악기 연주를 시행하였다.

1. 노래 : 폐활량 요구됨, 기침유발, 힘 있는 소리, 셈여림, 음색, 발성근육 훈련, 바른 자세, 일정한 호기
2. 관악기 연주 : 복식호흡, 호흡조절, 스타카토, 텅잉

이상의 결과 폐기능 향상은 나타나지 않았으나, 삶의 질, 증상은 유의성 있는 호전 결과가 나타났다.

이은정. 호흡훈련을 중심으로 하는 음악치료 프로그램이 진폐 환자의 호흡 재활 및 삶의 질 향상에 미치는 영향. 성신여자대학교 음악치료학과 석사학위논문. 2009.

▶ 흡기근에 키네시오 테이핑요법을 시행했을 때 흡기근력은 향상되나 폐기능은 변화가 없었다.

홍장기. 흡기근의 탄력테이프 적용이 폐기능과 호흡근력에 미치는 영향. 고려대학교 의용과학대학원 스포츠의학과 석사학위논문. 2011.

▶ 노인의 호흡기능 저하는 주로 다음의 요인이 있었다.

1. 폐조직 변화
2. 흉곽경직도 증가
3. 기침유량 저하

신희준. 호흡훈련 프로그램이 시설 노인의 호흡기능 및 신체피로감에 미치는 영향. 용인대학교 대학원 물리치료학과 박사학위논문. 2012.

▶ Pulmonary rehabilitation empowerment program(PREP) 문제인식, 문제해결, 대화, 경청, 의사결정, 긍정적 강화 및 지지, 그룹 활동, 상호작용에 관하여 총 8주간 시행하였는데, 직접교육(입원 시 5회, 외래 2회) 전화상담 10회 문자 15회를 시행하였다.

임파워먼트 상승, 자가 간호 향상, 호흡기능 향상, 호흡곤란 증상 호전, 운동능력 향상, 및 일상생활 기능 향상효과가 관찰되었다.

김윤옥. 만성 폐쇄성 폐질환자를 위한 호흡재활 임파워먼트 프로그램 개발 및 효과. 고려대학교 대학원 간호학과 박사학위논문. 2013.

▶ 골반저(pelvic floor muscles(근육군))는 체간의 아래 뚜껑 역할을 하는 근육으로 기침, 심호흡 시 사용한다. 이에 대한 기존의 연구는 비뇨기과 중심 이루어졌으나, 이 연구는 폐활량 및 C-arm을 통한 횡격막 움직임을 측정하고 케겔운동을 실시한 결과 폐기능과 횡격막 움직임에 유의한 효과가 확인되었다.

박한규. 골반저근의 수축이 폐기능과 횡격막의 움직임에 미치는 영향. 신라대학교 일반대학원 물리치료학과. 석사학위논문. 2014.

▶ 중풍발병 12개월 이상 환자 42명을 실험군 21명 대조군 21명 두 그룹으로 나누어서 두 그룹 모두 일반 물리치료를 시행하였다. 실험군은 호흡근 훈련 기침능력 향상 호흡근치료를 8주간 주 3회 하루 20분씩 실시하였다. 흡기근과 호기근을 동시에 훈련(들숨기구, 날숨기구 훈련)하였다.

이상의 결과 실험군에서는 호흡기능, 폐기능, 기침능력이 향상되었으며, 실험군 대조군 모두에서 호기근 활성도가 상승하였다.

조명래. 기침능력 향상 호흡근 훈련이 뇌졸중 환자의 호흡기능과 호기근 활성도에 미치는 영향. 부산가톨릭대학교 일반대학원 물리치료학과. 석사학위논문. 2015.

▶ 1. 수기가로막 호흡훈련 : 가로막 호흡 시 치료사가 손을 이용하여 복부 자세 교정 훈련을 함
2. 피드백 호흡장비운동 : 호흡훈련용 장비를 이용한 훈련
3. 자가 가로막 호흡 훈련 : 지도 없이 가로막 호흡훈련
4. 초음파로 가로막 두께 변화 측정
이상의 결과 수기가로막 훈련군만 가로막 두께에 유의성 있는 변화가 있었으며, 기계훈련만으로는 가로막 두께 증가를 기대하기가 어려웠다.

이해용. 정상 성인에서 가로막호흡 운동과 피드백 호흡운동이 호흡기능 및 가로막 두께에 미치는 영향. 대구대학교 재활과학과 박사학위논문. 2015.

위의 내용을 종합적으로 고찰해 보면 노인 또는 만성 호흡기질환의 호흡기 문제는 전신의 근력 보강 관점에서 치료계획수립이 필요하다고 본다.

참고문헌

[네이버 지식백과] 호흡근 [呼吸筋, respiratory muscle] (체육학대사전, 2000. 2. 25., 민중서관)

Section 15. 비타민과 호흡기질환

1. 비타민의 정의

비티민은 생명(vita) + 유기화합물(amine)의 합성어로서 순수한 형태로 분리된 최초의 비타민을 티아민(thiamine)이라고 한다.
비타민은 신진대사에 필수적인 물질로 음식물에 의하여 섭취되기도 하고 체내에서 생성되기도 하는데, 성별, 연령, 몸 상태에 따라 필요한 비타민 성분과 섭취량이 달라진다.
비타민에는 13가지 종류가 있으며 지용성 비타민과 수용성 비타민으로 구분한다.

2. 비타민의 종류

1) 지용성 비타민

(1) 종류 및 특성

① A : 상피세포 보호, 간상세포 내 광선을 흡수하는 물질 형성에 관여한다.

② D : 자외선에 의해 체내 합성 가능, 칼슘과 인의 대사에 관여한다.

③ E : 리놀레산의 산화 방지 역할을 한다.

④ K : 혈액응고(프로트롬빈 형성), 장내세균에 의해 합성에 관여한다.

기름에 잘 녹으며 과량으로 섭취할 때는 체내에 저장되어 독성을 유발하는데, 결핍 증상은 천천히 나타난다.

(2) 결핍증

① A : 야맹증

② D : 구루병, 골연화증

③ E : 미숙아, 동물의 불임

④ K : 출혈성 질환, 혈액 응고 지연

2) 수용성 비타민

(1) 종류 및 특징

① C : 상처 치유, 세포 간 물질 형성, 저항력 강화, 철분 흡수에 관여한다.

② B_1 : 대사 과정에서 조효소로 작용하며, 정신작용이나 신경계통을 원활하게 한다.

③ B_2 : 헤모글로빈 형성, 단백질과 결합하여 에너지 대사에 관여한다.

④ 니코틴산 : 콜레스테롤 저하, 체내에서 산화 및 환원 효소로 작용한다.

⑤ 엽산 : 빈혈 예방 및 치유에 관여한다.

물에 잘 녹으며 필요량 사용 후에는 소변을 통해 배출된다. 과량 복용하여도 독성으로 작용하지는 않는다.

(2) 결핍증

매일 필요량을 공급받지 못하면 결핍 증상이 쉽게 나타난다.

결핍증은 다음과 같다.

① C : 괴혈병

② B_1 : 각기병

③ B_2 : 구내염

④ 엽산 : 발육 억제, 빈혈

⑤ 니코틴산 : 펠라그라 3대 증상(설사, 피부염, 치매)

3) 합성비타민

(1) 정의

화학물질을 넣어 비타민 성분을 추출한 것을 가리킨다. 즉 화학반응을 일으켜 인위적으로 만든 것으로 "합성비타민의 원료는 아스팔트와도 같다"고 말하기도 한다.

(2) 특징

부작용이 발생할 위험도가 높다.

과다복용 시 암, 탈모, 위염 등 유발하기도 한다.

4) 비타민별 비교

표 9. 천연비타민과 합성비타민의 비교

	천연비타민	합성비타민
원료	곡물, 채소, 과일 등 천연원료에 함유된 비타민을 추출	원유를 정제하는 과정에서 부산물로 얻어짐
흡수율	흡수율이 높음	흡수율이 낮음
부작용	부작용이 없음	과다복용했을 때 부작용을 초래함
가격	천연소재를 다량 확보해야 하며 가격이 비쌈	대량으로 화학공정을 거치므로 가격이 쌈

3. 비타민과 호흡기질환

비타민은 생명을 의미하는 'vita'와 유기화합물을 뜻하는 'amine'의 합성어다. 비타민은 신진대사에 필수적인 물질이며, 음식물을 통하여 섭취하기도 하고 체내에서 형성되기도 한다. 비타민은 평소에는 그 필요성을 느끼지 못하고 생활하지만 결핍 상태에서는 그 필요성이 분명해진다.

▶ 비타민 A와 신생아 폐 발육에 관한 논문

방법 : 임산부 170례의 혈청 및 신생아 제대혈 혈청을 ELSA(enzyme-linked immunosorbent assay) 실험법으로 신생아 혈청 중 비타민 A의 균형 및 신생아 제대혈 혈청 중 SP-B、SP-C의 함량을 측정하였다. 신생아는 생후 6개월 후 전화 표준 연락으로 1차 설문하고 반년 내에 호흡기 감염 여부와 감염 횟수로 신생아의 반년 동안 폐기능 상황을 대변하였다.

결과:

① 신생아 제대혈 중 비타민 함량과 모체 혈청 중 비타민 A의 함유량의 상관 관계에서는 $r=0.866$, $p<0.05$로 나타났다.

② 신생아 제대혈 중 비타민 A의 함량과 SP-B、SP-C의 함량관계에서는 $r=0.817$, $p<0.05$, 모체의 산전 비타민 A의 균형관계와는 무관하였다.

③ 170례 중 영아 3례에서 반년 내에 폐렴으로 1회 입원하였으나, 호흡기계의 종합적인 증상은 없었다.

결론 : 비타민 A는 신생아 폐 성숙에 중요한 생물학적 지표이며 임신 전 비타민 A의 균형 검사 후 비타민 A를 보충하여 신생아 SP-B, SP-C의 함량을 제고시켜 신생아 출생 후 폐 기능을 재고시키는 것으로 나타났다.

孙灿, 娄岩, 付瑜, 朱佳俊, 赵晴, 车千红, 孔娟. 维生素A和肺表面活性蛋白与新生儿肺功能的关系. 中国小儿急救医学. 2015 ; 22(05) : 309-12.

4. 비타민 D와 기관지천식

비타민 D와 기관지천식에 관한 연구도 다양한데, 주요 논문을 정리하면 다음과 같다.

▶ 비타민 D는 일종의 면역 조절제 및 기관지천식(효천증 : 哮喘證)의 발생과 발전 관계에 밀접한 관계가 있다. 비타민 D는 태아 폐와 면역계통의 발육과 전염병학 조사, 비타민 D의 결핍과 효천증의 발병률 상승 및 효천의 중증도와 관련 있으며, 비타민 D가 효천증의 초기 발병에 예방작용을 하며 치료 및 특이성 면역 반응에 보조적 작용을 한다.

张路, 林江涛. 维生素D与支气管哮喘研究进展. 中华医学杂志. 2015 ; 95(38) : 3154-6.

▶ 기도 평활근의 과도 증식, 비대 및 기능 이상은 기관지 효천증 병기의 일종이며, 최근 연구를 통해 비타민 D가 뼈에 대한 작용 외에 기도 평활근의 증식, 수축, 효천의 면역 조절 방면에 중요한 조절작용을 하여 기도 염증 등 효천증의 병리 생리 과정에 관여하는 것으로 관찰되었다.

刘亚南，黄茂．维生素D调节支气管哮喘气道平滑肌的研究进展．国际呼吸杂志．2014；34(17)：1324-26.

▶ 만성 폐쇄성 폐질환자(COPD)의 호흡근력 회복과 비타민 C · E 및 혈청과의 관계연구에서 45례 COPD 환자 중 대조군은 비타민치료 25례와 호흡기가 건강한 20례로 분류하였다. 정상 약물치료의 기초 아래 비타민치료군은 매일 음식에 비타민 C · E를 첨가하고, 다른 군 20례는 건강한 대조군과 30회 치료 후 비타민 C · E를 첨가하였다. 첨가군은 폐의 통기 기능, 호흡근력 호흡중추 구동능력을 지표로한 결과 치료 전 환자군의 비타민 C · E의 균형이 현저하게 대조군보다 낮았으나, 치료 후 비타민군은 호흡근력이 건강군과 견줄 만큼 회복되었으며 비타민 C · E의 균형이 건강군보다 훨신 높아짐을 관찰할 수 있었다($p<0.05$). 결론적으로 혈청 비타민 C · E는 COPD 환자 호흡근력 회복과의 관계에 비타민C · E의 균형은 COPD 환자의 호흡근력 회복을 가속시키는 것으로 나타났다.

龙竹青．慢性阻塞性肺病患者呼吸肌力的恢复与维生素C、E及血清瘦素的关系．中国医疗前沿. 2013；(21).

▶ 비타민 D는 뼈계통의 작용 외에 인체 방어, 염증, 면역, 손상 회복 등의 내재적 다중 생리 병리 과정에 관여하고 전염병치료에도 관여한다. 자료에 의하면 혈청 중 비타민 D 결핍은 폐의 기능 손상과 염증 반응 및 감염성 질병과 연관이 있다. 이로 인해 기관지 효천(기관지천식), 만성 폐쇄성 폐질환과 폐부 감염성 질병은 전부 비타민 D의 균형과 유관하다.

夏俊波．维生素D在肺部疾病中的作用．中华哮喘杂志(电子版). 2012；06(4).

Section 16. 전자파, 자장, 온열과 호흡기질환의 연관성

전자파, 자장, 온열 등도 호흡기질환과 연관성이 있는 것으로 보고되고 있다. 연구나 기사를 통해 짧게 살펴보면 다음과 같다.

▶ 치명적인 전자파

전자파는 쿨롱인력과 자기인력으로 혈관을 타고 내려가는 혈액 속의 물 또는 철 분자를 끌어당기거나, 신경에 영향을 주어 DNA(deoxyribonucleic acid)를 구성하는 분자들의 결합력을 파괴하여 암(백혈병, 뇌종양, 피부암, 위암 등), 고혈압, 뇌졸중, 정신질환, 불면증, 치매, 강박증, 안과질환, 유산, 사산, 기형아, 골 관절염, 통풍성 관절염, 류마티스 관절염, 신경계 질환(마비, 경련, 손발저림) 등 다양한 질병 발생에 영향은 준다.

김호군. 전자파와 인체. 영풍문고. 1996.

▶ 생활용품에서 발생되는 전자파와 건강

전기장판의 전자파에 수면 중 노출에 관한 연구. 20명 대상으로 뇌파, 심전도, 호르몬의 발생 특성을 평가하고, 코티졸 분비량, 수면 중 각성 상태, 멜라토닌 증가율과 심전도 중 수면 후 M-RRI, 심장혈관계통의 심박간격과의 연구결과 내분비계 멜라토닌과 코티졸은 서로 상이한 영향을 나타내어 인과관계가 명확하지 않아 장기적 연구 요한다는 결과가 나왔다.

이규수. 생활용품에서 발생하는 전자파노출에 의한 건강영향에 관한 연구 -전기장판에의 적용-. 한양대학교 대학원 박사학위논문. 2007년 2월.

▶ VDT(visual display terminal) 증후군

컴퓨터 내부에서 환풍구를 통해서 배출되는 미세 금속성 분진과 열풍에 접촉 혹은 흡입 시 만성 피로감, 나태감, 스트레스, 두통, 구토, 호흡기질환 등을 유발 악화시킨다.

일본 산업위생학회 VDT검토위원회 〈호흡기 계통의 VDT 증후군〉 발췌. 1985년 7월.

▶ 고압선, 휴대전화의 전자파에 의한 건강장해

Wertheimer와 Leeper의 고압선 근처 거주자와 소아암 발생이 연관 있는 군(Group 2B)으로 분류 연구(1979)

동물 실험에서 경향성 없음이 나왔으나, 타 연구의 반대 결론으로 논란 중에 있다.

박윤형. 생활환경 관련 만성질환 실태조사 및 관리전략 개발연구 〈고압선, 휴대전화의 전자파에 의한 건강장해〉 발췌. 순천향대학교 건강증진사업지원단. 2007년.

▶ 휴대폰 전자파, 비염 등 호흡기질환 유발

휴대전화 전자파는 비염, 후두염, 폐렴 등 유발 가능

전자파에 노출되면 코 상피세포의 단백질인산화효소 C(PKC, protein kinase C)가 증가하고, 섬모의 운동량을 저해하여 비염, 부비동염, 인두염, 후두염, 기관지염, 폐렴 등이 유발될 수 있다.

헤럴드 경제. 휴대전화 전자기파 비염 등 호흡기질환 유발. 아주대학교병원 김현준 교수팀. 2013년 03월 20일 기사.

Section 17. 연기 흡입과 호흡기병변

1. 연기의 정의

연기(smoke, 煙氣)란 연료 또는 기타 물질의 연소 시에 발생하는 검댕, 입자상 물질 또는 황산화물로 정의하고 있다(환경보전법). 매연을 구성하는 입자의 크기는 매우 작으며(0.1~1μm), 입자의 크기가 이보다 큰 경우에는 진애(塵埃)라고 한다. 매연의 형성 원인은 일반적으로 유기물질의 불완전 연소이다. 매연을 구성하는 분진, 주석, 아황산가스, 일산화탄소 등은 대기 중에서 수증기를 응결시키는 응결핵이 되며, 안개나 스모그 발생의 원인이 된다.

2. 호흡기의 구조

① 두부영역(head tegion; exthrathoracic region; ER) : 비강, 구강, 인두부, 후두부로 구성

② 관, 기관지영역(trachea-bronchiole; TB) : 주 기관 및 기관지로 구성

③ 폐포영역(alveola; Alv.) : 가스교환이 일어나는 폐포로 구성

④ 호흡도관(respiratory tracts) : 외부의 공기를 폐포까지 전달하는 통로
주 기관부터 폐포에 이르기까지 약 23차례의 연속적인 가지치기 구조의 분지관으로 구성되는데, 0~16번의 분지(分枝)까지는 공기를 이송하는 기능의 기관/기관지(TB)영역으로 구성되고, 17번째의 분지 이상은 호흡세기관지로 그 끝에는 가스교환이 일어나는 폐포(Alv.)와 연결되어 있다.

3. 연기의 흡입 및 침착

연기는 호흡기에 유입되어 연속적인 분지관을 지나면서 관성충돌, 중력침강, 차단, 확산 등의 침착 메커니즘에 의해 폐의 표면에 침착된다. 연기가 침착되면 폐는 이를 제거하기 위한 방어기제를 작동하는데, 연기입자의 침착위치, 침착밀도에 따라 방어기제를 피해서 유독물질이 인체에 흡수되어 영향을 미치는 정도가 달라진다.

4. 연기와 관련이 있는 질환

1) 만성 폐쇄성 폐질환(COPD)

① 종류 : 만성 폐쇄성 폐질환에는 폐기종, 만성 기관지염이 있다. 폐기종은 호흡세기관지 이하 부위인 말초기도에 해부학적 확장을 일으키는 질환이며, 만성 기관지염은 기관지에 만성적인 염증을 일으키는 질환으로 단순 만성 기관지염과 폐쇄성 만성 기관지염으로 나눈다.

② 발병원인 : 흡연, 미세먼지, 대기오염, 호흡기감염 등이다.

③ 증상 : 만성적인 기침, 가래, 호흡곤란(호기류의 감소). 만성 기관지염, 폐기종 및 기관지천식이 섞여 있다.

④ 치료 : 약물요법, 침요법, 뜸요법, 훈증요법, 산소요법, 호흡재활요법 등으로 치료한다.

2) 폐암

폐에서 비정상적인 암세포가 무절제하게 증식하여 종괴(덩어리)를 형성하는 질환이다.

① 발병원인 : 흡연, 대기오염, 석면, 크롬, 유전 등

② 증상 : 특이 증상이 없는 경우가 많고, 감기, 기침, 객혈, 피섞인 가래, 호흡곤란, 흉통, 쉰 목소리 등

③ 진단 : CT(computed tomography), MRI(magnetic resonance imaging)를 이용하여 확인 후 조직 검사로 확진

3) 폐결핵

흡연과 폐결핵의 관계는 명확하게 규명된 자료가 드물다. 그러나 결핵의 유병률이 흡연자에게 높고 흡연으로 기도의 방어기제에 장애를 일으키고 여러 기전으로 면역장애를 초래한다고 알려져 있으므로 흡연에 의한 연기 자극은 결핵에 더 많이 걸릴 환경을 만든다.

한국에서 1990년에 실시한 결핵실태조사를 보면 X-ray검사에서 흡연군에서 비흡연군보다 폐결핵 유병률이 약 2.2배, 균 양성률은 약 2.5배 정도 높게 나타났다.

4) 기관지천식

직업적인 환경과 관련하여 작업장에서 노출된 연기 또는 기도자극물질에 의해 가역적인 기도폐쇄 및 기도 과민성이 발생하여 기관지천식 증상을 일으킬 수 있다. 특정 작업 중 증상이 나타나서 악화되었다가 작업을 중단하면 소실되거나 개선되는 것이 특징이다. 흡연에 의한 기도의 연기 자극은 기관지천식을 일으키기에 충분한 원인이 된다.

5) 흡연화상

밀폐된 공간에서 화재발생 시 고온의 열기를 흡입하였거나, 이산화탄소를 비롯한 연소물질의 흡입으로 손상을 받은 것을 흡입화상이라고 한다. 화상관련 급성 사망은 대부분 일산화탄소중독, 저산소증, 질식 및 직·간접적인 폐 손상에 기인한다.

6) 기타 질환

연기흡입 또는 흡연과 관련된 그 밖의 호흡기질환들로는 폐섬유화증, 자발성 기흉, 기관지확장증 등이 있다.

Section 18. 지하환경에 따른 호흡기질환과 민간요법

1. 지하공간의 개념 및 분류

미국지하공간협회(America Underground Space Association)에 따르면, '지하공간(underground space)이란 경제적 이용이 가능한 범위 내에서 지표면의 하부에 자연적으로 형성되었거나 또는 인위적으로 조성된 공간'으로 규정하며, 이와 같이 형성 또는 조성된 지하공간 자원 내에 일정 목적의 시설이 수반되었을 때 이를 지하시설 또는 지하시설공간이라고 정의한다.

2. 현대도시의 지하공간 필요성

우리나라는 1970년대 이후 산업화 및 도시화가 가속되면서 도시의 토지공급은 점점 한계에 다달았고, 지가상승 및 도시의 평면적 확산, 그로 인한 녹지의 잠식 등과 같은 문제가 발생하였다. 이에 따라 현대도시는 인간의 바람직한 거주환경이 못 된다는 인식이 점차 팽배해지고 있으며, 점진적으로 도시 재구축 요구가 확산되고 있다. 이러한 대도시의 재구축 방안으로는 지상의 토지가 아닌 해상이나 해저, 지하 공간 등이 있으며, 그 중에서 지하공간은 가장 현실성 있는 대안으로 주목받고 있다.

최근 개통된 고속철도인 SRT(Super Rapid Train) 노선의 서울 강남 수서역에서 경기도 화성의 동탄역까지 지하구간은 지하공간개발과 활용은 물론 도시 재구축 관점에서 주목받고 있다(현재 일부 경부선 고속도로를 지하화 계획 구상 중). 하지만 현재 우리나라 대부분의 지하공간개발 상황을 보면 법적·제도적 문제와 인식의 부족 등으로 인해 지하터널, 지하상가, 지하철, 지하보도, 지하주차장, 유류저장고 등 소극적인 수준이며, 종합적인 지하공간이 계획 없이 개별 사업단위로 시행되기 때문에 그 효율성이나 이용도가 떨어진다.

3. 지하환경

최근 생활공간의 다양화와 지하생활권의 발달로 지하공간을 이용하는 시간이 많아지고 어떤 경우는 지하상가 등 지하에서 하루 중 거의 모든 시간을 보내는 직업군도 많이 생기고 있다. 이런 지하환경에서의 생활은 새로운 호흡기 자극물질들이 많이 양산되며 또한 지상에서 만나는 호흡기 자극물질(항원)과는 다른 새로운 항원들을 흡입하게 된다. 외부 환경과 달리 적절한 환기가 되지 않을 경우 호흡기를 통하여 들어오는 새로운 항원들은 호흡기 및 다른 여러 장기에 영향을 준다.

4. 대기환경기준(Atmosphere environmental standard)

대기환경기준물질 6개 항목(아황산가스, 일산화탄소, 이산화질소, 미세먼지(PM10, PM2.5), 오존)에 대한 대기오염도의 기준을 정하여 대기오염으로 인한 국민건강이나 환경에 관한 위해(危害)를 예방하고 모든 국민이 건강하고 쾌적한 환경에서 생활할 수 있게 하기 위하여 그 기준을 정하여 국가에서관리하고 있다
대기환경기준치는 다음과 같다.

- 아황산가스(SO_2) : 연간 평균치 0.02ppm 이하, 24시간 평균치 0.05ppm 이하, 1시간 평균치 0.15ppm 이하
- 일산화탄소(CO) : 8시간 평균 90ppm 이하, 1시간 평균치 25ppm 이하
- 이산화질소(NO_2) : 연간 평균치 0.03ppm 이하, 24시간 평균치 0.06ppm 이하, 1시간 평균치 0.10ppm 이하
- 미세먼지(PM 10) : 연간 평균치 50㎍/㎥ 이하, 24시간 평균치 100㎍/㎥ 이하
- 초미세먼지(PM 2.5) : 연간 평균치 15㎍/㎥ 이하, 24시간 평균치 35㎍/㎥ 이하
- 오존(O_3) : 8시간 평균치 0.06ppm이하, 1시간 평균치 0.1ppm이하

* 출처 : 환경정책기본법시행령[시행일:2015.1.1] [별표] 환경기준(제2조 관련)

5. 지구환경의 오염물질들

이산화질소(NO_2), 일산화탄소(CO), 미세먼지(PM 10, PM 2.5), 오존(O_3), 이산화탄소(CO_2), 아황산가스(SO_2), 중금속, 라돈, 포름알데히드(HCHO), 석면

1) 일산화탄소(CO)

많은 유해먼지를 포함하며, 기도에 직 · 간접적인 영향을 미쳐서 국소조직의 저산소증, 기도 부종에 의한 폐색, 기도 상피의 탈락 및 염증 반응이 연쇄적으로 일어나는데, 임상 증상은 기침, 호흡곤란 및 가래로 천식과 매우 유사하다.

2) 이산화탄소(CO_2)

무색, 무취의 기체로 압력을 가하면 쉽게 액화된다. 이를 더 압축하면 고체 상태인 드라이아이스를 만들 수 있는데, 상온, 상압에 드라이아이스를 놓아두면 승화되어 기체로 날아간다.

이산화탄소는 인체에 직접적인 영향보다는 간접적으로 영향을 미치는데, 주로 석탄, 석유, 가스 등과 같은 화석연료의 사용이 온실가스 배출의 가장 큰 원인이다. 화석연료를 많이 사용하게 된 산업혁명 이후 대기 중 온실가스 농도는 산업화 이전의 280ppm에서 2005년 기준 379ppm으로 30% 증가하였다. 더불어 1960~2005년의 평균 이산화탄소 농도 증가율은 연간 1.4ppm으로 나타났다.

3) 이산화질소(NO_2)

대기 중 자연적인 상태에서 토양 중의 세균에 의해 생성되는데, 대기 중 자연적 원인에 의한 농도는 아주 저농도로는 문제가 되지 않는다. 이산화질소는 알칼리 및 클로로포름에 용해되는 자극성 냄새가 나는 적갈색 기체이다.

실내에서의 질소산화물은 취사용 시설이나 난방, 흡연 등에서 발생하며, 외부에서 유입하는 양도 상당량 존재한다. 화석연료의 연소에 의해 발생되는 질소산화물은 인체에 유해한 영향을 끼치며, 실내에서 발생되는 이산화질소의 발생원은 취사용 프로판가스 기구의 사용, 흡연, 난방 연료(나무, 석탄, 기름 등)의 연소 시 발생되고 공기 중에서 서서히 산화되어 이산화질소가 된다.

이산화질소(NO_2)는 호흡할 때에 체내로 침입해서 폐포까지 깊이 도달하여 헤모글로빈의 산소 운반능력을 저하시키고, 수 시간 내에 호흡곤란을 수반한 폐수종 염증을

일으키는 독성이 강한 물질이다. 또한 점막자극이 강하고 메트헤모글로빈을 형성하여 호흡기와 폐에 장해를 초래한다. 이산화질소는 일산화질소보다 5~10배 독성이 강하다.

4) 아황산가스(SO_2)

자극성 냄새가 나는 무색의 기체로 석탄, 석유 등 황이 섞인 화석연료를 태울 때 생성되어 대기 중으로 배출된다. 가정용 난방, 금속 제련소, 열처리시설, 황산제조시설, 화학비료제조시설, 석유정제시설, 폐기물 소각시설, 보일러, 화력발전소 등이 발생원이다.

물에 쉽게 녹아 황산이 되는데 대기 중의 수증기에 녹으면 황산미립자를 형성하여 스모그(런던형) 발생을 촉진시키기도 하고, 산성 안개, 산성비, 산성 눈 등으로 변하여 생태계에 영향을 미친다.

아황산가스가 인체에 미치는 영향을 살펴보면 오염된 대기에서 생활하였을 때 먼저 눈이나 코 및 상기도 점막이 감각적인 영향을 받고, 잇따라 생리적인 반응이 일어나며, 계속해서 노출되면 그 증상은 악화되어 급성 질환이 된다. 이 질환이 여러 번 반복해서 일어나면 만성 질환으로 바뀐다.

5) 오존(O_3)

오존은 공기 중의 질소산화물(NOx) + 휘발성 유기화합물(VOCs) + 태양광선 → 화학반응으로 생성된다. 자동차 배기가스, 산업장 배출물질, 가솔린 증기, 화학용제가 질소산화물과 오존의 전구물질로 알려져 있고 태양광선의 세기가 중요한 인자로 작용한다.

오존은 3개의 산소원자가 결합하여 대기 중에 형성된 기체로서 무색이고, 자극적인 냄새가 나며, 공기보다는 조금 무겁고, 물에는 잘 녹지 않는다.

오존이 인체에 미치는 영향을 살펴보면 반복적으로 노출될 때 폐에 비가역적 손상이 초래될 수 있는데, 낮은 농도일지라도 흡입하면 가슴통증, 기침, 메스꺼움, 인후자극, 충혈과 같은 다양한 건강문제를 야기한다. 또한 기관지염, 심장병, 폐기종, 천식을 악화시킬 수 있고, 폐 용량을 감소시킬 수 있다. 건강한 사람도 오존에 노출되면 호흡곤란이 발생한다. 오존 오염은 보통 더운 기후에서 형성되기 때문에 여름에 바깥에서 시간을 보내는 사람들은 누구나 영향을 받을 수 있고, 특히 어린이, 노인, 바깥에서 일을 하거나 운동하는 사람은 더 많은 영향을 받을 수 있다.

현재로서는 오존이 만성 호흡기질환의 직접적인 원인이 된다고 보기는 어렵다. 그러나 이미 만성 호흡기질환이 있는 환자들에서는 대기 중의 오존이 증상을 유발시키거나 악화시킬 수 있는 것으로 알려져 있다. 만성 호흡기질환 가운데서 일시적인 자극에 의해 심한 증상이 나타나는 천식이 가장 문제가 된다.

오존이 급성 호흡기질환에 미치는 영향으로는 오존의 최고 농도와 급성으로 생기는 인후염, 기관지염, 상기도 감염 등과의 사이에 의미 있는 상관관계가 있는 것으로 알려져 있다. 오존에 발암성이 있는지의 여부는 아직 실험적으로는 증명되지 않았다. 또 역학조사에서 오존의 영향만을 따로 분리해내기가 어렵기 때문에 오존과 암 발생과의 관계를 직접 유추하기는 어렵다. 그러나 대기오염이 심한 지역에서 폐암의 발병률이 높다는 것은 역학적인 연구로 입증되고 있다.

6) 미세먼지(PM 10)

미세먼지가 우리몸에 미치는 영향은 다음과 같다.

① 뇌 : 혈전을 만들고 세포를 손상시켜 뇌졸중 및 치매를 유발함
② 눈 : 안구에 붙어 염증 및 가려움증을 유발함
③ 코 : 흡입하면 폐포를 통과해 혈액 속으로 들어감
④ 피부 : 모공 속으로 들어가 모공을 확대하고 피부염을 일으킴
⑤ 폐 : 폐포를 손상시키고 염증 반응 일으킴. 기침과 천식을 악화시킴
⑥ 심장 : 산화스트레스 증가로 칼슘 대사 이상을 초래해 부정맥이 발생함
⑦ 태아의 뇌 : 태어난 뒤 뇌 신경 발달 저하로 지능이 저하됨
⑧ 태아 : 허벅지와 머리 부위의 성장이 저하됨
⑨ 자궁 속 태반 : 혈액 순환이 잘 안 돼 태아에 영양공급을 방해함

7) 중금속

각 중금속별 발생하는 병증은 다음과 같다.

① 수은 : 구토, 복통, 설사, 시력 및 청력 약화, 신경장애, 근육수축
② 납 : 구토와 설사, 심하면 고열, 발작, 시력 장애, 정신이상
③ 카드뮴 : 중추신경마비, 신장기능장애, 골연화증
④ 크롬 : 피부염, 궤양, 호흡기점막 부식
⑤ 아연 : 복통, 구토, 설사 등 소화기 염증

8) 석면(Asbestos)

자연계에서 산출되는 길고, 가늘고, 강한 섬유상 물질로서 내열성 · 불활성 · 절연성이 있어서 불연소성 · 내전도성 · 화학적 불활성이 요구되는 곳에 사용되는 섬유상 규산염 광물이다.

대기 중이나 실내에는 다양한 형태의 섬유들이 발생하는데, 이들은 사람에게 암을 유발시키는 무서운 물질로 알려져 있다. 공기 중의 석면은 육안으로 식별이 불가능하여 주로 위상차 현미경을 통해 관찰하며 호흡 및 섭취에 의해 노출되며 직경 3㎛ 이하의 섬유는 기도를 거쳐 폐에 침착되고, 석면 폐, 폐암 및 중피종을 발생시키는 유해성이 큰 물질로 알려져 선진국에서는 이미 규제대상이거나 사용금지 물질로 정하였다.

석면에 한번 노출되면 그 후 노출이 없어도 질병은 계속 진행되고 또한 새로운 증상도 나타나 약 20년 후에는 치명적인 암으로 발전되기도 한다. 석면에 의한 폐암은 흡연과 밀접한 관계가 있다. 흡연자는 석면에 의한 폐암 발생률이 비흡연자 보다 100배 정도 높다. 따라서 석면 작업장에 근무하는 근로자는 반드시 금연해야 한다.

석면은 종류에 따라 유해성에도 차이가 존재하는데, 그 위험성은 청석면, 황석면, 백석면 순이다. 청석면과 황석면은 백석면보다 날카로운데, 폐에 들어갔을 때 백석면은 어느 정도 용해한다고 알려져 있으나 청석면은 폐에서 용해하는 데 100년 이상 걸린다고 한다. 석면의 모든 종류가 암을 유발하는 것으로 알려져 있다.

9) 포름알데히드(HCHO)

표 10. 포름알데히드 농도에 따른 증상

농도	발생하는 병상과 기준치
0.04	민감한 아이들은 아토피(Atopy; 선천성 과민증)성 피부염이 생김
0.05~11.0	냄새를 느낌. 캐나다 · 캘리포니아 실내기준치
0.08	WHO 기준. 일본 실내환경기준(후생성 지침치)
0.1	독일에서는 이 이상의 농도가 방출되는 제품은 판매금지
0.15	우리나라 실내공기 기준치
0.2	눈에서의 자극이 시작됨
0.25~0.33	호흡기장애가 시작됨
0.5	목의 자극이 시작되는 최저치. 산업위생학회 허용농도(공장 등의 최고치)
1	5년간 생활하면 1만 명 중 14명이 암 발생
2.0~3.0	눈을 찌르는 듯한 고통이 따름
4	눈물이 나옴
10.0~20.0	격렬하게 눈물이 나옴. 정상적인 호흡이 곤란함
30.0~	5~10분에 급성 중독을 일으킴. 독성 폐기종으로 사망할 수도 있음

10) 라돈

천연적으로 존재하는 방사성 기체로 아래와 같은 특징이 있다.

① 색깔이나 맛이 없다.

② 냄새가 나지 않는 불활성 기체이다

③ 방사선을 내는 성질이 있다.

④ 물리적으로 매우 불안정하다.

⑤ 먼지 등의 미립자에 잘 달라붙어 떠돌아다닌다.

⑥ 호흡 시 호흡기를 통해 폐에 들어간다

⑦ 지각에서 생성된 라돈은 암석이나 토양의 틈새에 존재하다가 지표 공기 중으로 방출되므로 생활환경 어디에나 존재한다.

⑧ 그 방출량은 지역적으로 상당한 차이를 나타낸다.

라돈이 인체에 미치는 영향을 살펴보면 호흡할 때 호흡기 속으로 들어가서 대부분 내쉬는 숨에 의해 다시 몸 밖으로 배출되지만 일부는 기관지 및 폐에 달라붙은 후 붕괴되며, 붕괴 과정에서 알파선이란 방사선이 나온다. 알파선은 폐조직에 손상을 주는데, 폐조직이 지속 손상을 받으면 폐암을 일으킬 수 있다.

6. 미세먼지로 인한 호흡기질환의 민간요법

도라지는 신맛이 나며 약효는 폐경(肺經)으로 들어가서 폐장을 윤활하게 하며 가래를 삭히고 기침을 멈추게 한다.

도라지는 각지의 산허리, 산기슭의 양지에서 잘 자란다. 약효는 재배도라지보다 야생도라지에 더 많은데, 약성의 차이가 약 15배나 된다. 도라지 속의 사포닌은 겉껍질에 많고 야생 도라지일수록 많다.

도라지의 효과로는 가래, 기침, 인후통, 인후두염, 옹종, 기관지염, 기관지확장증, 진통, 해열, 소염, 암세포 증식억제, 항궤양, 항아나필락시아, 기관지분비 항진 등에 효능을 보인다. 복용량은 하루 6~12g 정도이다.

그 밖에 효과가 있는 식품으로는 알긴산(식이섬유)이 풍부한 미역, 칼륨 · 철분 · 인과 각종 미네랄이 풍부한 김, 칼슘 · 요오드 · 철 · 무기염류가 많은 톳, 섬유질이 풍부한 파래 등이 도움이 된다.

7. 미세먼지 속의 중금속 해소에 좋은 음식

① 녹차 : 식이섬유와 엽록소가 풍부하다.

② 해조류 : 미역, 다시마, 파래, 김이 도움이 된다.

③ 마늘 : 유황 성분이 많은 마늘은 특히 수은 · 비소 · 구리 등의 체내 축적을 막는다.

④ 돼지고기 : 불포화 지방산이 탄산가스 등 폐에 쌓인 공해물질을 중화하고, 몸 속 중금속을 흡착 배설하며, 아연은 체내에 쌓인 납을 배출하는 데 효과가 있다. 아연은 붉은색 살코기나 굴, 전복 등에 들어 있다.

⑤ 사과 : 식이섬유가 풍부하여 중금속을 흡착하고, 독성 무기물과 결합해 체내 흡수를 방해한다. 사과껍질을 사용해 폐수 중 유해 중금속을 제거하는 실험에서 사과

껍질이 납성분을 95.3% 제거했다는 보고도 있다.
⑥ 된장 : 중금속, 유해물질 배출에 도움이 된다. 단, 유전자 조작콩은 효과가 없다.
⑦ 도토리묵 : 아콘산이 중금속 유해물질 배출에 도움이 된다.
⑧ 미나리 : 리그닌이 유해물질 배출에 도움이 된다.

Section 19. 호흡기질환에 응용되는 발효한약재

1. 발효한약

1) 발효한약이란?

약재의 수치 법제 방법 중 하나로 미생물을 이용하여 한약재를 적당한 조건에서 발효시켜 원래의 약성(藥性)과 효능이 효소 등 미생물에 의해 변화되어 증강되거나 새로운 효능을 나타내게 하는 약재를 가리킨다.

2) 발효한약을 만드는 방법

① 약재, 누룩, 곡물, 물을 항아리에 담고 따뜻한 곳에 일정기간 두어 누룩곰팡이에 의해발효시키는 방법
② 약재를 끓인 즙과 누룩, 곡물을 함께 섞어 항아리에서 발효시키는 방법
③ 채취한 신선한 약재를 항아리에 그대로 담아 장기간 땅속에 묻어 발효시키는 방법

3) 발효를 시키는 이유

① 발효 과정을 통해 약재의 유효물질의 추출률을 높임
② 약재에 원래 있는 약효의 증가
③ 유독한 약재의 무독화

4) 발효한약의 장점

① 일반 한약에 비하여 맛이 좋다.

② 약효가 빠르고 뛰어나며, 소화가 잘되고, 유효성분의 흡수율이 높다.

③ 발효에 의해서 많은 효소가 생산된다.

④ 저온농축으로 효과를 증강시킨다.

⑤ 농약과 중금속으로부터 안전하며 독성, 유해물질이 저감된다.

5) 발효한약의 연구동향

① 발효한약재 : 신곡(神麯) · 반하(半夏麯) · 두시(豆豉) · 청대(靑黛) · 홍국(紅麴)

② 최근 발효한약재 : 인삼(人蔘) · 홍삼(紅蔘) · 녹용(鹿茸) · 울금(鬱金) · 애엽(艾葉) · 오미자(五味子) · 어성초(魚腥草) · 진피(陳皮) · 백지(白芷) · 산사(山査) · 겨우살이 · 다시마 · 미역 · 솔잎

③ 발효 기법 : 효소처리, 버섯 균사체, 알코올 발효 등

▶ **호흡기질환에 많이 응용되는 약재에 대한 발효 연구**

▶ 소청룡탕을 전탕하여 동결건조 후 발효시킨 약재에서 항산화, 항비만 효과는 발효액이 우수함을 관찰하였다. 항염증 효과는 원방이 더 우수함을 확인하였다. 미백효과와 COX-2 저해 능력은 발효 전 · 후에 큰 차이가 없음이 관찰되었다.

이승용. 소청룡탕과 유산균 발효 소청룡탕의 약리효능의 비교. 원광대학교 한의학전문대학원. 2009.

▶ 소청룡탕 및 발효 소청룡탕은 암 · 수 ICR 마우스에 단회 경구 투여 시 급성 독성을 나타내는 변화가 관찰되지 않아 저독성인 안전한 약재임을 확인하였다.

이지선 외. 소청룡탕 및 발효 소청룡탕 추출물의 단회투여 독성에 관한 연구. 대한본초학회지. 2011 : 26(4) ; 101-7.

▶ 소청룡탕 발효 시 발효 균주에 따라 소청룡탕의 성분을 변화시키는 정도가 다르게 나타날 수 있으며, 발효 후 증가한 liquiritigenin은 뇌신경 보호작용과 항균 효과에, cinnamyl alcohol은 항염증에 효과가 있는 것으로 알려져 있다. 소청룡탕의 발효 후 성분 변화는 발효 소청룡탕의 효능 강화효과가 관찰되었다.

양민철 외. 유산균 발효에 의한 소청룡탕의 발효 전 후 성분 변화 연구. 한국한의학연구원논문집. 2011 ; 17(3호, 통권 33호) : 115-21.

▶ 갈근탕을 이용한 유산균 발효에 적합한 균주를 선발하기 위하여 3종의 lactobacillus균을 이용하여 발효시킨 갈근탕의 특성을 분석해 본 결과, 발효에 의한 유기산의 생성으로 3종의 발효 갈근탕 모두 pH가 3.8 이하로 저하되었다.

각 lactobacillus들에 의한 갈근탕의 지표물질 중 하나인 isoflavone 배당체 daidzin의 비배당화 활성을 평가한 결과 L. plantarum KFRI 144균주가 89.9%의 가수분해율을 보여 가장 높은 활성을 나타내었다.

이영경 외. 유산균 발효에 의한 갈근탕의 특성변화 분석. Korean J. Food SCI. Technol.. 2011 ; 43(5) : 655-8.

▶ 쌍화탕 발효 기법을 응용하여 발효시킨 유산균 발효 쌍화탕의 단회 투여 경구시험, 염색체 이상시험, 미생물 복귀 돌연변이시험 및 소핵시험한 모든 결과에서 안전성이 뒷받침된 우수한 발효 한방 탕제로 밝혀졌다.

정태호 외. 유산균 발효 쌍화탕에 대한 단회 투여 경구 독성 및 유전 독성 연구. 대한한의학회지. 2011 ; 32(1) : 67-83.

▶ 발효한 쌍화탕 시료는 같은 양의 시료를 투여하였을 경우 항혈전 효과가 더 높게 나타났다.

송병정. 발효 한방 처방의 항혈전 작용 스크리닝과 쌍화탕의 약물동태학/약물동력학모델 개발 연구. 충남대학교 대학원. 2012.

▶ 발효 승마갈근탕이 승마갈근탕에 비해 항산화 효과, 아질산염 소거능, 플라보이드 함량, 항균효과, 카드뮴으로부터의 섬유소세포 보호효과, 폴리페놀 성분 5배 증가, 색상 향기 등의 선호도가 증가됨을 관찰하였다.

인재평 외. 승마갈근탕과 발효 승마갈근탕에 의한 항산화, 항미생물 및 항세포독성 효과. 한국식품영양과학회지. 2014 ; 43(7) : 980-8.

▶ 황련해독탕 및 발효 황련해독탕의 항염증 효과 연구

1. 세포독성 실험결과 황련해독탕(HHT)처리군에서는 0.01, 0.05, 0.1㎎/㎖ 농도에서 70% 이상의 세포생존율이 나타났고, 발효 황련해독탕(PHTT)처리군에서는 0.01, 0.05㎎/㎖ 농도에서 80% 이상의 세포생존율이 나타났다.

2. LPS(lipopolysacchride)는 NO(nitric oxide)의 생성량을 유의성 있게 증가하였는데, HHT군 FHHT군 모두가 모든 용도에서 모두 NO생성 감소가 유의하게 나타났다.
3. 다양한 농도의 황련해독탕과 발효황련해독탕 처리 결과 TNF-á 생성, IL-1â 생성, IL-1â mRNA 발현, IL-6 mRNA발현이 억제되고 IL-6의 생성이 감소되었으며, HHT복용 마우스의 serum TNF-α, IL-1β level은 다양한 dose에서 감소되었다. 따라서 HHT 및 FHHT는 염증성 질환의 치료에 모두 응용가능하나, 대체적으로 HHT의 항염증 효과가 더 뛰어나다고 할 수 있다.

양현주 외. 황련해독탕 및 발효황련해독탕의 항염증 효과. 한방안이비인후피부과학회지. 2011 ; 24(2) : 1-15.

▶ 금은화 건조 엑스 과립 발효약을 이용한 연구 결과
1. 금은화 발효액을 농도별로 실시한 세포독성 검사에서 10, 100, 1,000, 10,000㎍/㎖ 농도에서는 세포독성을 보이지 않았다.
2. Influenza virus 감염 전후 금은화 발효액을 투여한 결과 virus 복제를 억제시키는 효과적인 농도와 시간은 1,000㎍/㎖와 24시간째이며, 전처리에서는 27%, 후처리에서는 80%의 감소율을 보였다.
3. Influenza virus와 금은화 발효액을 직접 혼합하여 실험한 결과 virus 복제 억제 효과가 있었다.

서성숙, 정승기. 발효 금은화의 인플루엔자 바이러스 A형에 대한 저해효과. 대한한방내과학회지. 2009 ; 30(3) : 465-80.

▶ 율피를 전탕 후 발효하여 도포한 결과, 아토피피부염 증상 심각도가 평균 13.17에서 발효율피 도포 후 7.5로 나타났다. 비장 수치가 발효 율피 도포 후 감소하였으며, 염증 관련 유전자도 감소됨을 관찰하였다.

	피부멜라닌지수	피부홍반지수	피부수분지수
도포 전	296.61	264.33	3.15
도포 후	105.86	199.56	17.62

김배진 외. Lactobacillus Bifermentans로 발효한 율피의 항아토피 효과. 한국식품영양과학회지. 2013 ; 42(9) : 1378-86.

▶ 신이 건조분말을 배지혼합 후 발효 사용하여 신이의 폴리페놀 함량, DPPH(1,1-diphenyl-2-picrydrazyl) radical소거능, NO 생성 억제율을 조사한 결과, BB(bifidobacterium breve)를 이용하여 48시간 발효한 신이에서 활성이 최대로 나타났으며, 혈중 호산구 수는 BB 발효신이 투여군과 BB 발효멸균신이 투여군에서 현저하게 감소하였다. 혈소판 수는 BB 발효신이 투여군에서 유의한 수준으로 증가하였고, BB 발효멸균신이 투여군에서는 증가하였으나 유의하지 않았다.

송민경 외. 알레르기 비염 동물 모델에서 유산균 발효 신이의 효과. 한방안이비인후피부과학회지. 2013 ; 26(1) : 35-49.

▶ OVA(ovalbumin) 특이 IgE 수치는 모든 신이 투여군에서 감소하였으며, 특히 비발효신이 투여군과 BB 발효멸균신이 투여군에서 크게 감소하였다. 행동 평가에서 모든 신이 투여군은 대조군에 비해 코를 비비는 횟수가 감소하였는데, 특히 BB 발효신이 투여군과 BB 발효멸균신이 투여군에서 현저하게 감소하였다. 비점막 조직에서 모든 신이 투여군은 대조군에 비해 호산구 침윤 감소효과가 있었으며, BB 발효신이 투여군 > BB 발효멸균신이 투여군 > 비발효신이 투여군 순으로 나타났다.

송민경 외. 알레르기 비염 동물 모델에서 유산균 발효 신이의 효과. 한방안이비인후피부과학회지. 2013 ; 26(1) : 35-49.

▶ LPS 유발 랫트 급성 폐손상 모델을 이용하여 급성 호흡곤란 증후군에 대한 홍국균으로 발효시킨 홍국 발효 시호 추출물과 일반 시호 추출물의 효과 비교평가에서 LPS 투여 전 홍국 발효 시호 추출물을 매일 30, 60 및 120㎎/㎏의 농도로 각각 28일간 경구 투여한 다음 LPS 500 ㎍/head를 단회 기관 내 주입하고, 5시간 후 모든 실험동물을 희생하여 비교한 결과 모든 실험 용량의 홍국 발효 시호 추출물의 전 투여에 의해 LPS 유발 급성 폐손상이 투여 용량 의존적으로 억제되었다.

서영호. 홍국 발효 시호가 LPS로 유발된 급성 폐손상에 미치는 영향. 대구한의과대학 대학원. 박사학위 논문. 2012.

참고문헌

강동희. Lactobacillus 균주로 발효시킨 한약의 기능성 연구. 계명대학교 대학원.

강동희 · 김현수. 유산발효에 의한 발효한약의 기능분석 Korean J. Microbiol. Biotechnol. 2011 ; 39(3) : 259-65.

강민수. 발효 한약재의 기능성물질 검색에 대한 연구. 계명대학교 대학원. 2012. 6.

김성원. 길경배지 유산균이 마우스 대식세포의 NO 및 TNF-α에 미치는 영향. 경희대학교 대학원. 2009.

김용미. 발효한약의 연구동향 연구. 경원대학교 대학원. 일반대학원. 석사학위논문. 2009.

김민경 외. 발효녹용의 균주 선별 및 발효녹용의 생리활성. 2009 ; 38(9) : 1237~42. DOI: 10.3746/jkfn.2009.38.9.1237

김은혜 외. 지황과 발효지황의 생리활성 비교 연구. 동의생리병리학회지. 2012 ; 26(3) : 306-13.

박화용 외. 구미강활탕 및 발효 구미강활탕 추출물의 급성독성 연구. 대한한의학방제학회지. 2012 ; 20(2) : 93-102.

박화용 외. 발효 육미지황탕 추출물의 급성독성 실험 한국한의학연구원논문집. 2009 ; 15(3호, 통권27호) : 93-8.

박효정. 인삼 및 홍삼의 발효에 의한 사포닌 조성 변화에 관한 연구. 수원대학교 대학원. 석사학위논문. 2010.

방성혜. 피부질환에 사용된 발효한약에 관한 문헌고찰.한국한의학연구원논문집. 17(3호, 통권33호) : 55-65.

양민철, 김동선, 정상원, 마진열. Lactobacillus plantarum 발효에 의한 갈근탕의 생물 전환 성분 연구. 한국약용작물학회지. 2011 ; 19(6) : 446-55.

오충선 외. 황련해독탕가미방 발효한약으로 치료한 여드름 환자 증례. 한방안이비인후피부과학회지. 2009 ; 22(3) : 228-36.

차배천, 윤휘철, 이대호, 박재석, 권기록. 열처리 및 발효과정이 인삼 및 산양삼의 Ginsenoside 함량에 미치는 영향. 대한약침학회지. 2010 ; 13(2) : 33-49.

하미애 외. 길경(桔梗)발효 추출물의 알레르기성 소양행동 억제효과연구. 대한본초학회지. 2014 ; 29(6) : 165-73.

Choi Yun-Kyung et al. Research Trends of Fermented Medicinal Herbs-Based on Their Clinical Efficacy and Safety Assessment. Journal of Life Science. 2012 ; 22(12) : 1729-39.

Kim Young-Dong. The effects of Lactobacillus fermented FlosLonicerae on the murine model of Chronic obstructive pulmonary disease. Graduate School of Oriental Medicine, Kyung Hee University. 2009. February.

Shen Feng-yan et al. The Screening of Fermented Medicinal Herbs to Identify Those with Anti-inflammatory Properties. Korean J. Orient. Int. Med. 2009 : 30(1) : 64-73.

Shin Yong-kyu. Evaluation of anti-atopic physiological activities of medicinal herbs fermented with mushroom mycelia in solid state. The Graduate School Kyungpook National University. 2015. June.

Section 20. 환경오염과 노인건강

1. 환경오염에 따른 노인 건강

대기오염이 건강에 미치는 영향에 대한 연구들은 많이 보고되는데, 그중 대기 중 높은 미세먼지 농도는 모든 사람들의 건강에 직접 영향을 준다고 하였다.
실제로 최근 빈번하게 발생하는 대기 중 높은 미세먼지 농도는 심각수준을 넘어 가히 공포의 대상이 되고 있다. 특히 면역력이 약한 어린이와 노인에게는 상당히 나쁜 영향을 준다. 더욱이 기왕에 가지고 있는 호흡질환, 심장질환 환자들은 일상의 활동 제한은 물론 병증을 악화시켜 때로는 심각한 상황으로 내몰리기도 한다.

2. 환경오염과 노인 건강

의술의 발전과 생활수준의 향상으로 평균 수명은 점점 늘어나 우리나라도 2017년 현재 이미 고령화 시대로 진입하였으며, 2026년에는 초고령 사회로 진입할 것으로 예상된다.
이에 환경부에서는 초고령 사회를 대비하여 새로운 정책수립을 위해 실시한 연구로 노령인구의 환경오염 실태조사 및 건강영향평가를 실시하였다.
2001년 1월~2005년 12월까지 5년간 서울 · 부산 · 인천 · 대구 · 광주 · 대전 · 울산 등 7대 도시에서 대표적 대기오염물질인 SO_2 · NO_2 · O_3 · CO · PM 10을 측정하였다(국가에서 운영하는 대기오염측정망 활용). 즉 실내 · 외 공기오염에 대해 만 65세 이상 노령 인구를 대상으로 대기오염이 심혈관계, 호흡기계 질환의 발병에 미치는 영향에 대한 평가를 연구하였다. 대상질병으로는 심혈관계 질병으로 부정맥, 심부전, 허혈성 심질환, 심근경색, 심장질환, 중풍을 대상으로 하고 ,호흡기계 질병으로는 천식, 만성 폐쇄성 폐질환, 만성 기관지염, 폐렴을 대상으로 하였다. 대기오염물질의 일일변화와 대상 질병 입원율의 일일변화 관계 분석은 국민건강보험관리공단에 청구된 입원자료를 활용하였다.

3. 대기오염에 따른 폐렴 입원 인원의 관계

대기오염의 양이 가장 크게 나타난 날을 기준으로 다음과 같이 측정하였다.

NO_2 : 노출 당일, 노출 3~5일, 노출 6일

PM10 : 노출되는 모든 날

CO, SO_2 : 통계적 관련 없음

표 11. 연령별 오염물질의 입원 증가율

연령	오염물질	오염물질의 상승	입원율 증가폭
65세 이상	PM 10	29.74μg/㎥	3%
	CO	0.252ppm	1.6%
	O_3	18.21ppb	8.4%
65세 이하	PM 10	29.74μg/㎥	1.4%
	CO	0.252ppm	1.2%
	O_3	18.21ppb	2.9%

모든 대상 질병에서 대기오염과 병원 입원율에 관련성이 있는 것으로 나타났다. 특히 노인에게 크게 발병한 질병으로는 부정맥, 심장질환, 심부전, 허혈성 심장질환, 천식, 폐렴이며, 대기오염이 심혈관계보다 호흡기계에 더 큰 영향을 주는 것으로 나타났다.

참고문헌

노령인구의 환경오염 실태조사 및 건강영향 평가. 환경부. 2008.

Section 21. 임신 중 호흡기질환의 관리

임신 중 경험할 수 있는 호흡기질환의 관리와 예방은 매우 중요하다.

1. 임신 중 호흡기계의 변화

① 폐활량 : 100~200㎖ 증가
② 흡기 용적 : 임신 말기 약 300㎖ 정도 증가
③ 호기 예비량 : 1,200㎖에서 1,100㎖로 감소
④ 잔류 용적 : 1,500㎖에서 1,200㎖로 감소
⑤ 기능적 잔류용적 : 500㎖ 정도 감소
⑥ 호흡량 : 약 500~700㎖ 증가
⑦ 매분 환기량 : 호흡량의 증가로 평균 40% 정도 증가하여 분당 7.5~10.5 ℓ 까지 증가

2. 임신 중 조심해야 할 질환

1) 감기

산모는 감기에 더 자주 걸리며 한번 걸리면 오래 가는 경향이 있다. 증상이 심하면 양수가 일찍 터지거나(早期破水), 양수감염까지 갈 수도 있다. 감기와 태아기형의 상관관계는 거의 없는 것으로 알려져 있다.

2) 독감

주로 겨울에 유행하며 증상이 없는 환자부터 합병증으로 인한 사망까지 다양하다. 산모 감염으로 기형아 발생이 보고되기는 하나 일관성이 없는 경우가 많다. 독감 예방접종은 일반적으로 할 필요가 없으며 심장병 환자 등 독감으로 부작용이 심하게 나타날 환자에게만 접종을 권장한다.

3) 폐결핵

유병률은 0.2% 정도이며 진단은 객담검체도말 검사나 배양 검사로 이루어진다. 산모로부터 태아에게 결핵이 전염되는 사례는 드물다. 활동성 폐결핵이 동반된 임신부는 저체중아 출생과 조산의 빈도가 2배 이상 증가되고 주산기 사망은 6배 이상 높아진다.

4) 기관지천식

임신 중 2번째로 많은 호흡기질환이다. 천식 환자가 임신 시 1/3은 그 변화가 없고,

1/3은 심해지며, 1/3은 호전된다. 기관지천식이 태아에게 직접적인 영향은 없으나, 산모의 건강 상태 악화로 인해 태아나 신생아에게 영향을 줄 수는 있다. 치료는 임신 중과 정상인에서 큰 차이가 없다.

5) 폐렴

저산소증과 산증(酸症)이 발생하면 태아에게 심각한 문제가 생길 수 있다. 세균성 폐렴에 대해서는 건강한 임산부라면 예방접종이 권유되지 않으나, 당뇨, 후천성 면역결핍증 환자, 심폐질환, 신장질환이 있을 시 예방접종이 요구된다.
바이러스성 폐렴은 대상포진 바이러스와 인플루엔자 바이러스에 의해 발생한다. 인플루엔자는 임신초기 감염 시 태아 신경관 결손 발생빈도가 3배 이상 높고, 말기 감염 시 태반을 통해 태아로 전이가능성이 있다. 대상포진 바이러스는 산모 사망률이 35%에 이를 정도로 치명적이다. 예방접종으로 인플루엔자는 만성 폐질환, 당뇨, 심장질환이 있는 여성에게 적용되며, 수두 예방접종은 임신 중 금기이나 수두에 노출된 면역이 약한 임신부는 노출 뒤 96시간 내외 면역혈청 투여를 권고한다.

6) 폐혈전증

다른 원인에 비하여 감소율이 많이 줄어들지 않는 산모 사망의 중요한 원인이다. 정상분만보다는 제왕절개, 특히 뚱뚱한 사람, 피임약 등 여성 호르몬제를 먹는 사람, 나이 많은 사람, 오래 수술을 한 사람, 암 환자 등에서 발생 빈도가 높다. 약 절반은 수술 후 24시간에 생기지만, 퇴원 준비를 하는 환자에서도 생기며 일부는 퇴원 후에도 생긴다.
와파린은 모유나 모유를 먹는 아이의 혈액에서는 발견되지 않는다. 폐혈전증을 예방하기 위해 다리에 압력 스타킹을 3일 정도 착용하기도 한다.

7) 호흡곤란 증후군

심장 기능 이상 외의 원인으로 갑자기 심한 호흡곤란증이 생기는 것을 가리킨다. 심한 외상 등 많은 조직 손상, 여러 가지 원인의 쇼크, 심부전증, 위 내용물의 기도 흡입, 패혈증, 수혈 부작용, 폐혈전증, 양수 색전증, 소모성 혈액응고장애, 급성 췌장염 등으로 발생할 수 있다.

3. 임신 중 질병의 예방과 치료

1) 임신 중 감기 예방법

① 균형 잡힌 식사

② 충분한 수면

③ 규칙적인 운동

④ 체온유지

⑤ 개인위생과 생활환경 관리 등

2) 감기가 걸렸을 때의 생활습관

① 충분한 수분 섭취

② 비타민 C 섭취

③ 따뜻하게 목욕

④ 수면과 휴식

⑤ 가벼운 운동

⑥ 습도 유지

3) 『동의보감』의 임신 중 금기사항

① 임신 중 성교는 절대 금지

② 임신 중 절대 금주

③ 공사장이나 도축장에 가지 말 것

④ 급격한 감정의 변화를 삼감

4) 임신 중 조리법

① 너무 덥게 입지 않는다.

② 너무 배부르게 먹지 않는다.

③ 술을 너무 취하게 먹지 않는다.

④ 탕약을 함부로 먹지 않는다.

⑤ 침과 뜸을 함부로 쓰지 않는다.

⑥ 무거운 것을 들거나, 높은 곳에 오르거나, 험한 곳에 가지 않는다.

⑦ 지나치게 힘을 쓰면 안 된다.

⑧ 너무 많이 자거나, 누워 있지 말고 수시로 걸어야 한다.
⑨ 크게 놀라면 안 된다.
⑩ 분만 예정인 달에는 머리를 감지 않는다.
⑪ 높이 있는 화장실에는 가지 않는다.

5) 임신 중 감기

임신 중 감기에는 자소증(子嗽證)과 감한증(感寒證)이 있다.

(1) 자소증(子嗽證)

임신 중 오랫동안 기침이 멎지 않는 병증을 가리킨다. 처방으로는 자완탕, 백합산, 천문동음 등을 응용하나, 사용에는 신중해야 한다.

(2) 감한증(感寒證)

임신 중 외부에 존재하는 질병을 일으키는 원인 병사(病邪) 중 한사(寒邪)에 감수된 상한증(傷寒證)이라면 출산 전에는 태아(胎兒)를 든든히 하는 것을 위주로 하고, 산후에는 혈(血)을 보(補)하는 것을 위주로 치료한다. 사용 처방으로는 소시호탕, 궁소산, 총백탕 등을 응용하나, 사용에는 신중을 기해야 한다.

6) 임신 중 침치료 시 피하거나 신중해야 할 혈(穴)자리

합곡·족삼리·곤륜·지음·태충·삼음교 등 하기(下氣)작용이 강한 혈자리와 임신 중 태아의 기(氣)가 길러지는 경맥(經脈)에 뜸이나 침을 놓는 것은 피하거나 신중해야 한다.

7) 임신 중 금기 약물

원화(芫花)·반묘(斑猫)·수질(水蛭)·맹충·오두(烏頭)·부자(附子)·천웅(天雄)·수은(水銀)·파두(巴豆)·오공(蜈蚣)·대저(代赭)·대극(大戟)·사퇴(蛇退)·자황(雌黃)·웅황(雄黃)·아초(芽硝)·망초(芒硝)·괴화(槐花)·견우자(牽牛子)·통초(通草)·망사(硭砂)·건칠(乾漆)·도인(桃仁)·지담(地膽)·동규자(冬葵子)·서각(犀角)·대황(大黃) 등 독성이 있는 약재의 사용을 금한다. 또한 체질 및 증상을 고려하여 피해야 할 약재들이 있으니 신중을 기해야 한다.

참고문헌

김정제. 동양의학 진료요감(상). 동양의학연구원. 1974.

Part 2. 질병편

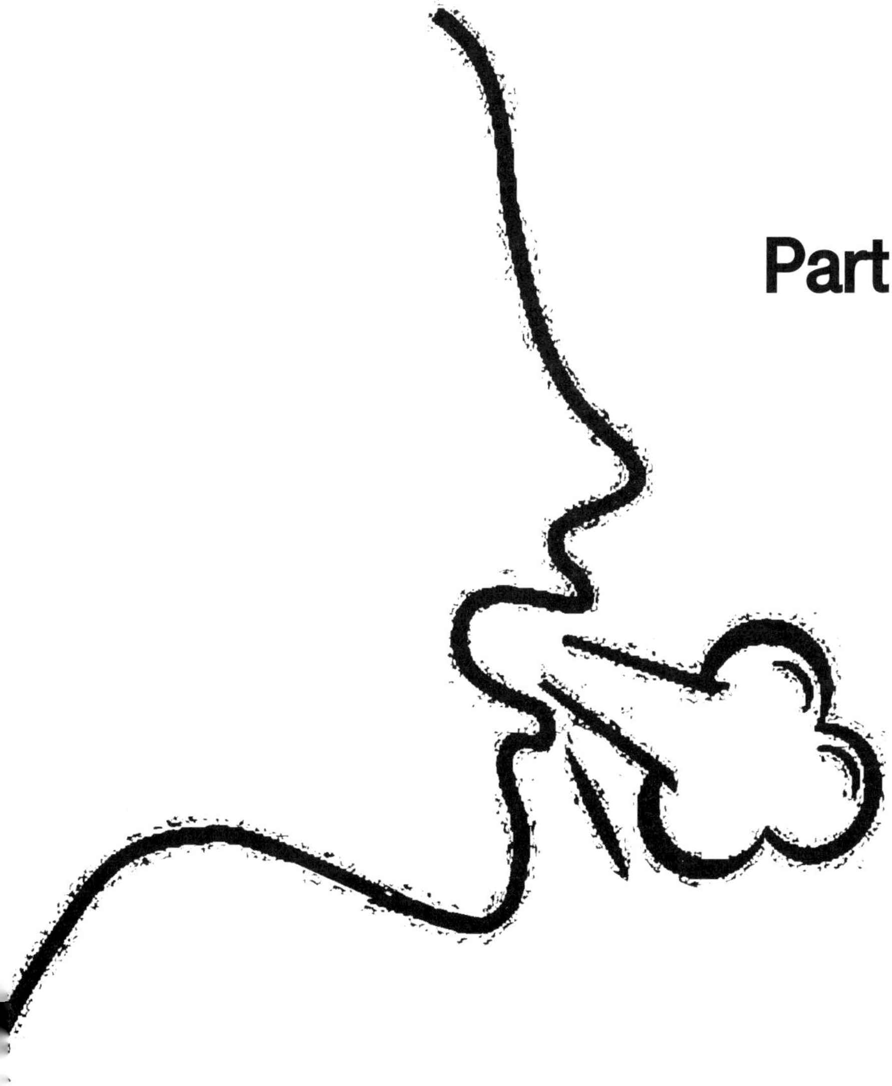

Section 1. 감기

1. 감기(Common cold), 어떤 질환인가?

감기는 일상생활에서 가장 흔히 관찰되는 호흡기질환으로서, 대부분의 사람이 경험하는 호흡기계통의 대표적인 질환이다. 사시사철 쉽게 발병되고 또한 쉽게 치유되어 병으로조차 인식되지 않는 경우가 많다. 그러나 감기는 어린아이나 노인 또는 만성적인 질환을 앓는 사람 등 면역력이 약한 사람에게는 심각한 호흡기질환을 병발시켜 때로는 생명을 위협하는 경우도 있다. 이처럼 감기 그 자체는 큰 문제를 일으키지 않지만 체력이 감소된 상태, 질병을 앓는 사람에게는 합병증 혹은 질병의 악화 등을 유발하는 중요한 인자 중의 하나이다.

1) 감기의 주된 침입 경로와 원인은?

침입 경로는 주로 직접적인 신체의 접촉이나, 기침할 때 기침과 함께 분사되는 작은 물방울(droplet), 에어로졸(aerosol)의 형태로 전파된다고 알려져 있지만 실제로는 콧물이 묻은 손가락이나, 손수건, 휴지 등으로 감염되는 경우를 더 많이 볼 수 있다.

※ 한의학에서 보는 감기의 원인과 증상 및 분류

한의학에서 감기는 인체 생리기능의 저하와 외부의 급격한 환경변화(바람, 온도, 습도 등)에 인체가 적응하지 못하여 발생되는 질환으로 본다.

구체적인 원인으로는 기후변화, 한난실상(寒煖失常), 저항력 감소, 풍사침습(風邪侵襲)으로 볼 수 있으나 인체의 정기 강약에 따른 신체 적응력, 면역 능력에 의해 증상의 차이가 많이 난다.

예를 들면 기후변화로 갑작스런 추위나, 일교차가 큰 날, 바람이 심하게 부는 날에 발병률이 높고, 한난실상으로 외부 환경과 너무 차이나는 실내온도에서 생활할 때 발병하는데 여름에는 에어컨, 겨울에는 강한 난방장치로 신체 적응능력 이상의 변화가 있으면 감기의 발병률이 높아진다. 인체의 기능 중 폐기(肺氣)의 부족으로 인한 호흡기 적응능력의 감소도 발병원인이 되며 너무 편안하고 안락한 환경은 신체의 전반적인 방어력이 약해져 쉽게 감기에 감염되기도 한다.

임상 증상은 신체의 각 장부(臟腑)의 허실(虛實)에 따라서도 약간씩 차이가 있다.

감기의 잠복기는 보통 48~72시간이며, 가벼운 전신권태감, 콧물, 코막힘, 재채기, 인후통, 기침, 목쉼, 후각과 미각의 이상, 발열, 관절통 등이 오기도 한다. 이들 증상은 발병 후 2~4일째 최고에 달하고 5~6일이면 좋아지지만 1주일이 경과하여도 치유되지 않고 증상이 악화되면 기관지염, 폐렴 다른 질환의 병발 내지는 감기 아닌 다른 질환인 경우가 있다.
한의학에서는 감기를 감모(感冒)라고 하는데, 그 구분을 외부 환경인자인 육음(六淫 : 風 · 寒 · 暑 · 濕 · 燥 · 火)에 의한 영향으로 발병하는 외감형(外感型) 감기, 그리고 노약자, 신체허약자, 환자 등에서 나타나는 인체의 생리기능 저하가 더 큰 요소로 작용하는 내상형(內傷型) 감기로 나눈다.

1. 육음(六淫)

음(淫)은 지나치다는 의미로 육기(六氣: 風 · 寒 · 暑 · 濕 · 燥 · 火)가 그 정도에 지나쳐서 인체를 병들게 할 때를 가리킨다. 즉, 육기와 육음은 기후의 정상(正常)과 이상(異常)이라는 점에서 차이가 난다.
1년 사계절의 기후변화는 춘풍(春風), 하서(夏暑), 장하습(長夏濕), 추조(秋燥), 동한(冬寒)으로 생체의 생(生) · 장(長) · 화(化) · 수(收) · 장(藏)을 결정하는데 이러한 정상적인 기후변화에 적응되어 인체는 쉽게 병들지 않는다. 그러나 여섯 가지의 기후에 이상적(異常的)으로 급작스런 변화가 일어나거나 인체의 저항력(正氣)이 저하되면 상대적 평형이 무너져 외부의 변화에 적응할 수 없게 된다. 이때 육기(六氣)는 병을 일으키는 사기(邪氣)가 되고, 생체에 침투하여 병을 일으키는데 이것을 육음(六淫)이라고 한다.
육음(六淫)에는 전염성이 있는 사기(邪氣)를 포함하는데 여기(癘氣), 역려지기(疫癘之氣), 독기(毒氣), 잡기(雜氣) 등이 그것이다.
육음이 질병을 일으키는 데에는 몇 가지 특성이 있는데 계절 및 기후, 생활환경과 관계가 있고, 단독 혹은 두 가지 이상이 동시에 침입할 수도 있으며, 서로 영향을 미치고 변할 수 있다. 예를 들면 장하(長夏)라는 계절이나 습한 곳에서 오래 살면 습병(濕病)이 많고, 풍 · 한 · 습 세 가지의 사기가 동시에 침입하여 비증(痺證)을 이루며, 한사(寒邪)가 오래되어 변하면 열(熱)이 되는 것 등이다.
외부에서 비롯된 육음(六淫) 이외에 임상에서는 풍 · 한 · 습 · 조 · 화의 발병 특징과 유사한 증후를 볼 수 있는데 이를 내풍(內風) · 내한(內寒) · 내습(內濕) · 내조(內燥) · 내화(內火)라고 하며, 장부의 기능실조로 인하여 일어난 병리변화를 가리킨다. 이는 외감육음과 함께 질병의 발생, 발전 과정에 서로 영향을 미친다.

2. 감기

1) 외감형 감기

외감형 감기는 대체로 풍한형(風寒型) · 풍열형(風熱型) · 협습형(挾濕型) · 협서형(挾暑型) · 시행형(時行型) 감기 등으로 나눈다.

풍한형과 풍열형은 보통 일반적인 감기에서 많이 보인다. 풍한형은 오한, 발열, 기침과 함께 맑은 콧물이 흐르고 땀이 나지 않으며 두통 등의 증상이 나타난다.
풍열형은 오열, 기침과 함께 땀이 나며 입이 마르고 목이 아프며 누렇고 탁한 콧물이 흐르고 사지에 산통이 나타난다.
협습형은 감기 증상과 더불어 만성 위장질환이 있는 사람에게서 흔히 보는 형태로 소화기 증상, 즉 복통과 설사, 구토 등의 증상과 머리가 무거운 증상이 나타난다.
협서형은 여름철에 많이 발생하는데 발열과 함께 갈증이 심하며, 소화기 증상도 함께 나타나는 것이 특징이다.
시행형 감기는 influenza virus 감염에 의한 것으로 유행성 감기에서 많이 볼 수 있으며, 고열과 심한 두통 및 전신통이 많이 나타나고 심하면 혼미한 증상까지 나타난다.

2) 내상형 감기

내상형 감기는 고령, 체질허약자, 큰 병을 치른 뒤 정기가 회복되지 않은 사람, 반복되는 감기를 앓는 사람 등에 잘 발생한다. 이는 저항력이 약하고 우리 몸의 피부표면에서 보호작용을 하는 기운이 치밀하지 못해 병을 일으키는 인자의 침입을 잘 받기 때문이다.
한의학에서는 우선 신체의 대사능력이 떨어진 기허(氣虛)·양허(陽虛) 증후군과 영양물질의 부족현상이나 대사기능의 과도한 흥분 상태인 혈허(血虛)·음허(陰虛) 증후군으로 나누어 치료한다. 한의학에서는 기허·양허 환자에게 해열제나 항생제의 과다투여는 일시적으로는 열이 떨어지고 염증 현상이 낫는 것 같지만 이러한 치료는 신체의 대사능력을 더 저하시켜 신체의 정상적 회복을 방해하는 결과를 초래하므로 만성적인 감기 증상을 나타내게 된다고 본다.

2) 왜 감기에 걸리나?

감기는 코, 인후, 기관지 등 호흡기점막의 급성 염증성 질환이다. 알레르기성 질환의 총칭으로 급성 비염, 급성 인두염, 급성 후두염, 급성 편도염, 기관지염, 인플루엔자, 그 밖의 바이러스성 상기도감염증 등으로도 불린다. 이들 질환은 콧물, 재채기, 기침, 발열이나 목이 아픈 증세 등 감기 증후군이라 할 공통점이 많아 이들을 통틀어 '감기'라고 한다.

감기의 원인균은 수 없이 많으나 세균성 감염은 25%로 비교적 드물고, 대부분이 바이러스성 감염이다. 감기는 200여 개 이상의 서로 다른 종류의 바이러스가 일으킨다. 그 중 30~50%가 리노바이러스(rhinovirus)이고 10~15%가 코로나바이러스(coronavirus)이다.

성인은 평균 1년에 2~4회, 소아는 6~10회 정도 감기에 걸리는데, 감기 바이러스는 사람의 코나 목을 통해 들어와 감염을 일으킨다. 그러나 감기가 바이러스 한 가지 원인에 의해 감염이 되는 경우는 드물고, 대부분 한랭이나 먼지의 자극, 체온분포의 불균형 등이 유인 역할을 하여 바이러스의 감염을 일으킨다.
감기는 감기 바이러스에 감염된 환자의 코와 입에서 나오는 분비물이 재채기나 기침을 통해 외부로 나오면 그 속에 있는 감기 바이러스가 공기 중에 존재하다가 건강한 사람의 입이나 코에 닿아 전파된다. 따라서 감기 환자와 가까이 있거나 사람이 많은 곳에 감기 환자가 있으면 감기 바이러스가 잘 전파된다.
이러한 호흡기 감염 경로 외에 감기 환자의 호흡기 분비물이 묻어 있는 수건 등을 만진 후 그 손으로 눈이나 코, 입 등을 비볐을 때도 감기 바이러스에 감염된다.
계절적으로는 실내에서 생활하는 시간이 많은 가을과 겨울에 감기에 더 잘 걸리며, 겨울이 없는 지역에서는 우기에 감기에 더 잘 걸린다.
독감은 감기와 일부 증상이 비슷하기는 하지만, 원인 바이러스가 다르며 증상이나 합병증 그리고 치료법도 다르다.

2. 감기, 알면 이긴다

1) 감기는 예방이 최고

최근에는 미세먼지와 황사가 자주 발생하여 호흡기 건강에 나쁜 영향을 주고 있다. 또한 주거환경도 예전과는 달리 외부에서의 오염된 공기 흡입과 건조하기 쉽고 오염되기 쉬운 실내나 지하 생활권에서 생활하는 시간이 길어져 호흡기질환의 대표적인 질환인 감기를 자주 앓는 사람이 많다.
감기의 유형도 다양한데, 몸살감기, 콧물감기뿐만 아니라 목감기, 코감기, 열감기, 기침감기 등 나타나는 증상의 형태도 다양하고 또한 이들 증상이 복합적으로 나타나는 경우도 늘어나면서 전문적인 치료와 함께 예방에도 많은 관심이 필요한 시점이다.
한의학에서는 '정기존내(正氣存內) 불가가간(邪不可干)'이라 하여 감기예방에 인체대사와 면역기능을 정기로 보고 이것이 올바르게 기능해야 나쁜 기운인 사기가 침입하지 못한다고 본다.
특히 한의학에서는 사람 개개인의 병에 대한 저항력을 중시하기 때문에 감기를 예방하는 데에도 한의학적 이론이 그대로 적용된다.
인체가 외부의 사기에 저항하여 몸을 보호하는 작용을 정기라 하는데, 이 정기를 기르는 방법과 음양의 조화를 맞추는 것이 기본이 된다. 여기에 개인위생 관리와 함께 사람마다 나타나는 주 증상을 변증 분류하고 이에 따른 장부의 허실 상태를 파악하여 그에 맞는 약물을 선택한다면 감기 예방에 충분히 도움이 될 것이다. 감기를 예방하는 데는 개인의 위생관리도 매우 중요하다. 평소 생활 속에서 실천해야 할 감기 예방 위생관리원칙 10가지를 요약하면 다음과 같다.

① 과로를 피하고 규칙적인 생활을 한다. 몸을 과로하게 하는 것은 폐를 상하게 하는 원인이 된다.

② 충분한 휴식과 균형 있는 영양섭취를 한다.

③ 추울 때는 몸을 따뜻하게 하고 보온에 신경을 쓴다.

④ 감기가 성할 때는 사람이 많이 모이는 장소를 가급적 피하고 외출 후 돌아오면 반드시 손발을 깨끗이 씻고 양치를 하는 등 개인위생에 신경을 쓴다. 이렇게 하면 감기의 감염 빈도를 낮출 수 있다.

⑤ 실내 공기를 건조하지 않게 하며, 환기에도 관심을 갖는다. 호흡기는 건조한 것을 싫어한다.

⑥ 충분한 수분섭취를 한다. 이는 기도를 청결하게 하는 데 도움이 된다.

⑦ 적절한 운동도 감기 예방책이다. 새벽운동을 할 때는 머리와 발끝까지 충분히 보온이 되는 옷차림으로 해가 뜬 뒤에 하는 것이 좋다.

⑧ 정상적인 체온을 유지한다.

⑨ 긍정적인 생각과 적극적인 생활을 한다. 이 또한 인체의 저항력을 증가시킨다.

⑩ 냉수마찰, 건포마찰 : 인체의 최초 방어벽인 위기(衛氣) 강화를 위해 날씨가 따뜻할 때는 냉수마찰, 추운 계절에는 건포마찰(마른 수건으로 피부를 마찰시킴)로 피부를 자극해 외부 환경에 대한 적응력을 키워나가는 것도 감기 등 호흡기질환을 예방하는 좋은 방법 중 하나이다.

2) 감기에 잘 걸리는 사람은 따로 있다?

사람마다 체질적인 차이는 있으나 일반적으로 감기에 잘 걸리는 사람의 유형은 다음과 같다.

- 선천적으로 폐기능이 약한 사람
- 병을 앓고 난 후 또는 과로로 인하여 인체의 저항력이 떨어져 있을 때
- 호흡기도가 지나치게 민감한 사람
- 암 환자
- 식이습관이 나쁜 환자

- 비정상적인 다이어트
- 우울증 환자
- 수면부족, 운동부족, 육체적 · 정신적 스트레스가 심할 때(이때는 바이러스에 대한 감수성이 증가해 감기에 잘 걸림)
- 어린이, 노인 등 면역력이 떨어져 있는 사람
- 당뇨, 폐질환, 영양부족, 신부전 같은 만성 질환을 앓는 사람

이런 유형의 사람들은 비교적 감기에 취약하므로 평소 각별한 관리가 필요하다.

※ 한의학에서 보는 감기의 원인과 종류

1. 한의학에서는 감기의 원인을 어떻게 보는가?

한의학은 기후의 변화와 한난실상(寒暖失常), 그리고 사람의 저항력 감소를 원인으로 꼽는다. 일반적인 감기의 주요 증상으로 몸이 오싹오싹 춥거나, 열이 나거나, 머리가 아프고, 피로감을 호소하며, 콧물, 코막힘, 재채기, 목이 간질간질함 등이다.

2. 한의학에서는 감기를 어떻게 나누는가?

한의학에서는 대체로 감기를 일으키는 원인인자에 따라 6가지로 분류해 치료한다.
풍한형(風寒型) · 풍열형(風熱型) · 협습형(挾濕型) · 협서형(挾暑型) · 시행형(時行型) 감기, 노인 및 오랜 병환에서 기력 저하 시 발병되는 허증(虛症) 감기로 구분한다.
각각에서 나타나는 일반적인 증상은 다음과 같다.

(1) 풍한형 감기

일교차가 심하거나 환절기에 나타나는 감기로서 단순하고 일반적인 감기의 형태이다. 오한과 미열이 있으며, 재채기와 맑은 콧물이 나고, 목이 간질간질하며 두통이 있으나, 땀은 흘리지 않는다.

(2) 풍열형 감기

발열을 동반하는 감기로서 대개는 봄철에 많이 발생하며 따뜻한 겨울철에도 많이 발병한다. 오열(惡熱)이 나고, 입이 마르면서, 목이 아프고, 기침을 한다. 누런 콧물과 가래를 뱉고, 사지가 쑤시는 증상이 나타난다. 땀을 많이 흘리고, 머리가 아프면서, 뼈가 쑤시고, 가슴이 답답하며, 가래를 많이 뱉고, 설사를 하는 것이 특징이다.

(3) 협서형 감기

대부분 여름철에 주로 발병하며, 많은 사례에서 위장 증상을 동반한다. 여름감기인데 땀을 흘려도 열이 내리지 않고, 가슴이 답답하며 갈증을 많이 느끼고, 토할 것 같은 증상이 나타난다.

(4) 협습형 감기

대부분 비를 많이 맞거나, 습도 높은 환경에서 오랫동안 생활하거나, 습지에 오랫동안 앉아 있거나 누워 있을 때 잘 걸린다. 발열, 몸 전체 열감, 손이 젖을 정도로 땀을 흘리며, 몸이 무겁고, 전신 관절에 통증을 느끼는 등의 증상이 나타난다.

(5) 시행형 감기

유행성 감기이다. 고열이 나타나며, 두통이 심하고, 전신이 아프며, 콧물이 나며, 심하면 정신이 혼미해지기도 한다.

(6) 허증 감기

고령자나 허약자, 또는 오랜 병상생활 후 저항력이 약할 때 생긴다. 여기에는 기허(氣虛), 혈허(血虛), 음허(陰虛), 양허(陽虛) 등으로 다시 분류한다.

대체적으로는 권태 피로하며, 입이 마르고, 때에 따라 오한 증상과 발열 증상을 동반하기도 한다.

이렇듯 한의학에서는 감기의 종류를 다양하게 구분하여 각각에 맞는 치료를 선택한다.

3) 감기에 도움 되는 차

"가을날 더운 것과 노인 근력 좋은 것은 못 믿는다"고 하였듯이 아무 문제 없다가 갑자기 건강에 빨간불이 들어온다는 속담이다. 특히 환절기여서 일교차가 큰 가을은 면역력이 무너져 없던 병이 생기고, 기존 질환이 악화되는 단초를 제공한다.

한방차는 건조하고 쌀쌀한 환절기에 인체의 면역력을 높이고 몸을 따뜻하게 해 신진대사를 돕는다. 차 한잔을 마셔도 건강을 생각하고 마시는 지혜가 필요하다. 환절기 건강관리에 도움이 되는 한방차의 종류와 효과를 소개한다. 차로 즐길 수 있는 한약재는 국화 · 진피(말린 귤껍질) · 대나무잎 · 감잎 · 구기자 · 모과 · 당귀 · 생강 · 계피 등 다양하다.

- 초기 감기 : 진피차
- 감기로 기력이 없을 때 : 대추차
- 감기로 인한 안구 건조증 : 감잎차
- 피로와 기침 : 모과차
- 초기 발산 : 생강차
- 땀을 많이 흘릴 때 : 계피차 등이 도움이 된다.

4) 감기와 독감은 다른 질환

감기 증상이 심하면 독감으로 생각하는 사람이 많은데 잘못된 생각이다.

감기와 독감은 서로 다른 질환인데, 다른 점 몇 가지를 살펴본다.

첫째, 감기와 독감은 증상에 다소 차이가 있다. 감기는 때로 두통, 약간의 오한을 동반하는 전신 증상이 있을 수 있으나, 주로 콧물, 재채기, 기침, 인후통, 가래 등 호흡기계 증상을 일으키다가 보통은 7~10일 사이에 증상이 사라진다. 독감은 호흡기 증상도 있으나 38℃ 이상의 고열과 갑작스러운 오한, 심한 근육통, 피로감, 설사 등 전신 증상을 일으키며, 심하면 증상이 3주 이상 지속된다.

둘째, 합병증을 일으키는 정도에도 차이가 있다. 감기는 충분한 휴식과 영양섭취만 해도 대개 좋아지지만, 독감은 심하면 죽음까지 부르는 치명적 질환이다. 감기는 증상이 심해 당장 일상생활이 힘들 때 대증치료를 하지만 합병증을 일으키는 경우는 매우 드물다. 독감은 폐렴, 중이염, 뇌염, 이하선염, 심근염 등의 합병증을 일으키고 영유아 돌연사의 원인이 된다. 노인이나 당뇨병 환자, 심장질환자 등은 독감으로 인한 합병증 때문에 사망하는 일이 비교적 흔하다. 기존에 천식이나 폐질환, 심부전 등 기초질환을 앓고 있는 환자가 독감에 걸린다면 그 질환을 더욱 악화시키기도 한다. 면역력이 약한 소아, 노약자, 만성 질환자는 증상이 더욱 심하게 나타날 수 있으며, 다른 합병증을 유발시킬 수 있으므로 적극적인 치료가 필요하다.

셋째, 원인이 되는 바이러스가 다르다. 감기는 리노바이러스와 코로나바이러스 등 200여 종의 감기 바이러스 가운데 하나에 감염되어 걸리고, 독감은 인플루엔자 바이러스에 의해 발병하는 급성 발열성 질환이다. 독감을 일으키는 인플루엔자 바이러스는 인체 내에서 복제를 거듭하면서 세포를 파괴하며, 손상된 세포는 2차적으로 세균에 감염되기 쉽다.

넷째, 발병하는 시기나 유행하는 시기에 차이가 있다. 감기는 사시사철 언제든 발생할 수 있지만, 인플루엔자라 불리는 유행성 독감은 특정한 유행 시기가 따로 존재한다. 우리나라는 주로 10월부터 이듬해 4월 사이에 유행하며, 가을에서 겨울, 겨울에서 봄으로 넘어가는 환절기에 많다.

다섯째, 예방에도 차이가 있다. 감기는 개인위생 관리 외에 특별한 예방법이 없지만, 독감은 백신 접종을 통해 예방이 가능하다. 독감백신은 인플루엔자가 유행하기 전에 미리 접종하는 것이 효과적이다.

5) 감기 예방의 생활수칙

일반적인 감기 예방의 민간요법은 다음과 같다.

① 정상적인 체온 유지
② 주위 환경을 지나치게 건조하지 않게 함
③ 사람이 많이 모이는 곳, 먼지가 많은 곳에 노출을 피함
④ 귀가 직후 항상 손발을 잘 씻음
⑤ 과로를 피하고 적절한 운동과 단백질, 비타민 등의 충분하고 다양한 영양 섭취
⑥ 일교차가 심할 때는 얇은 옷을 여러 벌 입어 주위 환경에 맞추어 체온을 조절함
⑦ 청소와 환기를 자주하여 집안의 곰팡이와 먼지를 없앰

6) 감기에 유용한 자가(自家)요법

감기에 걸렸을 때 또는 감기 예방에 유용한 자가요법은 치료약이라기보다는 적절한 치료와 함께 시행하면 보다 나은 치료효과와 증상 해소에 도움이 될 수 있다. 손쉬운 자가요법은 다음과 같다.

(1) 초기 감기

귤껍질에 대추를 적당량 넣고 끓여 꿀을 약간 타서 마시든지, 계피 15g에 대추 10개 정도와 생강 6g 정도를 끓여 차로 마신다.

(2) 기침을 위주로 하는 기침감기

뽕나무껍질과 살구씨 각 4g을 1회 분량으로 하여 달여 마시거나, 호도를 달여 먹거나, 생강차를 마셔도 도움이 된다.

(3) 목감기

도라지 20g에 귤껍질 10g을 1회 분량으로 달여 목을 적시는 기분으로 서서히 삼키면 효과적이다. 이때 감초를 넣으면 더욱 좋다.

호흡기질환에 폭넓게 이용되는 차로는 오미자차가 대표적인데, 이것은 감기뿐만 아니라 모든 호흡기질환 및 예방에도 효과적으로 이용할 수 있다. 기호에 맞게 차로 마시면 도움이 된다.

감기는 보통 한번 걸렸다가 자연치유가 되기 때문에 흔히 감기를 가볍게 여기는 경향이 있고, 때로는 병으로조차 인식하지 않기도 한다. 그러나 감기는 만병의 원인이라고 표

현되는 것처럼 그 병태 양상의 변화가 심하여 어떤 때는 치명적인 합병증으로 작용하기도 한다. 그러므로 평소 감기의 예방에 힘써야 하고, 일단 감기에 걸렸을 때는 민간요법에만 기대지 말고 초기부터 전문한의사와의 상담을 통해 적절한 치료를 받도록 한다.

7) 감기치료

감기의 일반적인 치료법으로는 충분한 영양 섭취와 함께 안정과 보온이 필수적이며 충분한 수분섭취 및 실내습도의 적정유지 또한 필요하다.

※ 한의학에서의 감기치료

감기의 치료법으로는 초기에 땀을 내는 발한법(發汗法)을 많이 사용하는데 병사를 밖으로 내보내는 적절한 방법이기는 하나 지나친 발한은 신체의 허약을 더욱 초래하므로 조심해서 응용해야 한다. 한의학에서는 땀도 진액(津液)으로 간주한다.

감기발병 시 신체기능의 강약에 관계 없이 대증요법으로 해열제, 진통제, 항생제 등의 약물만 투여한다면 신체기능이 떨어져 있는 사람에게는 지나친 발한으로 몸의 피로가 더욱 심해지거나 소화기 장애가 나타나든지 혹은 병이 점차 진행되는 부작용이 생길 수도 있다.

한의학에서는 감기의 원인 및 임상 증상과 함께 개인의 신체적 · 기능적 강약 등을 종합적으로 판단하여 적절히 투약함으로써 위와 같은 부작용을 감소시킨다.

복합 감기엔 약물과 침 등으로 '복합치료' - 감기의 종류와 '맞춤처방'

감기는 원인에 따라 풍한형(風寒型), 풍열형(風熱型), 협습형(挾濕型), 협서형(挾暑型), 기허형(氣虛型)과 같은 일반 감기와 시행형(時行型)과 같은 유행성 감기와 독감형태로 나뉘며 이에 따라 증상과 치료법이 다르다.

한의학에서는 그 치료법과 처방도 다양하여 감기 환자 개인의 특성에 맞는 맞춤처방으로 치료하여 좋은 효과를 거두고 있다.

감기에 걸렸을 때 주로 느끼는 증상으로는 몸살감기, 콧물감기, 목감기, 코감기, 열감기, 설사를 동반한 감기 및 기침감기 등이 있다. 그러나 요즘은 예전보다 증상이 심하게 나타나거나 앓는 기간도 길어지고 증상 또한 복합적으로 나타나 일상생활에 지장을 주는 경우가 많다.

일반 감기 증상은 치료가 되었으나 기침이 잘 낫지 않고 오랫동안 지속될 때는 감기가 아닌 다른 질환의 증상이 아닌지 전문적인 진찰과 함께 치료를 받아야 한다.

치료는 발병 원인에 따른 약물요법과 장부기혈의 허실, 이에 동반하는 임상 증상 및 개인의 기력 허실 상태에 따라 약물을 선택하여 투여한다.

참고로 환절기나 겨울철에 주로 많이 앓는 풍한형 감기에는 행소탕(杏蘇湯), 풍열형 감기에는 연교패독산(連翹敗毒散), 감기에 만성 위장질환을 겸하거나 장마와 같은 습기가 많은 계절, 또는 습한 곳에서 오래 활동한 후 주로 발병되는 협습형 감기에는 형방패독산(荊防敗毒散), 곽향정기산(藿香正氣散) 등으로 치료하면 좋다. 여름감기에는 가미향유산(加味香兪散), 노인이나 체질이 허약한 사람에서 주로 보이는 기허형 감기에는 삼소음(蔘蘇飮), 유행성 감기에는 연교패독산(連翹敗毒散), 상국음(桑菊飮), 시갈해기탕(柴葛解肌湯)을 써서 치료한다.
필요에 따라서는 호흡기의 기능 강화에 도움이 되는 혈(침을 놓는 자리)을 이용한 침요법과 뜸요법, 아로마요법을 응용한 증상의 개선, 각 병증에 맞는 단미요법 지도 등으로 치료한다.

3. 유행성 감기

1) 유행성 감기란?

유행성 감기는 독감바이러스로 말미암아 일어나는 일종의 호흡기계 전염병이다. 유행기간은 주로 겨울 · 봄철인데, 이때 독감바이러스에 접촉한 경력이 있으면 집단 발병하기도 한다.
전파는 주로 기침이나 재채기 등을 통하여 감염자의 기도 내 분비물이 밖으로 작은 물방울로 확산 되는데 이때 떠다니는 비말을 통해 감염 전염된다.
임상적 특징은 중독 증상이 명료하여, 오한(惡寒), 고열(高熱), 두통, 온몸이 쑤시고 아프며, 무기력한 증상이 나타난다. 호흡기계 증상은 코 막힘, 콧물 등 비교적 가벼우나 전신 상태는 매우 중하게 나타난다.
유행성 독감은 치료의 시기를 놓치거나, 역학적인 원인을 찾는 데 소홀하거나, 방역시기를 놓치면 쉽게 폭발적으로 일어나 대유행을 일으킨다. 신종플루로 전 세계가 긴장했던 사례가 좋은 예이다.
한의학에서는 온역(溫疫)질환 중 풍온(風溫), 춘온(春溫), 동온(冬溫), 서병(暑病), 추조(秋燥) 등의 범위로 본다.

2) 독감의 분류

독감의 분류는 나타나는 임상 증상에 따라 일반적으로 단순형 · 폐렴형 · 중독형 등으로 나눈다.
유행성 감기이더라도 특별한 치료 없이 저절로 회복되는 경향이 있으나, 감기를 앓는 동안 감기 증상이 일상생활을 힘들게 하며, 면약력이 약하거나, 기왕의 호흡기질환을 앓는 환자, 노인과 유소아는 타 합병증을 일으키기도 한다. 또한 다른 사람에게 감염시킬 수 있기 때문에 증상이 나타나면 적극적인 치료가 필요하다. 많은 증례에서 나타나는 병증은 단순형이며 예후가 비교적 좋다. 영유아, 노인, 혹은 면역기능이 저하된 사람에게서는 폐렴형이 많이 나타나며 예후가 비교적 나쁘다.

3) 병증의 진행 과정

한의학에서 온역질환의 전변되는 과정인 위기영혈(衛氣營血) 변증(辨證) 과정을 거친다.

초기 위분(衛分)을 침범했을 때는 오한, 발열, 두통, 구갈, 마른기침, 권태감, 등이 나타난다. 조금 진행하여 기분(氣分)으로 침범하면 번갈증과 물을 많이 찾고 땀을 흘리며, 숨도 약간 가빠진다. 더욱 진행하여 영분(營分)으로 침범하면 번열감과 함께 불안해하며 때로는 헛소리를 하게 된다. 더욱 깊이 혈분(血分)으로 침범하면 땀을 비오듯 흘리며 정신이 몽롱해지고 얼굴은 창백해진다.

4) 치료

치료에는 그 시기를 놓치지 말아야 한다. 유행성 감기의 치료는 주로 대증치료이며 해열, 진해(鎭咳)를 포괄한다. 중독형 독감, 특히 노년기와 신체가 허약한 환자는 면역기능을 증강시켜 빠른 회복에 도움을 주도록 한다.

유행성 감기가 지닌 진행 과정상의 특징적이고 각기 다른 증후군마다 다른 병증에 한의학의 맞춤치료 원칙과 서양의학적 치료를 함께 결합하면 전신 증상을 완해시키는 작용이 뚜렷하고 병정을 단축시킬 수 있다.

한의학에서는 독감을 온병(溫病), 시행감모(時行感冒)에서 그 치료 원칙을 찾으며, 개인별 독감의 증상을 변증 분류하여 치료하는 데 약물요법을 위주로 하며 소풍해표(疎風解表), 청열해독(淸熱解毒)을 근간으로 한다. 여기에 각 증상을 완화시키는 약재를 선택하여 치료한다.

(1) 일반관리

① 격리치료, 휴식

② 물 많이 마시기, 소화 잘되는 음식 섭취

(2) 병증의 진행 과정에 따른 치료

병증의 진행 과정에서 나타나는 증상들을 잘 판단하여 그 과정에 맞는 치료 원칙을 찾는 것이 중요하다.

만약 치료 시기를 놓치거나 그 과정이 아닌데 다른 치료 원칙을 선택하여 치료를 잘못해서는 안 된다. 만약 증상이 비교적 중하거나, 노인이나 허약하여 질병에 대한 저항력이 부족하다면 전형적인 진행 과정인 위분(衛分)에서 기분(氣分)으로, 기분(氣分)에서 영분(營分)으로, 영분(營分)에서 혈분(血分)으로의 정상적인 진행 과정인 위기영혈(衛氣營血) 과정을 거치지 않고 바로 더 위중한 단계로 들어가는 경우가 있으니 더욱 신중하게 치료해야 한다.

5) 예방

독감은 예방이 매우 중요한데, 그 방법은 다음과 같다.

(1) 감염경로 차단

단체활동이나 많은 사람이 모이는 곳에 출입을 줄이고, 접촉자는 반드시 마스크를 쓴다. 실내는 너무 건조하지 않게 적절한 습도를 유지한다. 외출 후 돌아와서는 손 씻기, 양치 등 개인위생에 신경을 쓴다.

(2) 백신예방

예방백신의 접종도 도움이 된다. 매년 유행할 것으로 예견되는 독감 바이러스를 가정하여 해마다 접종한다.

예방접종을 하더라도 독감 바이러스 중 특정 바이러스에 대한 예방 기능은 있으나, 모든 감기에서 해방되는 것은 아님을 알아둘 필요가 있다.

(3) 약물예방

피로, 면역력 저하 등은 외부로부터 침입하는 병사의 방어 능력을 떨어뜨려 질병에 잘 이환된다. 특히 호흡기계통은 호흡을 통하여 외부의 공기를 마시고 내뱉는 기관이어서 외부에 노출된 장기나 다름 없다. 이때 체내 면역력 저하는 감염질환에 이환되기 좋은 환경을 만든다.

한의학에서는 전체적인 폐의 기운을 높여주는 약재의 선택과 함께 개개인의 장부 허실 상태와 호흡기질환에서 나타나는 특징적인 증상을 파악하고 그에 맞는 약재를 선택 복용한다. 따라서 평소 면역력을 높이는 약재 중 특히 호흡기계통의 면역력을 높이는 인삼 · 사삼 · 오과차 · 생맥산 등의 약재를 복용하면 독감 예방에 도움이 될 것이다.

6) 독감을 예방하는 식이요법이나 생활습관

한의학에서는 인체 대사와 면역 기능을 정기(正氣)로 본다. 따라서 이것이 올바르게 작용하면 외부로부터 병사(病邪)가 침입하지 못한다. 그러므로 개개인의 병에 대한 저항력(정기)을 기르는 데 힘쓰는 한편, 장부의 허실 상태를 파악하여 그에 맞는 약재를 사용하여 예방에 힘써야 한다.

7) 독감은 왜 무서운 병인가?

독감은 일반 감기와 달리 나타나는 증상이 중하고 변화도 심하여 다른 합병증을 일으킬 수 있다. 독감에서 나타나는 고열, 두통, 전신 근육통, 기침, 가래, 심한 피로감 등은 평소 건강한 사람이더라도 고열로 인해 의식이 혼미해질 수 있다.

특히 선천적으로 폐(肺)의 기운이 약한 사람이나, 병후 또는 과로로 인하여 저항력이 떨어진 사람, 호흡기계가 지나치게 민감한 사람, 어린이, 노인, 만성적인 질환을 앓고 있는 사람, 나쁜 식이습관이 있거나 비정상적인 다이어트로 인하여 면역력이 떨어진 사람은 반드시 전문 의료기관에서 치료를 받아야 한다. 특히 이들은 폐렴과 같은 합병증이 발병할 수도 있는데, 이때 만성적인 폐질환이나 심장질환을 앓고 있는 사람은 생명이 위험할 수도 있다.

8) 독감을 집에서 치료할 수 있는가?

독감도 일반 감기처럼 적절한 휴식과 안정을 취하면서 일정한 기일이 지나면 자연 치유된다. 그러나 나타나는 증상의 양상이나, 급격한 증상의 변화, 합병증 유발, 타인에게 전염 등을 고려하면 혼자서 치료하는 것은 매우 고통스럽고 위험하다. 반드시 전문 의료기관에서 치료를 받아야 한다.

전문적인 치료와 함께 치료 기간을 단축하거나, 증상을 개선하는 데 도움이 되는 것으로는 우선 충분한 수분섭취이다. 수분섭취는 발열로 인한 수분증발을 막고 가래의 배출도 원활하게 도와준다. 또 신선한 야채를 많이 섭취하면 좋다.

9) 독감치료에 도움이 되는 음식이나 약초

매실은 가래를 삭이고 기침을 완화시키는 작용이 있으므로 개인의 기호에 맞게 먹는다. 무는 심한 기침을 완화시키고 가래의 배출이 쉽게 해주며, 소화와 수분공급에 도움이 된다.

10) 이런 사람은 감기 예방에 관심을 갖자

호흡기를 괴롭히는 대기오염, 방향제, 각종 스프레이에서 나와 호흡기로 흡입되는 수많은 종류의 화학물질, 흡연 등 개인 기호품을 통한 유독물질의 흡입 등 그야말로 호흡기는 무방비 상태에 놓여 있다.

감기는 일반적으로 시간이 지나면 회복되는 가벼운 질환으로 인식한다. 그러나 감기는 일상생활에서의 괴로움과 불편함을 넘어 때로는 생명에 치명적인 질환이 되기도 한다. 따라서 감기는 미리미리 예방하여 걸리지 않는 것이 가장 최선의 치료법이다. 그러나 그것이 말처럼 쉽지는 않다. 그렇더라도 우선 내 몸의 상태를 제대로 알고 적절히 대응하는 것이 도움이 된다. 특히 평소 감기에 잘 걸리는 사람이라면 더 조심해야 하고, 아래의 증상이 나타난다면 각별히 조심해야 한다.

- 환절기에 감기 증상이 있을 때
- 몸이 피곤하여 감기 증상이 있을 때
- 사시사철 감기 증상이 있을 때
- 어린이, 노약자처럼 면역력이 약해 있을 때
- 감기 증상이 오래 갈 때
- 만성적인 호흡기질환을 앓고 있을 때
- 만성 질환을 앓아 몸이 허약할 때
- 알레르기 비염 증상이 있을 때
- 직업적으로 오염된 공기나, 건조하고 먼지가 많은 곳에 장시간 노출될 때
- 밀폐된 곳, 지하에서 오래 생활할 때

※ 한의학적인 감기치료

1. 한의학적인 감기치료의 장점

일반적인 감기도 사람에 따라 나타나는 증상이 다양하고 그 원인도 다양하며 이환 기간도 사람마다 다르다.

감기의 원인은 많은 경우 외감(外感 : 외부로부터 병사의 침입)으로 인하여 발병한다. 외감 병사로는 육음(六淫) 즉 풍(風) · 한(寒) · 서(暑) · 습(濕) · 조(燥) · 화(火)가 있는데, 이들의 이상(異常)변화와 이상(異常)조합으로 인하여 감기가 발병하게 된다. 그래서 감기를 일으키는 원인이나 나타나는 증상의 특징에 따라 풍한형 · 풍열형 · 협습형 · 협서형 등으로 나누며 각각에 대한 치료 원칙과 처방을 달리한다.

감기는 같은 원인이라도 사람에 따라 나타나는 주된 증상이 각기 다르다. 그 증상은 발열을 주로 하거나, 기침을 주로 하거나, 가래를 많이 뱉거나, 전신이 쑤시고 아프거나, 머리가 유독 아프거나, 콧물을 흘리는 등 증상이 서로 다를 수 있다.

한의학에서는 감기 종류에 따라 치료를 달리하고, 또 감기에 걸린 환자들의 특성에 따라 치료도 달리 한다. 따라서 감기 종류에 따라 또 환자에 따라 다른 처방을 쓴다.

감기의 한의학적 치료는 위에서 설명한 육음이라는 외부 병사의 종류에 따라, 발병하는 그 원인에 따라, 개인마다 나타나는 특징적인 증상에 따라 치료 방법을 달리하는 맞춤치료가 큰 장점이다.

또 전문한의사와 상의하여 호흡기계의 기능을 강화시키는 처방을 선택하여 복용하면 환자의 저항력을 높여 감기의 이환 기회를 낮추고 예방하는 좋은 방법이다.

2. 한방차

1) 한방차를 집에서 간단히 만드는 법

우선 약재를 씻은 후 3분 정도 물에 담가 오염물질을 뺀다. 너무 오래 담가두면 약효 성분이 빠져 나가므로 3분 정도면 충분하다.

약재를 달일 때는 뿌리, 열매, 잎, 꽃 등 부위별로 성분이 추출되는 시간이 각기 다르므로 순서와 달이는 시간을 달리하는 게 좋다. 약재 중 뿌리와 열매는 약 90분, 잎과 꽃 종류는 30분 내로 달인다. 두 가지 이상 섞어 달일 때는 오래 달여야 하는 약재를 먼저 넣고 시간이 지난 후 다른 약재를 넣는다. 물이 끓기 시작할 때 약한 불로 줄여 졸인다. 한약차는 스테인리스보다 유리나 도자기로 된 냄비에 끓이는 게 좋다. 약재의 타닌 성분이 스테인리스와 만나면 산화돼 약효가 떨어지기 때문이다.

차의 농도는 개인의 기호에 따라 조절한다.

2) 환절기 건강을 위한 한방차

날씨가 추워지면 잔기침을 하는 사람이 부쩍 많아진다. 무더운 여름을 나면서 기력이 떨어진 상태에서 건조하고 서늘한 바람을 맞으면 폐기능이 떨어지고 가래가 늘기 때문에 잔기침을 많이 하게 된다. 감기에 좋은 한방차 몇 가지를 소개한다.

(1) 국화차

다이어트에 민감한 여성은 국화차가 좋다. 가을은 천고마비의 계절이다. 하지만 말(馬)만 살찌는 게 아니다. 우리 몸의 체중도 늘어난다. 가을에 식욕이 당기는 건 겨울을 준비하는 과정이다. 신체는 일교차가 커지면 추위에 대비하기 위해 에너지를 저장하려는 반응이 식욕으로 나타난다.

다이어트에 민감한 여성이라면 몸을 가볍게 해주는 국화와 진피(말린 귤껍질)차가 좋다. 국화는 몸을 따뜻하게 해 신진대사를 돕는다. 쌀쌀해진 날씨 때문에 몸의 대사작용이 원활하지 못하면 속이 더부룩하고 노폐물이 제때 배출되지 않아 몸이 무겁다. 국화는 장과 위를 편안하게 하여 소화와 배변을 돕는다. 진피에 함유된 히스페리핀 성분은 지방의 흡수는 막고, 수분의 흡수와 배출을 촉진시켜 부기를 줄인다.

(2) 대나무잎과 감잎차

건조해진 눈과 피부에는 대나무잎과 감잎이 좋다.

대나무잎은 피부에 물을 준다고 표현할 정도로 보습 효과가 탁월하다. 눈의 부기를 가라앉히는 데도 효과적이다.

감잎은 비타민 A와 C가 풍부해 눈 영양제로 부족함이 없다. 레몬보다 비타민 C 함유량이 20배 많다. 진시황제의 불로초로 알려진 구기자도 눈의 충혈과 건조함을 완화시킨다.

(3) 진피차

초기 감기를 잡을 땐 진피가 좋다. 진피에는 비타민 C가 많아 피로해소에 좋고 가래를 삭인다.

(4) 모과와 박하차

스산한 바람에 건조해진 목이 칼칼하면 모과차나 박하차를 권할 만하다.

모과는 기관지 건조증과 갈증을 줄여준다.

박하는 목이 붓는 걸 예방한다.

(5) 대추차

기력이 없을 땐 대추차로 원기를 회복하자. 여름에서 가을로 넘어가면 낮과 밤의 길이가 달라져 생체리듬이 바뀌고 피곤해진다. 대추는 칼슘 · 인 · 철분이 풍부해 혈의 기능을 왕성하게 해줘 권태와 무력감을 없앤다. 또 대추에 많은 베타카로틴은 피로물질인 활성산소를 제거한다.

(6) 오미자차

다섯 가지 맛이 나는 오미자는 뇌파를 자극하는 것으로 알려져 있다. 졸리고 기력이 떨어지는 사람에게 좋다.

Section 2. 감기와 비슷한 질환

1. 폐렴

폐렴 초기는 감기와 구분하기가 쉽지 않다.
기침이 오래 계속되고 열이 내리지 않으면서 기침, 가래, 호흡곤란과 같은 호흡기 증상, 두통, 피로감, 근육통, 관절통 등의 전신 증상, 설사와 구토 등의 소화기 증상을 동반하면서 열이 38℃가 넘는 고열이 계속되거나 1주일 이상 기침이 낫지 않을 때는 폐렴을 의심해 봐야 한다.
폐렴은 감기와 달리 목이 아픈 인통(咽痛)이나 콧물 등이 없다.

2. 아급성 갑상샘염

처음에는 감기 증상과 유사하여 감기처럼 느껴진다. 목의 통증과 발열, 발한, 체중 저하, 가슴 두근거림이 나타난다. 감기나 몸살 등 상기도 감염 후 갑자기 갑상샘에 통증(갑상샘 부위를 누르면 통증이 심하고, 때로는 통증이 턱밑이나 귀밑으로 전파되기도 함)이 생기면서 몸살 감기처럼 피로, 권태감, 발열, 전신 근육통 등의 증상이 나타난다. 병의 초기에는 땀을 많이 흘리고, 가슴 두근거림, 체중감소, 손 떨림, 맥박증가, 신경과민과 같은 갑상샘기능항진 증상이 나타난다. 회복기에는 피로, 얼굴 부종, 체중증가, 추위 탐, 피부건조 등의 갑상샘기능저하 증상이 나타난다.

3. 폐결핵

초기에는 감기 증상과 비슷하여 구분하기가 어렵다. 기침이 3주 이상 계속되면 정확한 원인을 찾아야 한다.
폐결핵은 기침과 미열이 계속되고 체중이 감소하며, 시간이 지나면서 기침, 피가 섞인 가래를 뱉기도 한다.

Section 3. 급성 비인두염

바이러스에 의해 코와 목 부분을 포함한 상부 호흡기계의 감염 증상인데, 사람에게 나타나는 가장 흔한 급성 질환 중 하나이다.

1. 원인

원인 바이러스의 비율은 나이, 계절 등에 따라 다르지만 리노바이러스(rhinovirus)가 30~50%로 가장 흔하다. 리노바이러스(rhinovirus)의 경우 100가지 이상의 혈청형이 알려져 있다. 두 번째로 흔한 것은 코로나바이러스(corona virus)이며(10~15%), 파라인플루엔자 바이러스(parainfluenza virus), 호흡기 신사이티알 바이러스(respiratory syncytial virus), 인플루에자 바이러스(influenza virus), 아데노바이러스(adenovirus) 등이 나머지를 차지한다. 현재까지의 진단법으로 20~30% 정도는 원인 바이러스를 검출할 수 없다.

2. 역학

전파는 주로 감염자의 코로부터 감염자의 손을 통해 직접 또는 간접경로로 다른 사람의 코나 눈을 통해 전파된다. 바이러스를 포함한 입자를 통한 전염은 거의 일어나지 않는다. 호흡기 바이러스의 주된 보균자는 어린아이들로서 전파는 가정이나 학교에서 이루어지며 대개는 학교에서 감염된 어린이에 의해서 가정 내로 전파된다.

3. 증상

급성 비인후염의 잠복기는 1~3일 정도이고, 급성 증상은 2~4일 지속되며 병의 경과는 1주일 정도이다. 증상은 코막힘, 콧물 등의 코 증상과 기침, 인후통, 재채기 등이 흔하며, 눈의 이물감, 유스타키안 관이 막혔을 때는 귀 충만감, 부비동폐쇄가 있을 때는 두통 등의 증상이 나타날 수 있다. 콧물은 처음에는 맑다가 나중에는 세균에 의해 노란

색으로 변한다. 열은 소아에서는 비교적 흔하지만 성인에서는 흔하지 않다.

4. 진단

임상 증후로 진단하며 진단 검사는 별로 도움이 되지 않는다. 대체로 증세가 경하고 자연 치유되는 점, 증세가 코와 인두에 국한되는 점이 구별점이다. 바이러스에 의한 비부비동염이기 때문에 세균성 부비동염과 구별이 어려울 수 있다.

5. 감별진단

1) 알레르기 비염과의 감별

알레르기성 비염은 계절성이고 재채기, 콧물이 주 증상이며 열과 경부 림프선 종창은 없는 것이 특징이다.

2) 세균성 부비동염과의 감별

세균성 부비동염은 급속한 증상 발현, 만성적 경과, 한쪽 안면부 통증, 냄새나는 콧물, 상악 치아 통증, 발열 등이 특징이다. 대체로 감기 증상이 10일 이상 지속된다면 의심해봐야 한다.

3) 인플루엔자와의 감별

인플루엔자는 근육통, 두통, 불쾌감 등이 특징적이며, 연쇄상구균에 의한 인후염은 열, 인후부 삼출물, 경부 림프선 종창이 함께 있는 사례가 많다.

4) 기관지염과의 감별

기관지염은 기침, 객담, 청진 시 천명음 혹은 수포음으로 구별하며, 전염성 단핵구증에서는 삼출성 인두염, 경부 림프절 종창, 미열 등이 나타난다.

치료의 목적은 증상 완화이므로 증상에 특이적인 약물을 투여해야 하며 고혈압, 당뇨, 부정맥, 전립선비대, 임신 등과 같은 동반질환과 복용 중인 약물을 고려해야 한다.

6. 경과

평균 3일 정도 지나면 증상이 호전되어 약제를 투여하지 않아도 별 문제 없이 지나가는 사례도 많다. 하지만 실제로 증상이 삶의 질 저하나 노동력 상실 등이 문제가 되고 현실적으로 상당수 환자들이 약물을 복용하기 때문에 약물 투여시기를 증상이 나타나는 조기에 투여하는 것이 정설로 되어 있다. 그 이유는 증상이 3일 정도 지나면 좋아지고 조기에 치료해서 콧물이 생성되는 것을 줄여 부비동염으로 진행하는 것을 막을 수 있기 때문이며, 염증 매개물들이 대체로 질병 초기에 활성화되기 때문에 조기에 투여하는 것이 이러한 과정을 막을 수 있기 때문이다.

※ 한의학에서 급성 비인두염의 원인에 따른 치료

1. 원인 : 사열재표(邪熱在表), 폐경풍열(肺經風熱)
   증상 : 인두 부위의 건조, 작열감. 인두가 약간 붉고 부음. 발열오한, 기침
   치법 : 소풍청열(疏風清熱), 해독이인(解毒利咽)
   치방 : 소풍청열탕(疎風清熱湯)

2. 원인 : 사열전이(邪熱傳裏), 폐위열성(肺胃熱盛)
   증상 : 인두 부위의 통증이 심하며, 염증, 발적 가중. 가래가 노랗고 끈끈하며, 변비, 소변색은 붉고 맑지 못함
   치법 : 사열해독(瀉熱解毒), 이인소종(利咽消腫)
   치방 : 청인이격탕(清咽利膈湯)

Section 4. 만성 비염

1. 만성 비염이란?

콧물, 재채기, 코 막힘 중 한 가지 이상의 증상이 있는 비점막의 염증성 질환이다. 어린이에게서 흔히 관찰되며, 만성 부비동염과 함께 발병할 때가 많다. 화농성 분비물이

관찰되지만 그 외 급성 비염 증상은 없다.

2. 원인

① 급성 비염(감기)에 대한 치료가 불완전하여 발생
② 부비동염, 반복적인 편도선 염증으로 인해 비염이 오래 지속될 때 발생
③ 전신적인 영양 상태가 불량할 때
비감염성 만성 비염은 자율신경계의 불균형, 호르몬 이상, 약물, 정서 불안, 비강 구조 이상 및 비강 종양에 의해 발생한다.

※ 한의학에서 보는 만성 비염의 원인

① 폐는 코를 통하여 외부와 소통하는데 폐의 기운이 부족하여 외부로부터 침입하는 병사에 대한 방어 기능이 부족하면 외부로부터 병사가 침입하여 감염을 일으키는 풍한의 병사(外感風寒之邪)가 코(鼻竅)에 잔류하여 비강에 만성적인 병증을 일으킨다.
② 비장(脾臟)은 음식물로부터 영양을 소화 흡수하여 전신의 기혈을 만들고 운송하는 기본 장기로서 후천적인 근본(後天之本)이 된다. 따라서 비장의 기능이 약해지면 폐장의 기운을 섭생하지 못하여(土不生金) 폐기가 부족해져(肺氣不足) 병을 초래한다.

3. 만성 비염의 원인별 분류

1) 알레르기성 비염

유발인자에 반응하며 대표적인 만성 비염이다.

2) 비후성 비염

점막 내가 심하게 붓거나 비갑개골의 비후 소견을 보인다. 점막을 잘라내거나 화상을 입혀 치료하기도 하는데 재발 가능성이 높다.

3) 위축성 비염

비점막과 비갑개골의 점진적인 위축을 동반하여 코막힘, 찐득한 콧물, 코딱지, 코 건

조감, 악취 느낌을 호소하는 질환으로 원인은 아직 밝혀지지 않았다.

4) 혈관운동성 비염

원인불명의 비염으로 비알레르기성 만성 비염이다. 콧물과 코막힘, 부비동 입구가 막혀 두통, 묵직한 느낌을 호소하며 알레르기 유발 검사에 적용되지 않는 특이한 자극에 반응하기도 한다.

5) 약물성 비염

약물 남용으로 인한 부작용으로 혈관 수축이 감소하고 혈관이 확장된다. 비혈관계와 점액분비에 대한 자율신경조절의 장애로 발생한다.

6) 세균성

결핵균이나 진균에 의한 경우는 잘 낫지 않는다. 육아종성 변화, 비강 내 궤양이나 괴사, 종양과 유사형태를 보인다. 조직 생검, 면역조직 검사를 통해 종양과 감별이 필요하다.

7) 기타 원인별 분류

① 호산구성 비염과 비호산구성 비염 : 콧물에서 호산구 검출여부
② 직업, 환경과 관계되는 비염 : 주로 화학물질에 노출
③ 호르몬성 비염 : 임신과 생리기간 중, 갑상샘기능저하증
④ 온도와 관련된 비염
⑤ 음식물 유발성 비염 : 특정 음식물이나 뜨겁거나 매운 음식
⑥ 정서적 원인에 의한 비염 : 자율신경계에 비 혈관 조절을 방해
⑦ 무기류 비염 : 숨을 쉴 수 없어 나타남. 수술 후나 조직 비대
⑧ 전신질환으로 인한 비염 : 상대정맥 증후군, 간경화, 요독증 등

4. 증상

원인에 관계 없이 유사한 임상적 양상을 보이며 증상의 차이는 약간 있다.

1) 코막힘

코막힌 음성이 나고 냄새를 잘 맡지 못한다(不聞香臭). 심하면 입으로 숨을 쉬고 인후염과 목의 통증을 호소한다. 머리가 무겁고 주의력이 산만해져 집중력에 지장을 준다.

2) 비루(콧물)

세균에 감염되면 황록색의 화농성 콧물이 나온다. 분비물이 후비공으로 넘어가는 후비루가 발생하면 만성 기침이 나타난다.

3) 재채기

비점막의 신경을 자극하여 발작적인 재채기를 유발한다. 냄새를 맡는 후각기능의 소실 또는 감퇴의 원인이 되기도 한다.

5. 경과 및 합병증

1) 원인 파악에 따른 경과

일반적으로 원인이 확실할 때는 증상에 따른 대증치료로도 호전되나, 원인이 불확실하면 병이 오래 지속된다.

2) 만성 비후성 비염

원인에 상관없이 장기간 진행되어 발생할 수 있고, 비강 내의 점막과 비갑개에 비후가 발생하며, 간혹 거대 하비갑개가 관찰되기도 한다.

3) 합병증

감기, 폐렴, 중이염, 인후두질환, 결막염, 누낭염 등이 있다.

6. 진단

증상의 발생시기와 반복유무, 과거병력, 직업, 환경노출여부, 약물노출여부, 일반건강 상태 등을 전반적으로 살피고, 코를 관찰하여 비점막의 종창, 분비물 등의 확인으로 진단한다.

7. 검사 방법

병력 및 증상에 대한 문진, 코 내시경으로 진단하며, 알레르기 반응 검사, 비즙 도말 검사, 균배양 검사 등을 병행하기도 한다. 방사선 검사 X-ray, CT로 비강 구조를 확인한다.

8. 치료

① 회피요법 : 알레르기 비염의 치료 원칙 중 가장 중요한 것은 원인 항원에 노출되는 것을 피하거나 원인 항원을 줄여주는 것이다. 그러나 실제로는 원인 항원을 알아내더라도 완전히 없애는 것이 불가능한 경우가 많다.

② 약물요법 : 항히스타민제, 국소 스테로이드, 항류코트린제, 항콜린 스프레이 등을 사용한다.

③ 수술요법 : 비갑개성형술, 비갑개절제술, 레이저 수술, 고주파를 이용한 수술 등이 있다.

④ 면역요법 : 원인 알레르겐(항원)을 소량부터 점차 증량하여 알레르기 환자에게 투여함으로써 알레르겐에 대한 과민성을 감소시키고 증상의 호전을 가져오는 치료법이다.

※ 만성 비염의 한의학적 치료

1. 전체적인 치료

일시적으로 폐(肺)에 열이 떠서 발생한 것으로 폐의 열을 내리는 처방으로 다스린다. 열이 떴다고 온몸을 차게 하면 면역력이 떨어져 더 악화되니 주의한다.

2. 알레르기성 비염

폐 기운이 저하되고 차가워져서 발생하므로 차가운 음식, 찬바람과 밀가루 음식을 피하는 게 좋다.

3. 위축성 비염

20대의 여성층에서 많이 발병하는 경향이 있다. 섬세한 성격과 심한 스트레스를 조절하고 몸 전체의 진액과 혈(血)을 보충하는 처방으로 치료한다. 대개 땀을 많이 내지 않는 것이 좋다.

4. 비후성 비염

기혈(氣血)운행의 정체로 발생하는 원인에 따라 치료한다.

5. 알레르기 비염

폐가 약하고 열이 많으며 신체의 수분대사가 잘되지 않을 때 발병한다. 단순히 코에만 한정 짓지 말고 종합적인 치료가 필요하다. 오장육부(五臟六腑) 중 호흡과 관련한 기관은 폐이므로 폐의 기능회복에 중점을 둔다.

9. 예방

손을 깨끗이 씻는 것이 중요하다. 먼지, 급격한 온도 변화, 피로나 스트레스, 담배 연기나 매연 등의 비염 유발요소를 피한다. 국소 점막수축제를 장기간 사용하는 것은 피해야 한다. 이는 약물성 만성 비염을 유발할 수 있기 때문이다.

다음은 비염 예방 10계명이다.

① 평소에 감기에 걸리지 않도록 주의한다.

② 규칙적인 운동으로 기초 체력과 저항력 및 면역력을 증강시킨다.

③ 면역력이 완성되는 만 14세 전후까지는 지속적 주의 관리가 필요하다

④ 여름에 에어컨, 선풍기 사용에 주의하여 온도 18~22℃와 습도 45%를 유지한다.

⑤ 평소 찬 음료를 먹지 않도록 한다.

⑥ 유제품, 밀가루, 인스턴트음식, 커피, 콜라, 술, 담배 등 자극식품을 멀리한다.

⑦ 목욕 후나 머리를 감은 후 물기를 바로 제거한다. 기화열이 비염을 악화시키기 때문이다

⑧ 유발인자로부터 몸을 피한다.

⑨ 소금물이나 생리식염수로 코를 자주 세척해 주면 좋다.

⑩ 함부로 코에 자극을 주거나 과다한 약물사용은 피한다.

10. 섭생 및 자가요법

(1) 비염에 도움이 되는 생활습관

습도를 조절해서 건조하지 않게 한다. 코에 식염수를 뿌리거나 세척하면 도움이 된다.

(2) 비염에 금하는 음식

① 인스턴트식품이나 화학물이 첨가된 조미료

② 지방 성분이 많은 고기(돼지, 닭)

③ 밀가루 음식(라면, 피자), 아이스크림 등의 빙과류, 탄산음료

④ 통조림 등의 색소나 방부제 첨가 음식

⑤ 너무 차거나 덥고 매운 음식

(3) 소아 비염에 금하는 음식

① 아이스크림 : 찬 성질이 기능의 저하를 유발함

② 면 : 식품첨가물이 비강 부종을 유발함

③ 탄산음료 : 당분으로 인한 면역력의 저하를 유발함

④ 과자 : 식품첨가물로 인한 비강 내 부종을 유발함

(4) 비염에 좋은 음식

① 해조류(김, 미역), 과일과 야채

② 발효식품류의 자연식품

③ 약재 : 유근피(楡根皮) · 죽염(竹鹽) · 신이(辛夷) · 도라지 · 생강 · 갈근(葛根) · 마늘

참고문헌

두산 지식백과. 만성 비염 감염성 질환. 두산백과.

서울대학교병원. 만성 비염[chronic rhinitis]. 세계일보 지식백과.

신재용 편. 전통의학연구소. 방약합편해설. 성보사. 1988 : 290.

안영기. 경혈학총서. 성보사. 2002 : 128~31.

張之文, 楊宇 저. 대한한의감염병학회 옮김. 현대임상온병학. 청홍(지상사). 2014.

허준. 신완역 동의보감. 법인문화사. 2015.

Spratt JD, Salkowski LR, Loukas M, Turmezei T, Weir J. Atlas of Human Anatomy. 도서출판 정담. 2016.

Section 5. 목 안의 통증

1. 편도선염

편도는 목(인두 부위) 속에 있는 풍부한 림프 조직 구조로서 호흡기계를 무균 상태로 유지하는 중요한 방어기구 중의 하나이다. 편도는 호흡을 통하여 바깥 공기가 들어오면서 먼지나 세균들이 코에서 걸러지지 않고 함께 들어오거나, 목에 들어오는 박테리아나 바이러스 등을 걸러 주고 감염에 맞서 싸울 항체를 만드는 일을 한다.

즉 편도는 외계로부터 받는 감염에 대한 방어기구이다. 여기에 염증이 생기면 음식을 삼킬 때 목이 아프고 또 농이 끼는데 때로는 입에서 냄새를 나게 한다.

2. 편도의 3종류

입 안과 그 주위에는 여러 개의 편도 조직이 있다.

① 구개편도 : 혀의 양측 위에 존재하며 구강 뒤쪽의 구개인두 양쪽에 튀어나온 1쌍의 타원형 덩어리로 되어 있다. 항체를 생산하여 감염원을 제거하는 데 도움을 줌으로써 소화기, 호흡기의 감염을 예방하는 것으로 알려져 있다.

② 인두편도 : 목젖의 양 옆에 있는 산재성 림프 조직의 덩어리로서 아데노이드, 인두편도가 비대해지면 코가 막히고 부비동에서 배출이 이루어지지 않아 부비동과 중이(中耳)가 감염된다. 인두편도는 대개 6~7세부터 저절로 작아지면서 20세 무렵에는 거의 없어지거나 흔적만 남는다. 성인은 인두편도가 대부분 퇴화된 상태이므로 문제를 일으키지는 않는다.

③ 혀편도 : 혀의 뒤쪽 혀뿌리 표면에 있는 림프 조직의 집합체로서 감염은 잘 되지 않는다.

3. 편도의 주요기능

편도와 아데노이드를 포함한 Waldeyer ring은 호흡기관의 감염 방어 역할을 한다. 하지만 이들 자체가 감염되기도 한다.

이 림프조직은 면역 글로불린을 형성하는 역할을 한다. 편도와 아데노이드의 주된 문제는 감염과 비대이다. 비대는 대부분 일시적이고 감염에 의해 2차적으로 생긴다. 편도와 아데노이드는 5세까지 성장하는데, 이 시기가 호흡기감염에 대한 감수성이 가장 큰 시기이며 소아의 면역 상태가 증가하면 편도와 아데노이드의 중요성은 감소한다. 따라서 편도에서 생기는 질병이 몸 전체에 심각한 영향을 미치지 않는다면 편도 절제 수술은 하지 않는 게 좋다.

편도선염에서 흔하게 나타나는 증상은 오한과 함께 40℃가 넘는 고열을 동반하고, 두통, 전신 권태감, 인후 건조감 등이 따르며, 침을 삼킬 때 목의 통증과 귀의 통증을 호소한다. 또 편도선의 비대가 심해지면 목구멍을 막아서 음식물이나 침을 삼킬 때의 통증인 연하통(嚥下痛)을 호소하고, 외형적으로는 턱 양쪽의 림프선 부위가 부어오른다. 좀더 심하면 언어장애를 일으키거나 입에서 악취가 날 수도 있다. 또 편도선염은 인두부에서 귀로 연결되는 이관이 있어 중이염을 합병시키기도 한다. 특히 소아는 이관이 짧아 성인보다 중이염이 쉽게 합병되기 때문에 적극적인 치료가 필요하다. 또한 비염, 심하면 뇌막염까지 합병증이 생길 수 있으므로 적극적인 치료가 필요하다.

＊ 한의학에서 보는 편도선염

편도선염은 한의학 용어로는 유아(乳蛾)라고 한다. 이는 편도선이 빨갛게 붓고, 염증에 의해 나오는 혈액 등에 의해 하얗게 막이 끼어 그 모양이 유백색의 누에와 같다고 해서 붙여졌다. 한의학에서는 구개편도가 양쪽 모두 부은 것을 쌍유아(雙乳蛾)라고 하고, 한쪽만 부은 것을 단유아(單乳蛾)라고 한다. 편도선염은 구개편도뿐만 아니라 인두편도에도 염증이 나타난다.

4. 편도선염의 치료

편도선염의 치료는 우선 안정과 휴식을 취하며, 수분을 충분히 섭취하고, 부드러운 식사로 충분한 영양을 섭취하는 것이 원칙이다. 또 따뜻한 소금물로 입 안을 양치질하고, 수증기를 들이마시는 것이 좋다. 구강 청결제로 입 안을 세척하기도 하는데 이는 특별한 치료효과는 없으나 입과 목을 깨끗이 해 환자의 기분을 좋게 할 수는 있다. 이외에도 목이 많이 붓고 아프다면 아이스크림처럼 부드럽고 찬 음식을 먹는 것이 증상을 완화시키는 데 도움이 된다. 반면 커피, 차, 콜라 또는 카페인이 들어 있는 음료는 마시지 않는 것이 좋다.

그러나 증상이 심하여 고열과 전신 권태감이 48~72시간 지속된다면 항생제를 사용하는데, 증상이 없어진 후에도 24~48시간 동안은 계속해서 사용하는 것이 좋다.

＊ 한의학에서의 편도선염치료

1. 급성 편도염

구개편도선에 발생하는 급성 화농성 염증(급성 구개편도염)으로 급성 인두염을 동반한다. 한의학에서는 후아창(喉蛾脹), 아풍(蛾風)에 해당된다.

① 원인 : 폐경(肺經)에 열(熱)이 왕성할 때 풍사(風邪)가 칩입하여 발병한다.

② 임상특징 : 목의 통증, 오한, 고열, 인두점막의 확산성 출혈, 구개편도선이 주로 종대되며, 황백색의 점상여포가 관찰되고 선와 부위에 콩, 두부찌꺼기 모양의 삼출물이 나타나기도 하며, 턱 밑 림프절이 종대된다.

③ 치법 : 청사폐위(淸瀉肺胃), 산풍해독(散風解毒)

④ 치방 : 감길탕(甘桔湯), 양격산(凉膈散) 등을 응용한다.

2. 만성 편도염

만성 편도염은 흔한 질병 중 하나로 아동에게서 구개편도선의 증생(增生) 비대로 많이 나타나며, 성인에게는 염증변화로 나타난다. 한의학적으로는 허화유아(虛火乳蛾), 만유아(慢乳蛾)에 해당된다. 반복적인 인두통과 연하장애 및 호흡곤란으로 목에 건조감이나 자극감이 나타난다. 만성 편도염 진단의 주요 소견으로 편도의 크기는 편도염의 유무를 진단하는 데 크게 도움이 되지 못한다. 소아에서는 편도가 큰 것이 정상인데, 이것을 비대로 생각하여 절제를 고려해서는 안 된다. 종종 편도가 서로 닿을 정도로 커져 있지만 증상은 전혀 없을 수도 있고 진찰 시 구역에 의해 과장되어 보일 수 있다. 경부 림프절 종대가 있으면 진단에 도움이 된다. 목 앞의 턱 밑으로 림프절 종대가 지속적으로 있으면 의미가 있다.

① 원인 : 음허내열(陰虛內熱)

② 증상 : 잘 때 땀을 많이 흘리고, 한번씩 열감을 느끼며, 편도는 붉고 커져 있다. 이런 증상이 때에 따라 심해지기도 하고 가벼워지기도 한다.

③ 치법 : 자음청열(滋陰淸熱), 양혈소종(涼血消腫)

④ 치방 : 청화보음탕(淸火補陰湯), 사물탕(四物湯), 육미지황탕(六味地黃湯) 등을 응용

3. 편도선염의 치료

한약으로 편도선염을 다스릴 때는 이 질환에 두루 효과가 있는 선방패독탕(仙方敗毒湯)이나 청인이격탕(淸咽利膈湯)을 사용한다.

그런데 좀 더 정확한 처방을 원한다면 나타나는 증상들의 특징에 따라 처방을 달리 하는데, 열과 땀이 나고 입맛이 떨어지면서 쇠약해졌을 때는 사물탕(四物湯)에 청열제(淸熱劑)를 같이 복용하면 된다. 또 몸이 더워지고 갈증이 나며 소 · 대변 등 배설이 쉽지 않을 때는 청량산(淸凉散) 등을 사용하고, 몸이 만성으로 허약해졌을 때는 원기를 보강해주는 약재에 소염, 해열, 통증을 가라앉히는 약재를 넣어 복용하면 효과가 있다.

이 외에도 약침이나 향기요법, 한약물을 끓여 그 증기를 마시는 훈증요법도 이용한다.

최근 저자가 연구 개발한 사탕처럼 생긴 트로키제제는 입에서 녹여 먹는 제제로서 한약물의 효능을 특정 부위에 집중작용하게 하는 장점이 있다.

4. 편도선염의 보조치료(자가요법)

가정에서 편도선염치료에 도움이 되는 간단한 보조요법 몇 가지를 소개해 본다.

열이 있을 때 배즙을 자주 마시면 치료에 도움이 된다. 무즙도 치료에 도움이 된다.

또한 편도선염 증상으로 목이 아플 때는 승마(升麻)를 잘게 썰어서 달여 그 물을 머금고 있으면 도움이 되고, 도라지(桔梗)와 감초를 같은 양으로 해서 물에 달여 조금씩 삼키는 것도 좋다. 승마(升麻)는 성질이 차서 열을 내려주고, 폐와 위의 열로 인해서 생긴 독을 해독하는 효능이 있으며, 도라지는 목을 이롭게 하고 염증을 식혀주고 가래를 배출시키는 효능이 있다.

5. 편도 절제술의 적응증

편도염이 잦은 호흡기감염, 알레르기성 기관지염, 중이염, 구개호흡, 식욕부진 등과 관계가 있다고 여기는 사람들이 많은데, 수술을 한다고 이런 문제들이 감소되지는 않는다.

또한 급성 또는 만성 부비동염의 예방이나 치료에도 편도 절제술이 별 도움이 되지 않으며, 감기 예방을 위해 편도 절제를 시행해서는 안 된다.

편도 절제술의 적응증은 다음과 같다.

① 폐색증세, 즉 급성 감염이 없을 때에도 연하장애, 호흡곤란이 있을 때

② 폐성심(肺性心)을 일으킬 정도의 비대할 때

③ 편도의 종양, 항균 요법에 반응하지 않는 디프테리아 보균자

④ 편도 주위 농양 등이 있을 때

6. 편도선염의 침구치료

편도선염이 나타나는 증상의 형태와 병리적인 특징에 따라 그에 맞는 혈위에 침치료와 약물치료를 한다.

침으로 치료할 때는 주로 소상(少商) · 상양(商陽)에 자침하여 치료한다.

5. 아데노이드 비대

편도질환과 동반되는 경향이 있고 비대와 감염이 보통 함께 나타나며 대부분 감염이 선발한다. 아데노이드가 커지면 비인두를 막아서 코를 통한 호흡을 방해하며 이관을 막고 비점액의 배출을 방해한다.

(1) 임상 증상

지속적인 비염과 구강호흡이 주 증상이다. 구강호흡이 수면 시에만 나타나거나 코를 골기도 한다. 아데노이드 비대가 심하면 항상 입을 벌리고 호흡을 하여 구강점막과 입술이 마른다. 만성 비인두염이 지속되거나 자주 재발하기도 하며 비음(코 소리), 거친 호흡, 미각과 후각의 장애가 나타나기도 한다. 가래가 넘어가서 밤에는 발작적인 기침이 나기도 한다. 만성 중이염으로 청력장애가 나타나기도 한다.

(2) 진단

임상 증상(구강호흡, 코골이, 지속적 비염, 만성 중이염 등)으로 추정하거나, 촉진, 후

비경 검사 또는 X-ray 검사로 확인할 수 있으며, 기관지 내시경을 이용해서 관찰할 수도 있다

(3) 절제 적응증

영아기나 유아기에는 아데노이드 절제술만을 할 수도 있다. 소아 후기에는 편도 절제술과 함께 하는 것이 보통이다.

다음의 경우에 절제술을 고려해 볼 수 있다.

① 코가 막혀 입으로 숨을 쉬거나 비음이 심할 때
② 반복성 혹은 만성 중이염이 있을 때
③ 이관(耳管)의 폐색으로 청력장애가 있을 때
④ 반복성 혹은 지속적인 비인두염이 있을 때
⑤ 연하장애가 있을 때

참고문헌

이상문, 홍승욱. 탁리소독음이 급성 부비동염을 유발시킨 마우스에 미치는 영향. 대한한의학회지. 2008 ; 29(4) : 1-12.

이인수, 유복종, 김희택. 만성 부비동염 환자의 임상적 고찰. 대한안이비인후피부과학회지. 2004 ; 17(3) : 102-6.

張之文, 楊宇 저. 대한한의감염병학회 옮김. 현대임상온병학.

전국한의과대학 폐계내과학교실. 폐계내과학. 도서출판 나도. 2013.

Facci 외 저. 대한내과학회 해리슨내과학편집위원회 역. 해리슨 내과학 제 2권. 도서출판 MIP. 2010 : 247-9.

Section 6. 천식

1. 기관지천식 개관

호흡기질환 가운데 특히 많은 사람을 고통스럽게 하는 것이 기관지천식이다. 기관지천식은 예전에는 나이가 많은 층에서 주로 발병했으나, 최근에는 젊은 층에서도 많이 관찰되며 점점 발병 연령이 낮아지는 추세이다. 기관지천식의 치료는 아직 많은 어려움을 겪고 있는 것이 현실이다.

1) 기관지천식은 어떤 질병인가?

기관지천식은 대표적인 호흡기계 질환 중의 하나로 환자의 고통이 크게 수반되는 질환이다. 흔히 지속적인 기침과 발작적인 호흡곤란 및 천명음(숨 쉴 때 목에서 '쌕쌕'거리거나 '그러렁'거리는 소리) 등의 증상을 특징적으로 나타내는 질환으로서 개인의 일상생활은 물론 사회생활에도 막대한 지장을 주는 질환이다.

이때 목에서 나는 쌕쌕거리거나 그러렁거리는 소리가 마치 짐승의 '어르렁'거리는 소리와 유사하다고 하여 효천증(哮喘證), 혹은 효후증(哮吼證)이라고도 한다.

과거에는 가역적인 기류장애, 기도과민증(airway hyperresponsiveness) 등 폐기능 소견을 중심으로 천식을 정의하였으나, 근래에는 기도염증의 중요성이 강조되면서 여러 세포와 다양한 매체들이 관여하는 기도의 만성 염증성 알레르기질환으로 정의한다.

기도의 염증은 기도과민증과 연관되어 반복적인 천명, 호흡곤란, 가슴 답답함, 기침 등의 증상을 일으킨다. 다양하고 광범위한 기류장애를 동반하는 급성 증상은 자연적으로, 또는 적절한 치료에 의해 회복된다.

2) 기관지천식의 특성

① 임상적 : 반복적인 호흡곤란 및 천명음(喘鳴音), 기침 증상을 나타낸다.

② 생리적 : 기도과민증(氣道過敏症)과 (대부분) 가역적(可逆的)인 기도 폐쇄를 보인다.

③ 병리적 : 기도의 만성적인 알레르기 염증 등을 특징으로 나타낸다.

3) 유병률

천식의 유병률은 인종과 민족 간 차이가 있다. 이는 유전적 차이와 더불어 사회·경제·환경적 인자의 차이를 반영한다. 이를테면 개발도상국에 비해 선진국에서의 유병률이 높고, 선진국에서는 부유층에 비해 빈곤층에서, 개발도상국에서는 빈곤층에 비해 부유층에서 유병률이 높은데 이는 알레르겐에 대한 노출과 의료의 접근성 같은 생활방식의 차이가 반영된 것으로 추정된다.

천식은 전 세계적으로 문제가 되는 질환으로 약 3~4억 명 정도가 이환된 것으로 추정된다. 서로 다른 지역에서의 유병률 비교가 쉽지 않지만 표준적인 조사 방법으로 소아와 성인에서 조사한 천식의 유병률은 국가에 따라 1~18%에 이른다. 천식의 유병률은 여러 나라에서 급증하는 추세이며, 유병률이 매우 높은 일부 국가에서는 증가율이 최근 안정화되는 추세이다.

우리나라의 천식 유병률은 2008년 이후 꾸준히 증가하였는데, 최근 보고에 의하면 2014년이 2013년보다 유병률이 약간 떨어졌다고는 한다. 2013년 5월 6일의 건강보험평가원 자료에 의하면 2011년 기준 천식으로 진료 받은 218만 명 중 연령대별로 6세 이하(취학 전 아동)가 69만 명(31.5%)으로 가장 많았다. 이어 7~12세가 25만 명(11.7%), 50대가 23만 명(10.4%), 60대가 21만 명(9.5%) 순의 분포를 보였다. 전체 진료인원 중 12세 이하 아동의 수는 94만 명으로 전체의 43.2%를 차지했다. 이중 취약계층에서 더 많이 발병하였는데, 면역력이 떨어지는 12세 이하 44%, 60~70대에서 23%를 나타내었다.

유병률의 증가 이유는 다음과 같다.

① 도시화로 인한 대기오염 및 미세먼지 등 환경 악화
② 심리적 스트레스
③ 식 습관
④ 개인의 기호
⑤ 감염질환의 치료 및 예방 발달

참고문헌

천식 유병률. 라포르시안. 2013. 11. 27. 손의식 기자.

4) 사망률

전 세계적으로 연간 250,000명 정도가 천식으로 사망하는 것으로 추정된다. 2012년

통계청 자료에 의하면 천식(하기도질환 포함)은 국내 사망 원인의 5~6위를 차지하며, 연간 1,700여 명이 사망하는 것으로 추정하였다.

5) 천식은 어떤 사람이 잘 걸리나 ?

① 호흡기가 선천적으로나 후천적으로 허약할 때
② 백일해, 홍역을 심하게 앓았을 때
③ 폐렴, 폐결핵, 심한 감기를 앓고 난 후
④ 가계에 유전적인 소질이 있을 때
⑤ 심한 흡연
⑥ 먼지가 많이 발생하는 환경에서 오랫동안 생활할 때

6) 천식의 발병 연령

예전에는 나이 든 사람에게서 주로 발병하였으나, 다음의 원인이 발병 연령을 낮추는 것으로 추정한다.

① 최근에는 흡연인구의 증가, 특히 낮은 연령에서의 흡연
② 산업화, 지하생활권의 확대, 미세먼지, 황사 등 환경적 요인
③ 식생활의 변화

이 중 특히 환경적 요인과 식생활의 변화는 소아천식을 증가시키는 원인으로 작용하고 있다.

7) 사회 · 경제적인 부담

세계 여러 지역에서 천식에 대한 비용을 비교한 결과(GINA 2006)를 종합하면 다음과 같다.

① 사회적 혹은 개인적 입장에서 보면 천식의 조절에 드는 비용이 고가로 보일 수 있지만 천식을 제대로 치료하지 않았을 때의 비용은 더 고가이다.
② 천식의 비용은 환자 개개인의 천식 조절 정도와 악화를 피하는 정도에 달려 있다.
③ 응급치료는 계획된 치료보다 비용이 더 많이 든다.
④ 천식과 관련된 비 의료적인 비용이 상당하다.
⑤ 천식 진료지침서에 따라 진료를 하는 것이 비용 효과적이다.
⑥ 가족은 천식치료의 재정적 부담 때문에 고통 받을 수 있다.

천식은 치료비 등 직접적인 의료비뿐만 아니라 학교 결석이나 직장 결근 등으로 사회 · 경제적으로 상당한 부담을 초래한다. 미국에서는 천식의 의료비가 환자 가계 총 수입의 5.5~14.5%를 차지하며, 호주 · 스웨덴 · 영국 · 미국 등 많은 국가에서 직장 결근의 주요 원인이 되고 있다.
2000년 아시아태평양 지역의 조사결과, 천식으로 인해 직장 또는 학교에 가지 못한 경우가 우리나라는 성인에서 14%, 소아에서 7%였다.
천식의 사회 · 경제적인 비용을 고려할 때 질병치료에 드는 직접적인 비용(병원입원, 약제비 등) 이외에도 질병으로 인해 생산 활동이 감소함으로써 발생하는 간접비용(작업손실시간, 조기사망) 등을 모두 고려해야 한다.
2011년 6세 이하의 천식 환자는 69만 명이었고, 전체 연령대로는 218만 명으로 31.5%를 차지하였는데, 지출된 진료비는 2006년 2,729억 원에서 2011년 3,238억 원으로 연평균 3.5% 증가하였다.
질병에 따른 경제적 부담은 환자 개개인의 건강문제에 국한되지 않으며, 직접비용이나, 생산성 손실, 삶의 질 저하 등, 사회 · 경제적인 측면에서도 큰 영향을 가져온다.
세계보건기구 특별 보고서에 따르면 천식으로 인한 사회 · 경제적 비용이 결핵과 에이즈로 인한 사회 · 경제적 비용을 합한 것 보다 높다고 하였으며, 한국에서도 2004년 실시된 천식의 사회적 비용 보고에서 천식의 직접 비용이 9,620억 원, 간접비용이 1조 864억 원으로 도합 2조 484억 원에 이르는 것으로 밝혀졌다.

- 최병휘, 중앙대 용산병원 호흡기내과 교수

2. 기관지천식의 원인

1) 원인인자와 유발인자

천식의 위험인자는 천식을 발생시키는 원인인자와 증상을 일으키는 유발인자 두 가지(어떤 인자는 양쪽 모두 해당)로 나눌 수 있다. 이러한 인자가 어떻게 천식의 발생과 증상 발현에 영향을 주는지는 복잡한 상호작용으로 얽혀 있다. 예를 들어 유전자는 다른 유전자와 환경인자의 상호작용을 통해 천식의 감수성을 결정한다. 또한 최근에는 면역체계의 성숙, 생후 1년 안의 감염 노출 시기 등 발달학적인 요소가 유전적으로 천식이 발생하기 쉬운 사람들에서 천식 발생의 위험을 변화시키는 중요한 인자로 대두되고 있다.
소아 천식의 위험인자는 여러 연구를 통하여 많이 알려져 있는 반면 성인에서 새로 발생하는 천식의 위험인자는 잘 알려져 있지 않은 것이 현실이다.

2) 천식발생과 증상발현에 영향을 주는 인자

(1) 숙주인자

① 유전적 인자

- 아토피 관련 유전자
- 기도과민증 관련 유전자

천식은 유전적 요소가 있다. 최근 천식의 병태생리에 관여하는 여러 가지 유전자가 밝혀졌고 민족 간에 서로 다른 유전자가 관여함이 알려지고 있다. 천식의 발생에 관여하는 유전자들을 찾는 연구는 다음의 네 가지 분야에 중점을 두고 있다.

㉮ 알레르겐 특이 IgE 항체의 생산(아토피)

㉯ 기도과민증의 발현 사이토카인, 케모카인

㉰ 성장인자와 같은 염증 매개체의 생성

㉱ Th1 면역반응과 Th2 면역반응의 비(比 - 천식의 위생가설에 상응)

② 비만

비만도 천식의 위험인자로 알려져 있다. 렙틴 같은 매개체들은 기도 기능에 영향을 주고 천식 발생가능성을 증가시킨다.

③ 성별

남아는 성별 자체가 소아천식의 위험인자이다. 14세 이전 남자아이의 천식 유병률은 여자아이에 비하여 두 배 정도 높다. 이런 성별에 따른 차이는 성장하면서 점점 감소하여, 어른의 천식 유병률은 여자가 더 높다. 이러한 성별에 따른 차이의 이유는 확실하지 않으나, 남자의 폐 크기가 태어날 때는 여자보다 작지만 어른이 되면 여자보다 더 커지는데 그것이 영향을 미치는 것이 아닌가 추정한다.

(2) 환경인자

천식의 발생에 영향을 주거나 증상을 유발하는 환경인자들 사이에는 어느 정도 중복되는 부분이 있다. 예를 들면 직업성 감작물질은 양쪽에 다 속한다. 그러나 천식 증상을 유발하는 대기오염과 일부 알레르겐이 정작 천식 발생에 관여하는지는 명확하지 않으나 천식발작에 영향을 끼치며 기왕의 천식 증상을 악화시키는 데 영향을 주는 것은 확실하다.

① 알레르겐

알레르겐으로는 실내 알레르겐과 실외 알레르겐으로 구분할 수 있다.

㉮ 실내 : 집먼지진드기, 동물(개, 고양이, 생쥐), 바퀴벌레, 곰팡이, 균사체, 효모균

㉯ 실외 : 꽃가루, 곰팡이, 균사체, 효모균

실내 · 외 알레르겐이 천식 악화를 일으키는 원인인 것은 잘 알려져 있지만, 천식 발생의 구체적인 역할에 대해서는 잘 알려져 있지 않다.

집먼지진드기 알레르겐, 고양이 비듬, 개 비듬, 아스페르길루스 균사체에 대한 감작이 세 살 이하 아이들의 천식 증상에 독립적인 위험인자로 알려져 있지만, 알레르겐의 노출과 감작 사이의 직접적인 관련은 명확히 밝혀지지 않았다. 알레르겐 감작은 알레르겐의 종류, 양, 노출의 시기, 아이들의 나이, 유전성 등에 의해 좌우된다.

집먼지진드기와 바퀴벌레 알레르겐 등에서는 감작의 빈도가 노출과 정비례한다. 몇몇 연구에서는 집먼지진드기 알레르겐에 대한 노출을 천식발생의 원인인자로 제시하고 있다. 한편 도시 가정에서는 바퀴벌레 감염이 알레르기 감작의 주요한 원인이다

일찍 개와 고양이에 노출되면 아이들에서 알레르기 감작이나 천식 발생을 방지할 수 있다는 연구들이 있지만, 다른 연구들에서는 이러한 노출이 알레르기 감작을 증가시킨다는 주장도 있어 여전히 확실하지는 않다.

시골에서 자란 아이들은 천식 유병률이 낮은데 이는 그 환경에 존재하는 알레르겐이나 내독소(endotoxin)와 연관이 있을 것으로 생각된다.

② 감염 (주로 바이러스성)

천식의 '위생 가설'에 따르면 어릴 때 감염에 노출되면 아이들의 면역체계가 '비알레르기성' 경로를 따라 발달하여 천식이나 다른 알레르기질환의 위험이 감소한다고 한다. 더 많은 연구가 필요하지만, 위생 가설로 가족의 규모, 출생 순서, 보육시설 어린이 등과 천식 발생 위험성을 참고로 그 연관성을 설명할 수 있다. 예를 들면 손위 형제들이 있거나 보육시설에 다니는 어린아이들에서는 감염의 위험성은 증가하지만, 천식을 포함한 알레르기질환의 발생은 방지될 수 있다.

아토피와 바이러스 감염은 복잡한 상호작용을 보이는데, 아토피가 바이러스 감염에 의한 하기도의 반응에 영향을 줄 수 있고, 바이러스 감염이 알레르기 감작의 발생에 영향을 줄 수 있으며, 알레르겐과 바이러스에 동시 노출되었을 때 상호작용이 일어날 수 있다.

③ 직업성 감작물질

직업성 천식이란 작업환경에서 노출되는 물질에 의해 발생하는 천식으로서, 300가지가 넘는 물질이 보고되어 있다. 이소시아네이트(isocyanate)처럼 매우 반응성이 큰 작은 분자, 기도 반응에 변화를 주는 자극제, IgE의 생산을 자극하는 동식물성 생물학적 부산물 등이 이에 속한다.

직업성 천식은 주로 성인에서 발생하며, 일할 나이의 성인 천식 환자 10명 중 1명은 직업성 감작물질이 원인일 것으로 추정된다. 천식은 선진국에서 가장 흔한 직업성 호흡기질환이다. 농업, 목축업, 페인트칠, 세탁일, 플라스틱 제조 등이 직업성 천식의 발생 위험이 높은 직업들이다.

대부분의 직업성 천식은 IgE 매개 알레르기 반응과 세포 매개 알레르기 반응을 포함한 면역학적 기전으로 매개되며, 노출 후 수개월에서 수년의 잠복기를 거친 다음 발병한다.

많은 직업성 감작물질에는 감작이 흔히 일어나는 농도가 제시되어 있다. 하지만 같은 정도로 노출되어도 어떤 사람은 직업성 천식이 발생하지만 다른 사람은 발생하지 않는데 그 이유는 아직 잘 밝혀지지 않았다.

자극성이 심한 가스, 연무 또는 화공약품에 다량 노출되면 24시간 이내에 기도 폐쇄와 기도과민증이 나타날 수 있는데 이를 '반응성 기도과민 증후군(reactive airway dysfunction syndrome)'이라 하며, 최근에는 고농도의 자극제를 흡입한 후 발생한다고 하여 '자극유발성 천식(irritant induced asthma)'이라는 용어가 제시되었는데, 아토피가 없는 사람에서도 발생한다.

아토피와 흡연은 직업성 알레르겐에 대한 감작의 위험을 증가시킨다. 그러나 아토피가 있는 사람들을 선별해내더라도 직업성 천식 예방에 대한 효과는 제한적이다. 직업성 천식을 예방하는 가장 중요한 방법은 직업성 감작물질에의 노출을 줄이거나 없애는 것이다.

④ 흡연

㉮ 직접 흡연

흡연은 천식 환자의 폐기능 감소를 촉진시키며, 천식의 정도를 악화시키고, 흡입 및 전신적 스테로이드에 대한 치료효과를 감소시켜 천식이 잘 조절되지 않게 한다.

㉯ 간접 흡연

출생 전후에 흡연에 노출되면 유년기에 천식과 비슷한 증상이 나타날 위험성이 매우 높아지는 등의 나쁜 영향을 미친다. 출생 전후의 흡연이 독립적인 인자로 작용함을 밝히는 것은 어렵지만, 출생 직후 폐기능을 검사해보면 임신 중 엄마의 흡연이 폐 발달에 영향을 끼침을 알 수 있다. 또한 흡연하는 엄마에게서 태어난 아이는 첫 1년에 천명 질환이 생길 가능성이 4배 더 높았다. 한편, 메타분석에 따르면 임신 중 엄마의 흡연이 알레르겐 감작에 영향을 준다는 근거는 매우 적다. 간접흡연에 노출되어도 영아기와 유년기에 하기도질환의 위험성이 높아진다.

⑤ 실내 · 외 대기오염

실외 대기오염이 천식의 원인이 되는가에 대해서는 아직 의견이 분분하다. 오염된 환경에서 자란 아이들은 폐기능이 감소하지만 이것이 천식의 발생과 관계가 있는지는 아직 알려지지 않았다.

천식악화의 돌발적인 발생은 대기오염의 증가와 연관되어 일어날 수 있으며, 이는 일반적인 오염물질의 증가 또는 개개인에 감작된 특별한 알레르겐과 관련이 있다. 하지만 천식의 발생에 오염물질의 역할은 확실하지 않다. 실내 오염물질도 유사한 관련성을 보이며 냉난방에 이용되는 휘발유나 생물연료에서 발생하는 매연과 증기, 균사체나 바퀴벌레의 서식 등이 문제가 된다.

⑥ 음식

천식 발생에 음식, 특히 모유의 역할이 광범위하게 연구되었으며, 일반적으로 모유를 먹은 영아에 비하여 분유나 두유를 먹은 영아들이 초기 유년기에 천명질환이 많이 생기는 것으로 나타났다.

가공식품 섭취의 증가, 과일이나 야채 등 항산화물 섭취의 감소, 마가린이나 식물성 기름에 많은 n-6 고도불포화지방산(n-6 polyunsaturated fatty acid) 섭취의 증가, 생선에 많은 n-3 고도불포화지방산 섭취의 감소 등 서구식 식습관이 최근의 천식 및 알레르기질환 증가에 일조한다는 보고도 있다.

참고문헌

조상헌, 김윤근, 장윤석, 김선신, 민경업, 김유영. 우리나라 기관지천식에 대한 인지 및 실태조사. 대한내과학회지. 2006 ; 70(1) : 69.

Busse WW, Lemanske RF Jr. Asthma. N Engl J Med 2001 ; 344(5) : 350-62.

Hong SJ, Kim SW, Oh JW, Rha YH, Ahn YM, Kim KE, et al. The validity of the ISAAC written questionnaire and the ISAAC video questionnaire (AVQ 3.0) for predicting asthma associated with bronchial hyperreactivity in a group of 13-14 year old Korean school children. J Korean Med Sci. 2003 ; 18(1) : 48-52.

Janssens JP, Pache JC, Nicod LP. Physiological changes in respiratory function associated with aging. Eur Respir J. 1999 ; 13(1) : 197-205.

Kim YK, Kim SH, Tak YJ, Jee YK, Lee BJ, Kim SH, Park HW, et al. High prevalence of current asthma and active smoking effect among the elderly. Clin Exp Allergy. 2002 ; 32(12) : 1706-18.

Lai CK, Ed Guia TS, Kim YY, Kuo SH, Mukhopadhyay A, Soriano JB, et al. Asthma control in the Asia-Pacific region: the Asthma Insights and Reality in Asia-Pacific Study. J Allergy Clin Immunol. 2003 ; 111(2) : 263-8.

Malo JL, Lemiere C, Gautrin D, Labrecque M. Occupational asthma. Curr Opin Pulm Med. 2004 ; 10(1) : 57-61.

Martinez FD, Wright AL, Taussig LM, Holberg CJ, Halonen M, Morgan WJ. Asthma and wheezing in the first six years of life. The Group Health Medical Associates. N Engl J Med. 1995 ; 332(3) : 133-8.

Postma DS, Bleecker ER, Amelung PJ, Hilroyd KJ, Xu J, Panhuysen CI, et al. Genetic susceptibility to asthmabronchial hyperresponsiveness coinherited with a major gene for atopy. N Engl J Med. 1995 ; 333(14) : 894-900.

Sears MR, Rea HH, de Boer G, Beaglehole R, Gillies AJ, Holst PE, et al. Accuracy of certification of deaths due to asthma. Am J Epidemiol. 1986 : 124(6) : 1004-15.

Sherrill D, Sears MR, Lebowitz MD, Holdway MD, Hewitt CJ, Flannery EM, et al. The effects of airway hyperresponsiveness, wheezing, and atopy on longitudinal pulmonary function in children: a 6-year follow-up study. Pediatr Pulmonol. 1992 ; 13(2) : 78-85.

Sigurs N, Bjarnason R, Sigurbergsson F, Kjellman B. Respiratory syncytial virus bronchiolitis in infancy is an important risk factor for asthma and allergy at age 7. Am J Respir Crit Care Med. 2000 ; 161(5) : 1501-7.

Taylor WR, Newacheck PW. Impact of childhood asthma on health. Pediatrics. 1992 ; 90(5) : 657-62.

3) 천식 발작을 일으키는 유인들

아래의 유인들은 모두 천식발작을 일으키는 데 방아쇠 역할을 한다.

① 꽃가루, 먼지, 동물의 털, 곰팡이 등과 같은 알레르기 항원

② 감염성 질환 : 감기, 기관지염 등 호흡기 감염질환

③ 담배연기, 연탄가스, 매연, 향료와 같은 자극성 가스의 흡입 등 기도를 자극하는 여

러 가지의 물질

④ 운동

⑤ 스트레스

⑥ 피로

⑦ 급격한 감정의 변화

4) 천식이 많이 발생하는 계절

천식 증상을 발생시키는 외부적인 요인들 중 가장 흔한 것이 차가운 공기이다. 외부의 차가운 공기가 민감해져 있는 기관지를 수축 경련시키는 하나의 자극인자로 작용하여 천식 증상을 발생시키기 때문이다.

또한 겨울철에는 주로 밀폐된 공간에서 생활하는데 공기 중의 먼지나 기관지 자극 물질인 항원을 흡입하면 천식 증상을 유발한다.

※ 한의학에서 보는 천식의 원인

한의학에서는 선천적인 소질과 체질, 환경, 감염, 내부 장기(臟器)의 호흡기능과의 관련성을 원인으로 본다. 즉 한랭(寒冷), 심인(心因), 담(痰), 소인(素因), 감염(感染), 과민반응(過敏反應), 폐신(肺腎)의 호흡기능장애 등이 그것이다.

1. 한랭(寒冷)

풍한(風寒)을 만나거나 음냉수(飮冷水)가 하나의 인자로 작용하여 증상이 나타난다.

2. 심인(心因)

주로 신경과극(神經過極), 두려움과 놀람 등의 심리적인 과격한 변화가 증상을 나타나게 한다.

3. 담(痰)

담화(痰火)가 내부에 울체되고 여기에 풍한(風寒)이 다시 울체된 담화를 속박하거나, 혹은 차고 습한 곳에 앉거나 누워 있으면 울체된 화기(火氣)가 위로 훈증하여 증상이 나타난다. 또한 음식물의 지나친 편식, 특히 짠맛(鹹味) · 단맛(甘味)이 나는 음식을 지나치게 먹으면 적열(積熱)이 담화(痰火)를 안으로 울체시켜 증상이 나타난다.

4. 소인(素因)

숙근(夙根)이라는 특수한 소인(素因)을 가진 사람이 찬 것(寒冷)을 만나거나 피로 혹은 힘든 일을 할 때 증상이 나타난다.

5. 감염(感染)

외부로부터의 호흡기 감염 초기에는 외부에서 침입한 병독을 밖으로 발산시켜야 하는데 치료를 제대로 받지 못하면 병사(病邪)가 등에 있는 폐수(肺兪)에 머물러서 때때로 발병한다.

6. 과민반응(過敏反應)

특정 냄새나 맛, 음식물에 대한 과민성 반응으로 병증이 나타나는데 여기에는 함효(鹹哮), 당효(糖哮), 유효(油哮), 어성효(魚腥哮) 등이 있다.

7. 폐신(肺腎)의 호흡기능장애

폐는 호흡과 체내의 모든 기(氣)를 주관하고, 신(腎)은 호흡을 통하여 내부로 들어온 기(氣)를 받아 전신에 분포하는 기능이 있는데, 이런 폐장과 신장의 호흡기능이 장애를 받을 때 칠정(七情), 음식(飮食), 외감(外感) 등의 유인으로 병증이 나타난다.

참고문헌

전국한의과대학 폐계내과학교실. 쳬계내과학. 도서출판 나도. 2013.

3. 기관지천식의 증상

1) 기관지천식의 의심 증상

① 가슴이 답답하고 숨을 헐떡거림

② 숨을 내쉴 때 목에서 '쌕쌕'거리는 소리가 남

③ 특히 밤과 새벽에 천명음과 함께 기침을 심하게 함

④ 발작적인 호흡곤란을 느낌

⑤ 특정 계절이나 특정 환경에만 가슴이 답답하고 호흡곤란을 느낌

⑥ 가벼운 감기에도 천명음이 나타남

⑦ 가벼운 운동이나 언덕을 오를 때 호흡곤란을 느낌

2) 일반적인 증상

① 가슴이 답답하고 숨을 헐떡거림
② 숨을 내쉴 때 목에서 쌕쌕거리는 소리가 남
③ 기침 : 특히 밤과 새벽에 심하며 가래가 약간 나오는데, 가래는 주로 흰색으로 양은 많지 않으나 거품이 있을 때가 많음
④ 호흡곤란 : 발작적으로 일어나며, 호기성 호흡곤란의 형태로 나타남

3) 중증 상태의 증상

① 피부 청색증(푸르스름함)
② 심한 피로감
③ 숨 쉴 때 소리가 남(후두음)
④ 호흡곤란으로 말을 잘 하지 못함
⑤ 심리적인 불안, 혼란 등의 정신적인 변화

4. 기관지천식의 진단

천식은 적절한 약물치료가 필요하기 때문에 정확한 진단이 중요하다. 그런데 천식 증상은 간헐적이고 비특이적인 경우가 많아서 환자나 의사들이 지나치기 쉬우며 천명성 기관지염, 만성 폐쇄성 폐질환 등으로 오진할 수도 있다. 특히 소아 천식은 흔히 여러 형태의 기관지염과 혼돈하는 경우가 많다. 따라서 효과적인 천식치료를 위해서는 정확한 조기 진단이 중요하다.

기관지천식을 진단하는 몇 가지 요점을 정리하면 다음과 같다.

① 간헐적인 호흡곤란, 천명, 기침, 흉부 압박감 등의 증상을 보일 때 임상적으로 천식을 의심할 수 있다
② 폐활량측정기, 최고 호기유속기 등을 통해 폐기능을 측정하며 기류제한의 정도를 객관적으로 평가하고 기도 폐쇄의 가역성, 변동률을 평가하여 천식을 확진할 수 있다.
③ 피부반응 검사 등의 아토피에 대한 평가는 개개인에서 천식 증상의 위험인자를 밝히는 데 도움이 된다.
④ 천식에 합당한 증상이 있으나 폐기능이 정상인 환자에서는 기도반응성을 평가하

는 것이 천식 진단에 도움이 된다.

1) 임상적 진단

병력과 증상은 진단에 유의한 정보를 제공해 준다. 그런데 천식 증상은 다양하여 진찰 소견이 정상인 경우도 있다. 가장 흔한 진찰소견은 천명이지만 기도폐쇄가 아주 심할 때는 천명이 들리지 않을 수 있으니 유념해야 한다.

중증 환자에서는 대개 청색증, 빈맥, 과팽창된 흉곽, 보조호흡근의 사용과 흉골간 함몰, 의식혼미 등의 소견을 관찰할 수 있다.

과팽창은 기도의 개방성 유지를 위한 것이지만 기류제한과 함께 호흡노력(work of breath)을 증가시킨다.

(1) 증상

반복적인 호흡곤란과 천명(喘鳴), 흉부 압박감과 같은 증상으로 천식의 임상적 진단이 가능하며, 알레르겐 노출 후 일시적인 증상 발생, 계절적 증상의 변화, 아토피질환의 가족력 등이 있으면 천식 진단에 도움이 된다.

천식 증상들은 다양한데 특징적으로 담배연기, 가스, 강한 냄새, 운동과 같은 비특이적 자극에 의해 증상이 유발되고 밤에 악화되며 적절한 약물치료에 잘 반응한다. 천식은 일부 환자에서 자작나무 · 풀 · 두드러기쑥과 같은 흡입성 알레르겐이 증가하는 계절에 증상이 악화될 수 있다.

(2) 천식의 진단에 유용한 질문

- 천명 발작이 있었거나 반복되는가?
- 기침이나 천명으로 잠을 깨는 일이 있는가?
- 운동 후에 천명이나 기침이 발생하는가?
- 특정 자극에 의해 숨이 차거나 천명이 생기는가?
- 감기에 걸리면 증상이 악화되고 오래가는가?
- 천식치료제로 호전을 경험하였는가?

2) 기침이형천식

기침이형천식(cough variant asthma)은 만성적인 기침을 주 증상으로 하는 기관지천식의 한 아형으로, 특히 소아에 많으며 야간에 기침이 심하고 주간에는 특별한 이상이 없는 경우도 있다. 혈압강하제 등 약물에 포함된 안지오텐신 변환효소 억제제, 후비루 증후군, 만성 부비동염, 위식도역류, 성대기능장애 등에 의한 만성 기침은 기침이형천식과 유사하므로 감별을 요한다.

3) 운동유발성 기관지수축

대부분의 천식 환자에서 운동은 중요한 천식 증상 유발요인이다. 운동이 끝난 후 5~10분 내에 증상이 나타나며 운동 중에는 드물다. 달리기와 같은 형태의 운동이 중요한 유발인자이며 덥고 습기 찬 기후보다 건조하고 찬 공기를 흡입할 때 잘 유발된다. 8분간 달리기 검사를 통해 확진할 수 있다.

4) 검사(폐기능 검사)

천식 병력이 오래된 환자는 호흡곤란에 대한 인지능력이 감소되어 있어 스스로 증상을 잘 느끼지 못하는 사례가 많다. 또한 호흡곤란이나 천명 등의 증상 평가는 부정확할 수 있다.

반면 폐기능 측정은 기류제한의 중증도와 가역성, 변동률을 객관적으로 평가할 수 있고 천식을 확진하는 데 도움이 되며, 천식 조절에 대한 보조적인 정보를 제공한다.

5) 분류

① 이전에는 천식을 중증도에 따라 분류하였다. 그러나 천식의 중증도는 시간에 따라 변화하며 기저질환의 중증도뿐만 아니라 치료 반응도에 의해서도 결정된다.

② 치료 전 임상 양상에 의한 천식 중증도 분류

표 12. 천식의 중증도 분류

구분	간헐성	경증 지속성	중등증 지속성	중증 지속성
주기별	<1회/주	>1회/주, <1회/일	매일	매일
악화	단기간 악화	활동 및 수면에 대한 장애 가능	활동 및 수면에 대한 장애 가능	잦은 악화
야간 증상	≤2회/월	>2회/월	>1회/주	잦은 야간천식 증상
FEV1 혹은 PEF	≥80%	≥80%	60~80%	≤60%
PEF 혹은 FEV1 변동률	<20%	<20~30%	>30%	>30%

③ 환자를 적절하게 치료하기 위해서는 천식을 조절 정도에 따라 분류하는 것이 필요하다. 천식의 임상적 조절은 다음과 같이 정의된다.

㉮ 주간 증상이 없다(≤ 2회/주).

㉯ 운동을 포함한 일상 활동에 제한이 없다.

㉰ 천식으로 인한 야간 증상이 없다.

㉱ 증상완화제의 사용이 없다(≤ 2회/주).

㉲ 폐기능이 정상 혹은 거의 정상에 가깝다.

㉳ 급성 천식 악화가 없다.

6) 감별 진단

천식이 의심되는 환자의 감별진단은 연령에 따라 유아, 소아, 성인, 노인에 따라 각각 다르다.

(1) 5세 이상의 소아와 성인

기도 폐쇄의 가역성 및 변동률이 확인될 때는 세심한 병력 청취와 진찰만으로도 대부분의 환자에서 천식을 확진할 수 있다. 다음은 감별해야 할 질환이다

① 과호흡 증후군과 공황 발작

② 상부 기도폐색과 이물 흡입

③ 성대기능부전

④ 다른 폐쇄성 폐질환, 특히 만성 폐쇄성 폐질환
⑤ 비 폐쇄성 폐질환(예 : 미만성 폐실질질환)
⑥ 비호흡기적 원인 (예 : 좌심실 부전)

천식은 흔한 질환이기 때문에 위의 질환과 동시에 발견될 수 있으며 이들은 중증도와 치료효과의 평가뿐만 아니라 진단을 복잡하게 한다. 이는 특히 천식이 과호흡, 성대기능 부전 또는 만성 폐쇄성 폐질환과 관련이 있을 때 그렇다. 천식과 동반질환 모두에 대한 신중한 평가와 치료를 통하여 각각의 질환이 환자의 증상에 미치는 영향을 확인할 수 있다.

(2) 노인

천식은 노인층에서 호흡기계 증상의 흔한 원인이다. 노인에서는 흔히 다른 질환이 동반되어 진단이 어렵다. 좌심실 부전에 의한 천명, 호흡곤란, 기침은 '심장 천식'으로 불러 왔는데, 요즈음 이 용어는 권장되지 않는다. 운동에 의해서나 밤에 증상이 악화되는 것은 천식이나 좌심실부전에서 모두 가능하므로 두 질환의 감별에 도움이 되지 않는다. 베타차단제는 노인에서 흔히 사용하는 약(녹내장으로 국소적 사용 포함)이니 주의해서 확인해야 한다.

주의 깊은 병력청취와 진찰, 심전도와 흉부사진을 이용하면 진단을 확실히 하는 데 도움이 된다. 노인에서 천식과 만성 폐쇄성 폐질환의 구분은 특히 어려우니 감별에 신중해야 한다.

노인에서 천식의 평가와 치료는 여러가지 어려움이 있다. 특히 노인은 호흡곤란 등의 증상에 대한 낮은 인지도와 활동 능력에 대한 낮은 기대감이 천식의 평가와 치료를 더욱 어렵게 한다.

(3) 직업성 천식

작업장에서 발생하는 천식은 진단을 놓치기 쉽다. 직업성 천식은 서서히 발병하므로 종종 만성 기관지염이나 만성 폐쇄성 폐질환으로 오진하게 되며 그 결과 부적절한 치료를 하게 된다. 특히 비흡연자가 새로운 비염 증상이나 기침, 천명 등이 발생하면 직업성 천식을 의심해야 한다. 직업성 천식을 찾아내려면 체계적으로 직업력과 노출력을 조사해야 한다.

직업성 천식을 진단하려면 감작시킨다고 알려진 물질에 대해 직업적으로 확실히 노출되었는지를 확인해야 한다. 즉 근무하기 전에는 천식 증상이 없다가 근무를 시작하면서 천식 증상이 발생하였거나 악화되었는지를 확인하여야 한다. 또한 증상의 작업 연관성(작업장을 떠나면 증상이 호전되고 작업장으로 돌아오면 증상이 악화)을 확인하는 것은 의심되는 감작 유발 물질과 천식과의 관계를 확인하는 데 도움이 된다. 직업성 천식을 조절하기 위해서는 대부분의 환자가 직업을 바꾸는 것이 필요하므로 사회 · 경제적 관계를 충분히 고려해야 한다.

(4) 만성 폐쇄성 폐질환과 천식의 감별

천식과 만성 폐쇄성 폐질환 모두 기도 염증을 포함하는 주요한 만성 폐쇄성 기도질환이다. 만성 폐쇄성 폐질환은 완전히 가역적이지 않은 기류 제한을 특징으로 하며 유해한 입자나 기체에 대한 비정상적인 진행성의 폐 염증반응과 관련된다. 특히, 흡연과 같은 유해인자에 노출된 천식 환자는 고정된 기류제한과 '천식양'의 염증과 '만성 폐쇄성 폐질환양'의 염증이 함께 나타날 수 있다. 그러므로 천식이 만성 폐쇄성 폐질환과 흔히 구별되기는 하지만, 만성 호흡기 증상과 고정된 기류제한을 보이는 일부 환자에서는 두 질환의 구별이 어려울 수 있다.

참고문헌

최동철, 고영률. 폐기능검사와 특이적, 비특이적 기도 유발시험. In: 대한천식 및 알레르기학회. 천식과 알레르기질환. 군자출판사. 2002 : 155-66.

Castro-Rodriguez JA, Holberg CJ, Wright AL, Martinez FD. A clinical index to define risk of asthma in young children with recurrent wheezing. Am J Respir Crit Care Med. 2000 ; 162(4 Pt 1) : 1403-6.

Chinen J, Shearer WT. Advances in asthma, allergy and immunology series 2004: Basic and clinical immunology. J Allergy Clin Immunol. 2004 ; 114(2) : 398-405.

Cockcroft DW. Bronchoprovocation methods: direct challenges. Clin Rev Allergy Immunol. 2003 ; 24(1) : 19-26.

Crapo RO, Casaburi R, Coates AL, Enright PL, Hankinson JL, Irvin CG, MacIntyre NR, et al. Guidelines for methacholine and exercise challenge testing-1999. This official statement of the American Thoracic Society was adopted by the ATS Board of Directors, July 1999. Am J Respir Crit Care Med. 2000 ; 161(1) : 309-29.

Irwin RS, Curley FJ, French CL. Chronic cough. The spectrum and frequency of causes, key components of the diagnostic evaluation, and outcome of specific therapy. Am Rev Respir Dis. 1990 ; 141(3) : 640-7.

Lemanske RF. Viral infections and asthma inception. J Allergy Clin Immunol. 2004 ; 114(5) : 1023-6.

Levy ML, Fletcher M, Price DB, Hausen T, Halbert RJ, Yawn BP. International Primary Care Respiratory Group(IPCRG) Guidelines: diagnosis of respiratory diseases in primary care. Prim Care Respir J. 2006 ; 15(1) : 20-34.

Martinez FD, Wright AL, Taussig LM, Holberg CJ, Halonen M, Morgan WJ. Asthma and wheezing in the first six years of life. The Group Health Medical Associates. N Engl J Med. 1995 ; 332(3) : 133-8.

Pellegrino R, Viegi G, Brusasco V, Crapo RO, Burgos F, Casaburi R, Coates A, et al. Interpretative strategies for lung function tests. Eur Respir J. 2005 ; 26(5) : 948-68.

Smith AD, Cowan JO, Brassett KP, Herbison GP, Taylor DR. Use of exhaled nitric oxide measurements to guide treatment in chronic asthma. N Engl J Med. 2005 ; 352(21) : 2163-73.

Tarlo SM, Boulet LP, Cartier A, Cockcroft D, C t| J, Hargreave FE, Holness L et al. Canadian Thoracic Society guidelines for occupational asthma. Can Respir J. 1998 ; 5(4) : 289-300.

Vigo PG, Grayson MH. Occupational exposures as triggers of asthma. Immunol Allergy Clin North Am. 2005 ; 25(1) : 191-205.

5. 기관지천식의 관리

1) 천식은 고질병인가?

천식이라는 병 자체는 아직까지 난치에 속하는 질환으로 치료에서 많은 어려움을 겪는 질환 중의 하나이다.

천식은 발작 시 심한 호흡곤란으로 환자 자신은 물론 주위 가족들까지도 불안하게 하는 질환이다. 그러나 꾸준히 치료관리하면 일상생활의 불편을 경감시킬 수 있고 병증의 재발없이 건강하게 생활하는 사례도 많이 경험하고 있다. 따라서 환자 자신은 나을 수 있다는 신념을 가져야 하며 언제든지 상담할 전문한의사를 두는 것이 중요하다. 특히 검증되지 않은 민간 약물은 증상만 악화시킬 수 있으므로 조심해야 한다.

2) 우리나라의 천식관리 현실

① 우리나라 천식 환자들이 체감하는 관리수준은 27% 정도이다. 이는 아시아 태평양 지역 중에서 가장 낮은 관리 수준이다.

② 국제 천식관리 기준과 국내 치료양상을 비교했을 때도 '전혀 관리되지 않음'이나 '부분적으로 관리됨'이라는 비율이 92%로 나타난다.

③ 국내 천식 환자들이 의학적 진단을 받기 전에 천식 증상이 나타났다고 밝힌 기간은

평균 4년으로 나타났다.

3) 환자교육과 동반자 관계 구축

천식의 효과적인 관리를 위해서는 환자와 의료진 사이에 동반자 관계를 형성하는 것이 필요하다. 동반자 관계의 형성을 통해서 환자는 천식이라는 질병을 이해하고 천식을 관리할 수 있다. 이러한 동반자 관계는 환자와 의료진이 함께 치료목표를 상의하여 설정하고, 개인에 따른 서면화(書面化)된 자가관리지침을 만들며, 주기적으로 환자의 치료와 천식조절 정도를 재검토하는 과정을 통하여 형성된다. 이러한 접근 방법을 의사 지도하의 자가관리라고 하며 성인과 소아 모두에서 천식의 이환율을 줄이는 데 기여한다.

(1) 환자와 의사 사이의 동반자 관계 형성을 위한 핵심 항목

① 천식 환자교육

② 치료목표의 공동설정

③ 자가평가 : 천식 환자는 천식 핵심 증상과 최대호기유속 등을 함께 고려하여 천식 조절 정도를 평가한다.

④ 의료진에 의한 천식조절과 치료 등의 정기적인 재평가

⑤ 서면화된 행동지침 : 천식조절 정도의 악화에 따라 약물을 어떻게 사용할지에 대한 지침을 제공하여 사용한다.

(2) 환자 교육

천식 환자에 대한 교육은 의료진과 환자 사이의 상호 관계에 필수적인 항목이며, 모든 연령의 천식 환자에게 필요하다. 아주 어린 소아는 부모를 대상으로 교육을 해야 하나 3세 이상의 소아라면 본인에게 직접 천식 관리에 대해 교육하는 것이 가능하다. 환자에 따라 교육받을 능력과 의지가 다르며 따라서 제공해야 할 정보와 훈련시켜야 할 기술도 다르다. 따라서 핵심적인 정보와 기술은 모든 사람에게 교육해야 하나 대부분의 교육내용은 개별화된 프로그램에 따라 단계적으로 시행해야 한다.

환자의 진찰과 상담 과정에서 원활한 의사소통은 치료 순응도의 향상을 위해 반드시 필요하다. 이를 위해 환자를 우호적으로 대하고 필요할 때 격려와 칭찬, 동감을 표현하며 환자가 걱정하는 내용을 찾아 해결해 주어야 한다. 또한 환자가 필요한 정보를 정확히 요청할 수 있도록 교육하고, 의사의 말을 이해하고 있는지 확인하는 것이 필요

하다. 이러한 교육과 순응도 제고를 통하여 전체적인 치료효과를 높일 수 있다.

① 교육 목적

환자가 질병을 이해하고 치료계획을 잘 따를 수 있도록 환자와 가족에게 필요한 정보와 훈련을 제공하기 위함이다.

② 핵심 요소

㉮ 동반자 관계 형성에 주력
㉯ 관계 형성이 향후 계속 지속되고 발전할 것임을 이해시킴
㉰ 정보의 공유
㉱ 기대성과에 대한 충분한 상의
㉲ 근심과 걱정에 대한 표현

③ 교육 내용

㉮ 천식의 질병개념
㉯ 치료목표와 원칙
㉰ 증상완화제와 질병조절제의 차이점
㉱ 흡입제의 종류와 사용법
㉲ 천식 증상과 천식악화의 예방
㉳ 천식악화의 징후와 대처법
㉴ 응급처치의 적응증과 방법
㉵ 의료진의 지도 아래 자가관리 계획수립
㉶ 이후의 정기적인 감독, 교정, 격려 및 강화

(3) 일반인을 위한 교육

일반 대중에 대한 천식 교육은 일반인이 천식으로 인한 증상이나 결과를 인지하여 결국 천식 환자들이 의료진을 찾아 치료받는 데 있다. 또한 천식에 대한 사회적인 인지도가 높을수록 천식에 대한 오해가 불식되고 환자들의 수치감을 줄일 수 있다. 한편 학교를 중심으로 천식에 대한 공공 교육을 강화할 필요가 있는데 학교 교사와 체육관련 강사들에게 천식과 그 치료에 대한 좀더 구체적인 교육이 요구되며 해외의 몇몇 공공기관에서는 이를 위한 교육 자료를 배포하고 있다. 또한 학교 당국자와 기업의 고용

주에게도 천식 환자를 위해 생활 환경을 개선하고 청결한 실내 공기를 유지하도록 좀 더 명확한 조언을 해 주어야 한다.

마지막으로 일반인과 마찬가지로 천식 환자도 대부분의 직업에 종사하는 데 큰 문제가 없으나 일부 직업에서는 주의를 요한다.

참고문헌

Cabana MD, Slish KK, Evans D, Mellins RB, Brown RW, Lin X, Kaciroti N, Clark NM. Impact care education on patient outcomes. *Pediatrics*. 2006 ; 117(6) : 2149-57.

Charlton I, Charlton G, Broomfield J, Mullee MA. Evaluation of peak flow and symptoms only self management plans for control of asthma in general practice. *BMJ*. 1990 Dec 15 ; 301(6765) : 1355-9.

Cote J, Cartier A, Robichaud P, Boutin H, Malo JL, Rouleau M, et al. Influence on asthma morbidity of asthma education programs based on self-management plans following treatment optimization. *Am J Respir Crit Care Med*. 1997 May ; 155(5) : 1509-14.

Cowie RL, Revitt SG, Underwood MF, Field SK. The effect of a peak flow-based action plan in the prevention of exacerbations of asthma. *Chest*. 1997 Dec ; 112(6) : 1534-8.

Gibson PG, Powell H, Coughlan J, Wilson AJ, Hensley MJ, Abramson M, et al. Limited (information only) patient education programs for adults with asthma. *Cochrane Database Syst Rev*. 2002 : CD001005.

Gibson PG, Powell H. Written action plans for asthma: an evidence-based review of the key components. *Thorax*. 2004 Feb ; 59(2) : 94-9.

6. 기관지천식의 예방

1) 회피요법

가능하다면 위험인자에의 노출을 피하거나 감소시켜 천식의 발생을 예방하고 천식 증상 또는 천식 악화를 방지하고자 노력해야 한다.

천식 악화는 '방아쇠인자'라는 알레르겐, 바이러스 감염, 대기오염, 약제 등 다양한 위험인자에 의해 발생할 수 있다. 이러한 위험인자들에 대한 노출을 회피하여 천식을 조절하고 약제 요구량을 줄여야 한다.

(1) 직업성 천식

직업성 천식의 치료에서는 직업과 관련된 감작물질을 조기에 발견하여 환자를 해당 물질에 더 노출시키지 않는 것이 중요하다. 산업현장에서 알레르기를 일으키는 물질을 저알레르기성 물질로 대체하는 등 직업성 노출을 줄이려는 노력은 성공적으로 시도되어 왔다. 하나의 예로서 라텍스 감작 예방은 저알레르겐 장갑의 생산을 통해 가능해졌는데, 비록 기존의 장갑에 비해서 비싸지만 비용 대비 효과가 크다.

(2) 소아

아이가 산전 산후에 담배연기에 노출되면 이러한 노출이 폐 발달 등에 상당한 악영향을 끼치며 소아기에 천명성 질환 발생 빈도가 증가한다. 임신 중 흡연이 알레르기 감작에 끼치는 영향은 그 근거가 미약하나 간접 흡연은 소아의 알레르기 감작률을 증가시킨다.

(3) 집먼지진드기

한 가지 방법만으로는 집먼지진드기 알레르겐에 대한 노출을 줄이기 어려우며, 성인에서 천식 증상을 경감시키는 데 효과적이지 않다. 매트리스 등으로 집먼지진드기 알레르겐을 격리시키고 집먼지를 없애면서 집먼지진드기가 서식하기 좋은 미세환경을 제거하는 적극적인 방법은 현재까지 연구에서 이에 해당하는 특이 항원에 노출된 빈곤 계층의 아동들에게만 효과적이었다.

(4) 바퀴벌레

바퀴벌레나 바퀴벌레의 서식처를 없애고 이동경로를 차단하는 여러가지 방법들은 바퀴벌레의 잔여 알레르겐을 제거하는 데 부분적으로만 효과적이다.

(5) 흡연

환자 본인의 흡연은 약물치료 효과를 감소시키므로 금연이 전제되어야 한다.

(6) 실내 오염물질

화로의 배기를 실외로 하거나 그밖에 오염물질이 새어 나오거나 노출되지 않도록 난방시스템을 적절하게 관리하는 등 실내 오염물질을 줄이거나 회피하는 방법들은 아직까지 그 효과가 충분하게 평가되지 않았으며 비용이 많이 든다는 단점이 있다.

(7) 음식

천식의 악화 원인으로서의 음식 알레르기는 흔하지 않으며 주로 어린이에서 일어난다. 음식물유발시험 등을 통해 원인 음식 알레르겐이 확실히 증명된 경우에 해당 음식물의 회피를 통해 천식악화의 발생을 줄일 수 있다.

(8) 애완동물

애완동물 알레르겐은 애완동물을 키우는 사람의 거주지 이외에도 학교, 버스, 지하철, 빌딩 등 일상생활 환경 도처에서 발견되기 때문에 완전한 회피는 불가능하다. 일차적으로 집에 이런 애완동물을 키우지 않아야 한다. 애완동물을 없앤 뒤에도 남아 있던 알레르겐이 감소하는 데는 수개월이 걸리며 이러한 방법이 다른 알레르겐 회피 방법과 함께 임상적인 효과가 있는지는 관찰해 보아야 한다.

(9) 실외 오염물질

실외 오염물질은 알레르겐 노출에 대한 부수적인 효과를 통해 천식 증상을 악화시키는 것으로 알려져 있다. 또한 천식악화는 대기오염의 증가와 관련이 있는데 이는 전반적인 오염물질뿐만 아니라 감작된 특정 알레르겐의 농도 증가와도 관련된다고 한다. 대부분의 역학적 연구는 오존이나 질소 산화물, 산성 에어로졸, 먼지 분진 같은 대기오염물질과 천식의 증상이나 악화가 유의한 연관이 있음을 보여준다. 흥미롭게도 천둥을 동반한 폭우 등 특정 날씨나 기후가 천식악화와 관련이 있는데, 그것은 먼지, 대기오염이나 흡입 알레르겐의 증가, 온 · 습도의 변화 등 다양한 기전에 의한 것으로 보인다. 천식이 조절되지 않는 환자는 춥고 건조하거나 공기오염이 심한 날에는 무리한 신체활동을 피하고, 직 · 간접흡연을 피하며 적절하게 온도와 습도가 조절된 실내에서 지내도록 한다.

(10) 음식물과 첨가제

감자와 새우 등의 가공류, 건과물, 맥주와 포도주 등의 주류, 약제에서 흔히 보존제로 사용하는 아황산염은 중증의 천식악화를 유발할 수 있는데 이는 함유된 아황산염의 농도 및 물리적 성상이나 반응 기전뿐만 아니라 음식 자체의 고유 성질 및 환자의 감작 정도에 영향을 받는다. 반면에 황색 색소인 타르트라진, 벤조산, 염화 글루탐산이 천식악화에 미치는 영향은 미미한 것으로 보인다. 결국 필요한 경우 이중맹검 경구유발시험을 통해 음식물이나 첨가제가 천식악화와 관련이 있는지를 밝혀야 하고 이러한 검사가 양성일 때는 특이 식사 제한을 시행한다.

(11) 약제

일부 약제들은 천식을 악화시킬 수 있다. 천식 환자에서 베타 차단제는 경구나 점안약으로 사용하였을 때, 기관지경련을 일으킬 수 있으므로 천식 환자에게 이러한 약제를 투여할 때는 면밀하게 관찰해야 한다. 우선 아스피린이나 비스테로이드 소염제(NSAID, nonsteroidal antiinflammatory drug)는 천식의 중증 악화를 유발할 수 있어 이런 약제에 반응을 보인 병력이 있다면 반드시 회피해야 한다.

(12) 백신투여

중등도 내지 중증의 천식 환자는 매년, 혹은 적어도 일반인들에게 필요한 독감 예방접종을 권장한다. 그러나 모든 천식 환자에게 독감 예방접종을 시행하는 것은 천식 악화를 예방하거나 천식 조절에 도움을 주지는 못하는 것으로 보인다. 난치성 천식 환자를 포함하여 3세 이상의 천식 환자에게는 비활성화 백신이 안전하고 부작용이 적은 것으로 보인다. 반면에 3세 이하의 아동에게 비강 내로 예방접종을 시행하는 것은 오히려 천식을 악화시킬 우려가 있다.

(13) 비만

높은 체질량지수(BMI, body mass index)는 그 기전이 명확히 밝혀지지 않았으나 천식의 유병률을 증가시킨다. 반대로 천식이 있는 비만 환자가 체중을 줄이면 폐기능, 천식 증상, 이환율, 건강 상태가 호전된다.

(14) 감정적 스트레스

감정적 스트레스는 천식을 악화시킬 수 있는데, 그것은 웃음, 울음, 분노, 공포 등의 극단적인 감정 표현이 과호흡과 그로 인한 저탄소혈증을 유발하기 때문이다. 천식 환자에서도 흔치 않게 발생하는 공황 발작도 같은 원리이다. 그러나 천식은 일차적으로 정신 신체화 장애가 아님을 유념해야 한다.

(15) 천식을 악화시키는 다른 요인들

비염, 축농증, 비용종은 흔히 천식과 관련이 있으며 치료가 필요하다. 축농증을 치료하면 천식의 중증도를 감소시킬 수 있다. 그러나 축농증과 천식은 상호간의 영향을 미치지 않으면서 단순히 공존할 수도 있다. 또한 축농증을 제외하고는 세균 감염이 천식을 악화시킨다는 증거는 미약하다. 특히 위식도역류는 소아에서 천식을 악화시킬 수 있으며 위식도역류를 교정하면 천식이 때때로 호전되기도 한다. 여성에서는 월경 중이나 월경 전에 천식이 악화되는 경우가 있으며 임신 중에 천식이 호전되거나 악화되기도 하고 혹은 변화가 없을 수도 있다.

2) 회피요법 외의 천식 예방법

천식은 유전적인 소질이 있는 질환이다. 따라서 집안에 천식을 앓은 사람이 있거나, 잦은 호흡기질환을 앓을 때는 다음 사항을 지킬 것을 권고한다.

① 반드시 금연 금주
② 단맛, 매운맛이 있는 음식의 지나친 섭취 제한
③ 물을 많이 섭취
④ 주변을 청결히 하여 천식발작을 일으킬 원인 물질로부터 몸을 피함
⑤ 일상생활에서 호흡기도를 자극하는 자극물질로부터 가능한 한 멀리 함
⑥ 가벼운 감기라도 천식발작을 유발시키고 악화시킬 수 있으므로 가능한 한 조기치료
⑦ 증상이 없어도 예방 약물을 복용
⑧ 피부 단련을 위한 건포마찰
⑨ 전문 주치의를 두고 따름

참고문헌

전국한의과대학 폐계내과학교실. 폐계내과학. 도서출판 나도. 2013.

Aeshad SH. Primary prevention of asthma and allergy. *J Allergy Clin Immunol*. 2005 Jul ; 116(1) : 3-14.

Chaudhuri R, Livingston E, McMahon AD, Thomson L, Borland W, Thomson NC. Cigarrette smoking impairs the therapeutic response to oral corticosteroids in chronic asthma. *Am J Respir Crit Care Med*. 2003 Dec 1 ; 168(11) : 1308-11.

Covar RA, Macomber BA, Szefler SJ. Medications as asthma triggers. *Immunol Allergy Clin North Am.* 2005 Feb ; 25(1) : 169-90.

Gotzsche PC, Hammarquist C, Burr M. House dust mite control measures in the management of asthma:meta-analtsis. *BMJ*. 1998 Oct 24 ; 317(7166) : 1105-10.

Stenius-Aarniala B, Poussa T, Kvarnstrom J, Gronlund EL, Ylikahri M, Mustajoki P. Immediate and long term effects of weight reduction in obese people with asthma: randomized controlled study. *BMJ*. 2000 Mar 25 ; 320(7238) : 827-32.

※ 한의학에서의 천식치료

1. 치료 목표

① 증상이 나타나지 않도록 잘 조절하고 그 상태를 유지
② 천식 발작 예방
③ 폐기능을 가능한 한 정상 상태로 유지
④ 운동을 포함한 정상활동을 할 수 있도록 유도
⑤ 천식약제로 인한 부작용 회피
⑥ 가역적인 기도협착 예방
⑦ 천식으로 인한 사망 예방

2. 치료 방법

약물요법과 비약물요법으로 나누어 치료하며, 증상이 완화된 완해기에는 유지관리를 위한 유지치료를 한다.

1) 약물요법

일반적으로는 보음윤폐(補陰潤肺) 거담정천(祛痰定喘)을 치료의 근간으로 하나, 나타나는 증상의 특성에 따라 허증(虛證)과 실증(實證)으로 나누어 치료한다. 천식 증상이 나타나는 시기에 따라 병증이 나타나는 급성기, 급성기 이후의 완해기, 병증이 나타나기 전으로 나누어 치법과 그에 따른 처방을 선택하여 치료한다.

(1) 치법대강(治法大綱)
보음윤폐(補陰潤肺), 거담정천(祛痰定喘)

(2) 허실(虛實)에 따른 요법
① 허증(虛證) : 보음윤폐(補陰潤肺)
② 실증(實證) : 청열사폐(淸熱瀉肺)

(3) 발작시기에 따른 요법
① 발작기(發作期) : 거담사폐(祛痰瀉肺)
② 발작 후 : 익기보중(益氣補中)
③ 발작 전 : 보신납기(補腎納氣)

(4) 치료에 도움이 되는 보조약물
① 살구씨 : 살구씨는 기침이나, 숨이 가쁘고 가래가 끓을 때에 진해거담제로서 많이 사용한다. 살구씨 기름을 짜서 티스푼 하나씩 1일 3회 정도 복용하면 도움이 된다.
② 은행 : 천식을 가라앉히고 기침을 멈추게 하는 효과가 있다. 은행의 겉껍질은 제거하고 속껍질은 그냥 붙은 채로 프라이팬에 볶아서 1일 7알을 넘지 않도록 복용한다. 은행에는 약간의

독성이 있고 알레르기를 유발하는 성분도 있으므로 복용에 신중해야 한다.

③ 도라지 : 플라틱코딘, 사포닌 성분이 있어 항염증작용, 거담작용, 항궤양작용, 진해작용을 한다. 어린이는 1일 10g, 어른은 20g 정도를 끓여서 1일 수시 복용한다.

④ 배 : 가슴이 답답한 증상을 멎게 하고, 기침과 갈증을 멎게 하며, 가래 배출을 쉽게 한다.

⑤ 오미자 : 5미(신맛 · 짠맛 · 매운맛 · 쓴맛 · 단맛)가 있으나 신맛이 주가 된다. 폐기(肺氣)를 수렴시켜 기침을 멋게 하고 숨 가쁜 증상을 가라앉힌다. 차로 마실 때는 기호에 맞추어 마신다.

2) 비약물요법

비약물요법으로는 회피요법과 함께 침요법, 뜸요법, 훈증요법, 아로마요법, 면역조절, 환자교육, 수분공급, 체위를 이용한 객담 배출, 산소요법, 호흡재활 등을 시행한다.

(1) 침요법

주로 배부(등 부위)에 있는 배수혈(폐수(肺兪) · 궐음수(厥陰兪) · 심수(心兪) 부위)애 자침한다. 이외에도 천돌(天突) · 태연(太淵) · 척택(尺澤) 등에 자침한다.

① 폐수(肺兪)

㉮ 위치 : 제3흉추 측방 1.5촌(寸)

㉯ 주치(主治) : 청열(淸熱) 선폐기(宣肺氣)작용으로 기천(氣喘), 해수(咳嗽), 흉통(胸痛)에 응용

② 궐음수(厥陰兪)

㉮ 위치 : 제4흉추 측방 1.5촌(寸)

㉯ 주치(主治) : 화위(和胃), 관흉(寬胸), 이기(理氣), 청열(淸熱)작용으로 구토(嘔吐), 기천(氣喘), 흉통(胸痛)에 응용

③ 심수(心兪)

㉮ 위치 : 제5흉추 측방 1.5촌(寸)

㉯ 주치(主治) : 양심안영(養心安營), 조리기혈(調理氣血)작용으로 심통(心痛), 불안, 심계항진(心悸亢進) 등에 응용

④ 천돌(天突)

㉮ 위치 : 경결후(頸結候)에서 아래로 4촌(寸)

㉯ 주치 : 선폐화담(宣肺化痰), 이인개음(利咽開音)작용으로 후두염(喉頭炎), 기관지염(氣管支炎), 해수(咳嗽), 천식(喘息)에 응용

⑤ 태연(太淵)

㉮ 위치 : 완골(腕骨) 수근굴근건(手筋屈筋腱)의 외측(外側)

㉯ 주치 : 거풍화담(祛風化痰), 이폐지해(利肺止咳)작용으로 기관지염, 유행성 감기, 호흡곤란, 불면에 응용

⑥ 척택(尺澤)

㉮ 위치 : 팔꿈치 내측 가로무늬 있는 곳. 곡지(曲池)에서 척골(尺骨) 쪽으로 5분(分) 거리

㉯ 주치 : 설폐렴(泄肺炎), 강역기(降逆氣)작용으로 폐렴, 기관지염, 천식, 호흡곤란 등에 응용

(2) 뜸요법

주로 배부 수혈(등에 있는 수혈)을 응용하는데, 침요법에 사용되는 폐수 · 궐음수 · 심수 등이다. 최근에는 관원에의 뜸요법이 즉시형 알레르기 반응을 억제한다는 보고가 있어 관원에의 뜸치료도 응용한다.

(3) 훈증요법

특정 한약물을 끓여 그 증기를 흡입하는 방법이다.

(4) 아로마요법

아로마 정유를 네블라이즈 기기를 이용하여 흡입하는 방법이다.

(5) 면역조절

실험실 내 연구에서 천식관련 면역체계에 관여하는 면역세포 조절에 효과적인 약재를 선택하여 복용한다.

(6) 회피요법

천식을 일으키는 물질로부터 몸을 피하는 치료법이다.

(7) 환자교육

천식은 갑자기 발작적인 증상을 나타내는 경향이 있다. 호흡곤란에 따른 불안감은 환자를 매우 괴롭히는데, 질병을 이해하고 증상이 나타났을 때의 처치 방법 등에 관한 교육은 매우 중요하다.

(8) 수분공급

과호흡에 따른 기관지 등 호흡기계의 수분증발로 호흡기계는 건조하기 쉽다. 이에 따라 객담의 배출도 쉽지 않으며 호흡기감염의 기회도 높아진다. 이럴 때 충분한 수분공급은 기도의 확보에도 도움이 된다. 주의할 점은 이뇨효과가 있는 음료는 삼가야 한다.

(9) 체위를 이용한 객담 배출

가래가 기도 내에 머물러 이동이 쉽지 않을 때는 상대적으로 기도가 좁아져 호흡곤란이 더 심하다. 또한 가래가 기도 내에 오래 있을수록 감염의 기회는 더 높으므로 가래의 배출은 천식에서 매우 중요하다. 체위를 이용한 가래의 배출방법으로 몸을 앞으로 숙이고 등을 가볍게 쳐주면 가래가 쉽게 배출된다.

(10) 산소요법

혈액 내에는 일정한 농도의 산소가 필요한데, 만성적인 호흡곤란은 일정하게 유지해야 하는 체내 산소 농도를 떨어뜨려 저산소혈증을 유발한다. 따라서 체내 일정 산소농도를 유지하기 위해서는 부족한 산소를 외부에서 공급해야 한다. 장기적인 산소 흡입은 혈액 내 과이산화탄소혈증 등 산소로 인한 부작용들이 나타날 수 있으므로 이때 산소 공급은 반드시 의료인의 지시에 따라 이루어져야 한다.

(11) 호흡재활

호흡곤란을 완화하고 개선시키며, 부족해지기 쉬운 환기량을 증가시키기 위해서는 적절한 호흡재활 운동이 필요하다. 그 방법으로는 복식호흡, 촛불 끄기, 휘파람 불기, 단전호흡 등이 있다.

3) 유지치료

천식은 완치되는 질환이 아니라 재발이 반복되는 질환이다. 따라서 증상이 완화되면 그 상태를 유지 관리하는 것이 매우 중요하다. 그 방법으로 보음윤폐(補陰潤肺), 거담정천(祛痰定喘) 시키는 방법과 토생금(土生金)시키는 방법을 응용한다.

(1) 보음윤폐(補陰潤肺), 거담정천(祛痰定喘)

소화기계 증상이 없는 천식 환자의 유지관리에 효과적이다. 청상치효탕을 응용한다.

(2) 토생금(土生金)

한의학에서 보사(補瀉)와 관련하여 실즉사기자(實卽瀉其子) 허즉보기모(虛卽補其母)라는 치료 원리에 따라 소화기계가 약한 환자의 유지 관리에 응용한다. 오행의 속성에 따라 천식 등 만성 호흡기질환으로 폐금(肺金)이 약해져 있을 때는 그 어미가 되는 장기인 비토(脾土)를 보(補)하는 원리이다. 보중익기탕(補中益氣湯)을 응용한다.

7. 기관지천식의 치료

1) 일상생활에서의 섭생

천식은 잘 낫지 않고 평생 관리하는 병으로 알려져 있다. 천식 환자는 일상생활을 어떻게 하는 게 좋은가?

① 반드시 금주해야 하며, 피로하지 않도록 주의한다.

② 흡연 자극으로 인한 천식의 발작과 악화 방지를 위하여 반드시 금연해야 한다.

③ 음식은 담백하게 먹어야 한다. 또 음식은 종류보다는 맛에 중점을 두는 것이 좋다.

단(甘) 음식의 지나친 섭취는 더 많은 가래를 만들기도 하고 가래의 점조도를 높여 가래의 이동을 방해하므로 삼가야 한다.

매운 음식의 지나친 섭취는 미각에 의한 발한과다와 기침 수용체의 자극으로 잠잠해 있던 증상을 불러 일으키는 역할을 하므로 삼가야 한다.

짠 음식의 지나친 섭취는 짠 맛으로 인한 신장과 심장의 장애를 유발할 수 있다. 짠 음식으로 인한 신장의 납기 기능이 장애를 받으면 천식을 발병시키므로 과다 섭취를 삼가야 한다.

④ 수분을 충분히 섭취한다. 가래는 90% 이상이 수분으로 되어 있다. 그러나 가래의 형태로 변하면 그 점조도가 높아져서 기도 내에서 밖으로 배출되는 게 쉽지 않다. 가래의 이동을 쉽게하여 가래로 폐색되어 있는 호흡기도를 확보하기 위해서는 충분한 수분을 섭취하여 기도 내 가래의 이동 배출을 쉽게 해야 한다. 이때 주의할 점은 이뇨작용을 하는 커피, 홍차, 맥주 등의 음료는 삼가는 것이 좋다.

⑤ 활동은 하되 갑자기 많은 양의 운동은 삼가고, 운동 후 천식이 발작하면 앉아서 휴식을 취하도록 한다.

2) 천식에 조심해야 할 것들

기관지천식은 병증이 고통스럽고 재발이 잘 되며 만성적인 질환이다. 특효한 약물도 없고, 속효한 방법도 없으며, 완치에 대한 확신도 아직 없는 실정으로 증상의 완화와 완화된 증상의 유지치료가 중요한 치료법이다.

만성적이고 잘 낫지 않으며 오랫동안 관리하는 질환일수록 검증되지 않은 비법과 비방이 난립하는데, 천식치료에는 시간적인 여유를 갖고 정상적인 치료를 받아야 한다.

천식 환자들이 조심해야 할 것들은 다음과 같다.

① 환자 자신이 치료될 수 있다는 자신감을 갖고 전문한의사와 상의하고 병증을 관리하는 것이 좋다.

② 무면허 치료나 민간요법에의 의존은 병증을 악화시켜 종종 심각하게 만들 수가 있으므로 삼가야 한다. 숨이 차고 호흡이 곤란한 이런 증상은 비교적 잘 낫지 않고 특효한 약물도 없어 환자로 하여금 고통과 혼란을 불러 일으킬 뿐만 아니라 병증을 악화시킨다.

③ 근거 없는 소문에 의한 돌팔이를 찾거나 중험되지 않은 이상한 약재의 복용은 병증의 치료에 전혀 도움이 되지 않을 뿐 아니라 때로는 생명을 담보해야 할 때도 있으므로 절대 삼가야 한다.

④ 숨이 가쁠 때 흔히들 쉽게 찾는 민간 약물로 은행 · 살구씨 · 꿀 등을 많이 복용하는데, 민간약물도 적절히 사용하면 증상을 개선시키는 데 도움이 된다. 그러나 약물에 대한 지식 없이 막연한 마음으로 과신하여 전적으로 의존한다면 병증을 더욱 악화킬 수 있으므로 주의가 필요하다.

은행은 독소가 있으므로 약간 볶아서 사용해야 한다. 은행과 살구씨에 대해 알레르기 반응을 일으키는 사람이 잘못 복용하면 호흡곤란은 물론 병증 전체를 악화시켜 위급한 상황을 초래하기도 한다.

목에서 가래가 기도를 막아 호흡이 곤란해지고 가래의 배출이 잘 되지 않아서 힘들 때 꿀물을 복용하면 가래도 잘 떨어지고 숨 쉬기도 한결 가볍다. 그러나 이 방법도 잠시 도움을 받는 정도로 그쳐야지 장기간 계속 꿀을 복용하면 오히려 가래가 더욱 끈적끈적하게 되어 가래의 이동에 오히려 나쁜 결과를 초래한다.

이런 약물을 복용할 때는 반드시 한의사와 상의한 다음 사용하는 것이 좋다.

⑤ 앞에서 설명하였듯이 한의학에서는 천식을 일으키는 원인 중 음식의 맛으로 인한 경우가 있는데, 그중 하나가 단 음식의 지나친 편식이다. 단 음식의 지나친 편식은 체내 병리적인 부산물인 담(痰)을 많이 생성하는데, 이 담은 호흡기도에 머물러 있어 천식의 병증을 일으키는 원인을 제공하고 때로는 기왕의 병증을 악화시키기도 한다. 그러므로 이런 방법은 잠깐 도움을 받는 정도로 그쳐야지 오랫동안 지속 사용해서는 안 된다.

⑥ 대부분의 질환이 그러하듯이 질병을 앓는 기간이 길거나 특히 만성적인 질환을 앓으면 질환 자체가 체력을 많이 소모시켜 무력감이나 피로를 쉽게 느끼게 된다. 또한 숨찬 증상이 오래 지속되어 기운이 없고 무기력해지는 것을 연령적으로 연로하여 기운이 없게 된 걸로 속단하고는 일반적으로 기운이 나는 보약을 면허도 없는 돌팔이에게서 사서 먹는 경우도 있다. 이때 흔히 면역력을 키운다는 명분으로 기운도 나고 입맛도 돋우는 종류의 보약(補藥)을 찾는데, 일반적으로 기운을 나게 하고 입맛을 돋우는 약물들의 약성은 따뜻한 성질을 가지고 있다. 조급한 생각에 이런 종류의 약물을 남용하면 호흡곤란은 더욱 심해지게 된다.

보약을 선택할 때도 전문한의사의 도움을 반드시 받아야 한다.

3) 기관지천식치료에서 환자 자신이 가져야 할 중요한 부분

천식이라는 질환은 그 동안 치료기법이나 약물의 개발 등으로 치료 및 유지관리에 많이 발전하였으나 병증 자체가 완고하여 아직까지는 치료에 많은 어려움이 있는 질환 중의 하나이다.

따라서 환자 자신은 나을 수 있다는 신념과 자신을 가져야 하며 언제든지 상담하고 도움을 받을 전문한의사를 가까이 하는 것이 중요하며, 꾸준히 상담하고 치료관리하면 생활의 불편을 경감시킬 수 있으며 병증의 재발없이 건강하게 생활하는 사례도 많다. 앞에서 설명하였듯이 천식이라는 병이 만성적인 질환이고 환자로서는 고통스러운 질환이다. 따라서 효능이나 부작용이 검증되지도 않은 민간 약물들에 대한 지나친 기대는 하지 않아야 하며, 이런 약제의 남용으로 몸을 그르치는 일이 없어야 한다.

4) 치료 전망

예전에는 천식은 죽을 때까지 고생하는 질환으로 알려져 왔다. 이렇듯 두렵고 고통스러운 질환인 천식은 치료를 하지 않으면 치명적일 수도 있다. 그러나 다양한 치료약재의 개발과 치료기법의 발전은 천식 환자들을 일상생활로 복귀시키는 데 많은 기여를 하고 있다. 질병에 대한 두려움보다는 적극적인 치료와 나을 수 있다는 자신감, 꾸준한 전문한의사와의 상담을 통하여 천식 증상을 완화시킬 수 있다.

8. 천식과 유사질병과의 구분

1) 숨이 차다고 모두 천식은 아니다

일반적으로 천증(喘症)과 천식(喘息)을 구분 없이 사용하는 경우가 많다. 그러나 천증과 천식은 다른 질환이다. 호흡이 곤란한 천증은 질병 중 병증의 과정에서 나타나는 하나의 증상으로 나타나기도 하고, 질병 상태가 아닌 운동 후, 과식 후 지나친 포만감에서 오는 숨참, 임신 중에 오는 숨참, 불안 공포에서도 나타나는 숨 가쁜 증상 자체를 가리킨다. 그러나 천식은 호흡곤란, 발작적인 기침, 천명음을 위주로 하는 공통된 증후군인 하나의 질병이다. 따라서 천식에는 천증이 나타날 수 있으나, 천증에는 천식 증상이 포함되지 않는다.

사람들은 숨이 가쁘면 호흡곤란을 일으키는 원인이나 원인질환은 생각하지도 않고 숨찬 증상만으로 무조건 천식이라는 병으로 여기는 경우가 많다. 물론 숨이 차고 숨소리가 거친 하나의 현상 그 자체가 천식(호흡이 거칠다는 뜻)은 타당하나, 하나의 질환만으로 천식을 이야기 하는 것은 잘못이다. 숨이 차다고 하여, 호흡이 곤란한 증상이 있다고 하여 무두 천식이라고 볼 수는 없다. 더욱이 숨을 차게 하는 원인질환을 찾지 않고 스스로 천식으로 잘못 진단하여 단지 민간요법이나 민간약물에만 의존한다면 참으로 어리석은 일이다. 어떤 질병을 이해하고 그 병증에 대한 치료와 경과를 알기 위해서는 반드시 그 병증의 정확한 정의와 개념을 알아 두어야 한다.

한의학에서 천증이란 그 정의를 호흡급촉자위지천(呼吸急促者謂之喘) 혹은 기식촉급자위지천(氣息促急者謂之喘)이라 하여 숨이 가쁘거나 호흡이 곤란한 모든 증상을 천증이라 한다. 여기에는 꼭 하나의 병증(病證)으로서의 호흡곤란만이 아니라 정상적인 생리기능에서 오는 호흡곤란의 형태, 예를 들면 잠시 휴식하면 편해지고 기분이 오히려 상쾌해지는 운동 후의 숨 가쁜 증상이나, 감정의 격한 변화로 생기는 숨찬 경우나, 갑자기 놀랐을 때나, 과식 후 지나친 포만감으로 숨이 차는 것도 천증에 포함시키는데, 이런 증상은 물론 하나의 병증(病證)으로 설명 될 수는 있으나 다른 질환에서 나타날 수도 있는 여러 가지 증상 가운데 하나의 증상(症狀)에 불과하다. 하나의 증상으로서의 천증을 두고 병증의 의미인 천식으로 보는 것은 잘못이다.

병증으로서의 천식을 한의학에서는 효천증(哮喘證)이라고 부르고 흔히 기관지천식을 가리키는데, 주요 증상으로는 반복적인 기침, 발작적인 호흡곤란과 함께 목에서는 쌕쌕거리는 소리나 그러렁거리는 가래 끓는 소리(천명음)가 나는 질환이다.

2) 해수와 천식은 다른 병이다

해수와 천식이라는 병은 때로는 유사한 증상이 나타날 수 있으나 질병 자체는 다른 병이다.

흔히 기침이나 가래를 뱉는 증상이 오래되면 해수라고들 말하며, 숨이 차면 천식이라고 말한다. 그러나 병 자체는 구분되어야 하고, 해수 천식이라고 진단되면 잘 낫지 않는 질환 중의 하나이기 때문에 진단을 내릴 때 신중해야 한다. 특히 환자 스스로 진단을 내리고는 자가요법이나 민간요법으로 병을 관리한다면 병증만 더 악화시키고 경우에 따라 생명이 위험할 수도 있다.

해수(咳嗽)에는 기침만이 위주로 나타나는 해증(咳症), 기침은 그다지 없으면서 가래를 주로 많이 뱉는 수증(嗽症)으로 구분한다. 만약 기침과 함께 가래도 뱉고 이런 증상이 상당히 오래 지속된다면 해수증(咳嗽症)이라고 한다.

천식이란 일반적으로 기관지천식을 말하는 것으로 반복적인 기침과 발작적인 호흡곤란, 숨 쉴 때 목에서 쌕쌕거리는 천명음(가래 소리)을 동반하는 질병이다. 따라서 해수와 천식은 전혀 다른 질환이다.

Section 7. 만성 폐쇄성 폐질환

1. 만성 폐쇄성 폐질환이란?

만성 폐쇄성 폐질환이란 만성 기관지염이나 폐기종(肺氣腫)에 의한 기도폐색(氣道閉塞)이 있는 상태를 가리킨다. 대개 기도폐쇄가 진행하면 기도 과민성이 동반될 수 있고 부분적으로 가역적(可逆的)일 수 있다. 이러한 변화는 독성 입자나 가스에 대한 폐의 비정상적인 염증반응과 관계가 있다. 폐조직 손상에 의해 점액의 과분비, 기도협착과 섬유화, 폐실질의 파괴(肺氣腫) 및 혈관의 변화 등 병리학적 이상이 생기며 그 결과 호기류량 감소와 만성 폐쇄성 폐질환에 특징적인 생리학적 이상들이 발생한다.

2. 병인 병리

만성 폐쇄성 폐질환의 병리학적 변화는 그에 상응하는 생리학적인 이상을 유발하며 초기에는 운동 시에, 후기에는 안정 시에도 이상 소견이 나타난다.
질병의 특징적인 생리 변화로는 점액의 과분비, 섬모(纖毛)의 기능장애, 호흡기류의 제한, 폐 과팽창, 가스교환의 이상, 폐 고혈압, 폐성심(肺性心) 등이 포함되며 질환이 진행됨에 따라 순서대로 이러한 변화들이 나타난다. 그리고 이러한 생리학적인 변화에 의해 만성 기침, 객담의 분비, 호흡곤란 등 만성 폐쇄성 폐질환의 특징적인 증상들이 나타난다.

3. 위험인자

① 흡연 : 만성 폐쇄성 폐질환 환자의 90% 이상에서 흡연력이 있으며, 폐기능(FEV1)은 총 흡연량과 비례한다.
② 유전적 인자 : Alpha-1-antitrypsin 결핍이 되면 폐손상으로 중증의 폐기종이 조기 발생한다.

③ 대기오염과 직업적 노출 : 흡연보다는 덜 중요하나 기관지염 악화와 기도폐쇄와 관련이 있다.
④ 감염 : 만성 폐쇄성 폐질환을 악화시킨다.

4. 병리

만성 폐쇄성 폐질환에서의 병리학적인 변화는 중심기도(中心氣道), 말초기도(末梢氣道)와 폐실질 및 폐혈관에 나타난다. 폐는 손상에 대한 자체방어기전이 있고, 손상을 복구하는 기능이 있으나, 유전적인 요인이나 환경적인 위험인자에의 노출되거나 만성적인 염증과 반복되는 손상에 의해 영향을 받을 수 있다.

5. 진단

만성 폐쇄성 폐질환의 진단은 위험인자 노출에 대한 병력, 진찰소견, 방사선 검사, 폐기능 검사 및 기타 검사소견을 종합하여 판단하는데, 폐기능 검사에서 비가역적(非可逆的)인 기도 폐쇄를 증명하는 것이 제일 중요하다. 임상적으로 폐기종 우세형과 기관지염 우세형으로 나누기도 한다.

1) 병력

만성 폐쇄성 폐질환은 비흡연자에서는 매우 드물고, 대부분 20갑년(1갑년: 하루 1갑씩 1년을 피웠을 경우) 이상의 흡연력이 있는데, 흡연을 시작한 나이, 흡연량 등을 꼭 확인해야 한다.
새로운 환자에게서 알아야 하는 병력은 다음과 같다.
① 위험인자에 대한 노출 유무
② 천식, 알레르기질환 유무
③ 부비동염
④ 증상 발현의 양상
⑤ 악화 또는 입원 병력
⑥ 심장질환이나 류마티스 관절염 등의 병행질환

⑦ 최근 내과 치료의 적정성

⑧ 일상생활에 질환이 미치는 영향(활동의 제약, 경제적 문제, 정신적 압박감, 가족과의 문제 등)

⑨ 사회적 · 가족적인 협조여부

⑩ 특히 흡연과 같은 위험인자를 감소시킬 가능성

2) 신체 검사 소견

진찰 중 기도폐쇄 소견이 있으면 심한 폐기능 장애가 있는 경우이며, 중등증 이상으로 진행되면 흉곽 전후경의 증대, 호흡수의 증가, 횡격막운동 저하, 호흡음 감소 등이 나타난다. 청진 시와 흡입 시에 천명음(喘鳴音), 수포음(水泡音) 등을 들을 수 있고, 호기(呼氣) 시간이 길어진다. 더 진행되면 흡입 시 늑간 함몰, 보조호흡근 사용이 관찰된다.

(1) 시진(視診)

폐의 과팽창을 나타내는 흉곽의 이상은 상대적으로 수평인 늑골, 'barrel-shaped' chest, 복부돌출 등이다. 횡경막이 평평해지면서 동반되는 하부늑골의 흡기 시 안쪽으로 운동, 심장 둔탁음의 감소, 칼흉골각(xiphisternal angle)의 증가 등이 동반된다.

안정 시 호흡수가 분당 20회 이상이고 호흡이 얕다. 환자는 누우면 안정되어 있던 근육을 자주 활성화하며 사각근(scalene)과 흉쇄유돌근(sternocleidomastoid msucle)의 사용은 호흡곤란의 추가 지표이다.

(2) 청진(聽診)

만성 폐쇄성 폐질환 환자에서 호흡음은 감소하나 이것만으로 진단하기에는 충분하지 않다. 조용히 호흡 시 천명이 들리면 기류 제한의 유용한 지표이며, 힘껏 호기 시에만 천명이 들리는 것은 진단가치가 없다. 일부 만성 폐쇄성 폐질환 환자에서 수포음이 들리나 진단에는 거의 도움이 안 된다.

6. 임상소견

초기 증상은 만성적인 기침이며, 처음에는 기침이 간헐적으로 발생하나 점점 지속적으로 변하여 심하면 수면 중에도 계속된다. 기래는 끈끈하며 양이 적고 아침에 기침과 함께 배출된다. 호흡곤란은 병원을 찾게 되는 중요 증상이며 일상생활에 지장을 초래하고 일단 발병하면 점점 진행하게 된다.
심해지면 주 증상이 호흡곤란이며, 쌕쌕거림, 가슴이 답답한 증상, 전보다 기침과 가래의 증가, 발열이 동반되기도 한다. 악화되는 가장 흔한 원인은 호흡기감염과 대기오염이지만 심한 악화의 약 1/3 정도는 원인이 명확하지 않다.

7. 치료

치료는 완치보다는 병의 진행 예방, 증상 경감, 운동력 향상, 건강 상태 증진, 합병증 예방, 사망률 감소를 목표로 한다.
만성 폐쇄성 폐질환의 치료는 질병의 중증 정도에 따라 치료단계를 결정하고, 질병의 중증 정도와 여러 가지 치료에 대한 개인의 반응 정도에 따라 치료결과가 달라진다.
치료의 원칙은 다음과 같다.
① 질환의 진행 예방 및 호흡기 증상의 감소
② 기류 제한의 완화 및 기류 유지
③ 활동 능력의 보존 및 향상
④ 합병증 치료
⑤ 질환 악화요소의 회피
금연과 산소요법만이 만성 폐쇄성 폐질환의 자연경과를 호전시킬 수 있다. 그러므로 아무리 나이가 많더라도 금연을 하면 폐기능의 감소 속도를 완화시킬 수 있다.

1) 약물치료

약물치료는 주로 증상 혹은 합병증 감소를 목적으로 사용한다. 현존하는 어떤 치료 약제도 폐기능을 장기적으로 호전시키지는 못한다. 폐기종은 대개 서서히 진행되므로 치료는 단계적으로 강화하는데, 환자 각각의 중증도, 악화의 빈도, 합병증 유무, 동반 질환 등을 고려하여 개별적으로 처방해야 한다.

안정 상태에서 약물치료의 근간을 이루는 약제는 기류 제한을 호전시키기 위한 기관지 확장제와 항염증 효과를 위한 부신피질 호르몬제가 있다

2) 산소요법

심한 만성 폐쇄성 폐질환 환자는 장시간의 산소요법이 필요하며 기초 상태의 혈액 내 산소분압(PaO_2)을 최소한 60mmHg 또는 혈중 산소농도(SaO_2)를 최소한 90%로 증가시켜 생명 중추장기의 기능을 유지하게 한다.

3) 재활요법

만성 폐쇄성 폐질환 환자는 호흡곤란으로 인하여 운동량이 감소하고 주로 앉아 있는 생활습관이 지속되므로 근육이 위축되고 근육의 대사기능이 저하되는데, 호흡재활치료를 받으면 근육 내 대사의 산소 이용능력 향상을 통하여 운동능력이 좋아지고, 호흡곤란 증상이 감소하게 된다.

호흡재활운동은 주로 호흡근 강화운동, 호흡근 지구력운동 중심으로 이루어지며, 횡격막호흡(diaphragmatic breathing)에서 횡격막은 호흡을 불수의적으로 조절하지만, 환자는 횡격막의 올바른 이용과 호흡보조근 이완에 의한 호흡조절 방법을 배울 수 있다. 횡격막 호흡운동은 환기, 산소공급, 횡격막의 상승과 하강운동을 증진시키기 위해서 설계되었고, 체위를 이용한 객담을 이동시키는 데 이용된다.

즉, 호흡재활의 치료목적은 증상 완화를 통해 삶의 질을 개선시키고, 신체적으로나 정서적으로 매일의 일상생활에 참여하게 하는 것이다.

만성 폐쇄성 폐질환 중 어느 단계의 환자이든 운동요법으로 운동지구력과 호흡곤란과 피로감이 좋아지는데, 최소한 2개월 이상은 계속해야 효과가 있다. 넓은 의미의 호흡재활요법에는 운동훈련뿐 아니라, 영양 상담과 교육이 포함된다.

만성 폐쇄성 폐질환 환자는 같은 연령의 정상인에 비하여 안정 시 에너지 소모량이 더 높고 호흡재활치료를 받을 때는 더 많은 에너지가 필요하므로 적절한 영양공급은 체중 감소를 막고 훈련 효과와 건강관련 삶의 질을 향상 시키는 데 도움이 될 것이다.

4) 외과적 요법

공기집(bullae) 제거술로 호흡곤란이 좋아지고 폐기능이 개선되는 경우가 있다. 폐용적제거술로 좋은 결과를 보고한 연구도 있지만 아직은 입증이 안 된 수술이며, 폐이식술은 상당히 진행된 만성 폐쇄성 폐질환 환자의 폐기능과 삶의 질을 개선시킬 수 있다.

8. 예후

만성 폐쇄성 폐질환은 국내 사망률이 2003년 기준으로 9위에 해당하며, 국내 유병률은 45세 이상 성인의 17.2%나 되는 중요한 질환이다. 만성 폐쇄성 폐질환은 세계적으로도 2020년에는 질병부담 5위에 이를 것으로 전망되는 심각한 질병이다.

만성 폐쇄성 폐질환에 관한 역학 자료는 질병의 정의 혹은 진단 기준이 일관되지 않고 연구자마다 다르게 사용하고 있으며, 만성 폐쇄성 폐질환 환자들이 임상적으로 증상이 어느 정도 진행된 시점에서 병원을 찾는 경우가 대부분이어서 실제 유병률, 이환율 등을 정확히 파악하는 데 어려움이 있다. 선진국에서조차 정확한 통계자료를 구하기 어려워 만성 폐쇄성 폐질환의 유병률에 대한 국제적인 평가자료 역시 매우 부족한 실정이다. 이러한 이유로 만성 폐쇄성 폐질환 환자의 사망원인에 대한 정보도 매우 제한적이다. 최근의 조사에서 국내 3차병원에서 진료하는 만성 폐쇄성 폐질환 환자의 사망원인은 폐렴 등 호흡기 원인이 다수를 차지하였다.

만성 폐쇄성 폐질환은 과거에는 치료할 수 없는 폐쇄성 폐질환으로 여겨졌으나, 최근에는 치료될 수 있고 예방할 수 있는 질환으로 개념이 바뀌고 있다.

만성 폐쇄성 폐질환의 예후에 관계하는 인자는 다음과 같다.

① 나이
② 흡연여부
③ FEV1(forced expiratory volume in one second : 최대 흡기 값에서 1초간의 최대 호기량)
④ 동맥혈가스소견과 탄산혈증, 저산소혈증
⑤ 폐동맥고혈압 혹 폐성심
⑥ 안정 상태의 빈맥
⑦ 운동능력
⑧ 체중감소 등

9. 만성 폐쇄성 폐질환(COPD)과 근육운동

만성 폐쇄성 폐질환은 폐에만 국한된 질환이 아닌 전신질환이며, 골격근의 기능 이상은 이들 환자에서 흔히 관찰되는 폐 외 증상으로서 삶의 질을 떨어뜨리고 예후에도 나쁜 영향을 미친다.

1) 만성 폐쇄성 폐질환(COPD) 환자의 운동 중요성

운동능력의 저하와 운동 시 호흡곤란은 만성 폐쇄성 폐질환 환자가 호소하는 가장 흔한 증상이다. 이런 증상을 폐기능의 감소와 가스교환의 장애로만 설명하기에는 충분하지 않다. 만성적 기도폐쇄인 환자가 운동을 오래 못하는 이유는 호흡곤란뿐만 아니라 하지 근육의 피로 및 근력약화와도 깊은 관련이 있다. 골격근의 기능 이상이 이들 환자에서 운동능력의 저하에 영향을 주기 때문이다. 운동능력의 저하와 근력의 약화는 환자의 신체 활동을 감소시키고 삶의 질을 떨어뜨린다.

중증 만성 폐쇄성 폐질환 환자를 대상으로 입원 빈도나 의료기간 의존도를 조사하였을 때 폐기능이나 운동능력보다 대퇴사두근의 근력 약화가 중요한 요인이라는 연구가 있다. 또한 대퇴부 근육의 단면적과 최대 수축력의 감소가 사망률을 예측하는 중요한 인자라는 보고도 있어 만성 폐쇄성 폐질환 환자의 근력운동은 매우 중요하다.

2) 골격근 기능이상과 기전

골격근의 기능이상은 전신적 요인과 국소적 요인 사이의 상호작용에 영향을 받는다.

(1) 전신적 요인

① 노화

만성 폐쇄성 폐질환은 대부분 고령층에서 생기고, 노화는 정상적인 근육 기능을 저하시킨다. 고령의 정상인은 젊은 정상인에 비해 대퇴사두근의 근력과 단면적이 25% 이상 감소되어 있다.

② 영양결핍

만성 폐쇄성 폐질환 환자는 식후 호흡곤란과 포만감, 식욕 감퇴 등으로 인해 음식물의 섭취가 줄어들고, 기관지확장제의 사용 및 흡일일의 증가로 에너지 소비량이 증가한다. 이러한 에너지의 섭취와 소모 사이의 불균형으로 영양결핍 상태가 지속되고 체중 감소와 근육의 위축을 초래한다.

③ 약물

코르티코스테로이드의 장기간 사용은 호흡근과 사지근 모두에 영향을 준다. 코르티

코스테로이드를 장기간 투여받은 만성 폐쇄성 폐질환자의 대퇴사두근이 그렇지 않은 환자에 비해 심한 근력 저하와 근위축을 보이고 호흡근의 근력도 감소된다.

④ 저산소혈증

만성적 저산소증은 호흡근과 사지 근육에 산소 공급의 장애를 일으켜 골격근에 나쁜 영향을 미칠 수 있다. 호흡부전이 동반된 만성 폐쇄성 폐질환자의 근육은 호흡부전이 없는 환자에 비해 근육 내 글리코겐과 크레아틴 인산이 상당히 낮았고 근육 내 글리코겐의 함량은 동맥혈 저산소혈증의 정도와 비례한다.

⑤ 전신염증

염증성 cytokines, 특히 TNF-a, IL-6, IL-8은 실험적으로 TNF-a와 IL-6를 처리한 in vitro와 in vivo모델에서 근육의 소모가 유발되었다. IL-6를 7일간 쥐에 피하주사하면 횡격막과 비복근(gastrocnemius)에 있는 근섬유의 단면적이 감소되었다는 보고가 있다. 중증 환자에서 1초간 강제 호기량의 감소는 IL-6의 증가와 관련이 있고, CRP(C-reactive protein)의 증가 또한 근력과 운동능력, 삶의 질 저하와 관련이 있다.

참고문헌

김호철, 이기동, 황영실. 만성폐쇄성폐질환 환자에서 골격근 이상. Tuberc Respir Dis. 2010; 68: 125-39.
홍상모, 최웅환. Sarcopenia의 최신지견: 근감소증, Korean J Med. 2012; 83(4): 444-54.

(2) 국소적 요인

① 신체 비활동

만성 폐쇄성 폐질환 환자는 호흡곤란으로 인해 신체활동의 감소와 근육을 장기간 사용하지 못한다. 장기적인 침상안정은 대퇴부 근육의 단면적이 감소하고 근섬유의 소실로 근력의 약화를 유발한다.

② 산화 스트레스

산화-항산화 체계의 불균형에 의한 산화 스트레스는 만성 폐쇄성 폐질환 발병의 중요한 기전이며, 골격근의 기능 이상에도 영향을 끼치는 것으로 밝혀져 있다.
활성 산소(reactive oxygen specie)는 근육의 단백질과 지질에 손상을 일으키는데, 지질의 과산화는 미토콘드리아의 기능을 손상시켜 근육세포의 에너지 이용도를 떨어뜨린다.

실험적으로 골격근에 산화 스트레스를 유발하면 근수축력이 감소되고 근피로가 증가된다. 쥐의 단일 근섬유를 과산화수소에 노출시켰더니 칼슘에 대한 근섬유의 수축력과 민감성이 현저하게 감소하고 근피로가 증가하였다.

참고문헌

김호철, 이기동, 황영실. 만성폐쇄성폐질환 환자에서 골격근 이상. Tuberc Respir Dis. 2010; 68: 125-39.

③ 세포자멸사

울혈성 심부전이나 노화, 근육 불사용과 같은 다양한 병태 생리학적 상황에서 골격근의 세포자멸사가 증가하고 이것이 근위축과 관련이 있다.

④ 흡연

흡연자는 정상인에 비해 I형과 IIa형 근섬유의 단면적이 감소하였고 근섬유의 산화 능력도 떨어졌다는 보고가 있다.

참고문헌

김호철, 이기동, 황영실. 만성폐쇄성폐질환 환자에서 골격근 이상. Tuberc Respir Dis. 2010; 68: 125-39.

Montes de Oca M, Loeb E, Torres SH, De Sanctis J, Hernández N, Tálamo C. Peripheral muscle alterationsin non-COPD smokers. Chest. 2008; 133: 13-8.

10. 근육 기능 이상에 의한 치료 전략

1) 운동요법

중증 환자에서 운동재활요법은 대퇴사두근의 수축력 저하를 경감한다. 흡기근 훈련을 단독 혹은 재활 운동요법과 병합하면 흡기근의 근력, 지구력, 호흡곤란 척도가 모두 향상된다.

2) 산소요법

저산소혈증이 있는 만성 폐쇄성 폐질환 환자에게 산소를 보충하면 근육의 에너지 대사에 효과를 보여 근육 산화대사의 지표가 향상되었다는 보고가 있다.

3) 영양보충

만성 폐쇄성 폐질환 환자의 상당수는 영양결핍 상태이므로 적절한 영양보충으로 체중과 근육량, 운동능력을 향상시킬 수 있다.

※ 한의학적인 만성 폐쇄성 폐질환치료 연구

만성 폐쇄성 폐질환(COPD)치료에 대한 최신 연구

1. 연구방법

1) 선정기준

2006. 02. 01.~2016. 02. 01(10년간)
Chronic bronchitis, Emphysema, Chronic obstructive pulmonary disease(J41, J439, J449)로 경희대학교 한방병원 알레르기 및 호흡기내과 외래 내원 환자를 대상으로 함.

2) 제외기준

① 기타 하기도(下氣道)질환으로 진단받은 자
② 흉부단순 X-ray 촬영에서 기타 하기도질환 소견을 보이는 자
③ 재진 기록에서 경과를 파악할 수 없는 자

3) 평가 항목

① 환자군의 일반적인 특성
② 1차 치료 후 호전, 악화, 불변 여부
③ 1차 치료 기간 : 해당 진단명으로 처음 내원하여 3개월 이상의 치료를 중단 없이 지속한 시점까지로 정의

4) 연구대상

해당 기간, 위의 병명으로 내원한 환자 406명 중 214명 탈락, 최종 192명 선정
탈락이유
① 기타 하기도 질환 상병명 : 61명
② 단순흉부 X-ray 촬영에서 기타 하기도 질환 소견 : 22명
③ 1차 치료 재진 기록이 없음 : 88명
④ 재진 기록은 있으나 호전, 불변, 악화 여부를 파악할 수 없음 : 43명

5) 기본정보

남성 : 112명(58.33%) / 여성 : 80명(41.67%)

평균연령 : 59.80±15.46, 2~86세

1차 치료기간 : 141.00±272.82일(약 20주(5개월))

6) 환자군 특성

COPD 환자 192명 중 50명(26.04%)은 만성 상기도염증질환을 겸함

폐장(肺臟)·비장(脾臟)·신장(腎臟)을 보(補)하는 한방치료를 받고 증상이 호전됨

환자 주소증 중 비염 증상은 총 28명으로 기침, 가래, 호흡곤란에 이어 빈도가 높음

COPD 환자에게서 비염, 부비동염, 비인두염, 후두염 확인 필요

2. 치료

1) 한방치료의 가능성

COPD로 진단된 환자 406명 중 기타 하기도질환이 있는 환자는 83명(20.44%)이었으며, 이 중 기관지확장증(bronchiectasis)이 31명으로 가장 높은 빈도를 차지하였다.

전신기능저하, 소화기능장애의 빈도수가 높았다.

COPD와 기관지확장증의 증상이 유사함 : 감별이 중요함

COPD가 기관지확장증으로 이어질 수 있음 : 증상 악화 주의

(1) 약물요법 : 처방내용과 주요 적응 변증

청상보하탕(淸上補下湯) : 폐신음허증(肺腎陰虛證)

맥문동탕(麥門冬湯) : 폐위음허증(肺胃陰虛證)

보정단(補精丹) : 기혈음허증(氣血陰虛證)

형개연교탕(荊芥連翹湯) : 풍열증(風熱證)

시경반하탕(柴梗半夏湯) : 담열증(痰熱證)

해표이진탕(解表二陳湯) : 담음풍한(痰飮風寒)

(2) 비약물요법(배수혈에 침, 뜸, 부항, 훈증요법 시술)

침요법(肺兪(BL13)·膈兪(BL17)) : 50명(26.04%)

뜸요법(肺兪(BL13)·膈兪(BL17)) : 33명(17.19%)

부항요법(肺兪(BL13)·膈兪(BL17)) : 10명(5.21%)

훈증요법(마황(麻黃)·곽향(藿香)·생강(生薑)·정향(丁香)) : 21명(10.94%)

(3) 치료 호전도

호전 : 126명(65.63%)

불변 : 46명(23.96%)

악화 : 20명(10.42%)

(4) 치료경과

평균 1차 치료 기간 : 141.00±272.82일(약 20주(5개월))

3. 결과

만성 폐쇄성 폐질환 환자치료에 한의학적 치료가 효과적이었음
환자 증상의 특성을 분석하여 그 병증에 맞는 처방을 선택하여 약 20주 정도의 치료 기간이면 충분히 좋아질 수 있음을 확인함

백현정, 정승기. 한방병원에 외래에 내원한 COPD환자 대한 후향적 임상 분석. 대한한방내과학회지. 2016.

Section 8. 만성 기관지염

1. 만성 기관지염이란?

만성 기관지염은 가래가 나오는 기침이 1년에 3개월 이상 지속되고 이런 증상이 2년 이상 연속적으로 나타날 때 진단할 수 있는 만성 폐쇄성 폐질환의 하나로, 기도가 서서히 좁아지는 비가역적 기도 폐쇄 현상을 통해 호흡에 어려움을 겪는 질병이다.
만성 기관지염, 폐기종과 같은 만성 폐쇄성 질환은 유해한 가스 흡입으로 인해 폐에 염증이 생겨 폐기능이 저하된다. 국내 환자는 24만 명으로 50대 이상 남성이 큰 비중을 차지하며, 특히 추운 겨울 날씨에는 바이러스 감염의 위험이 높아 치명적일 수 있으므로 각별한 주의가 필요하다.

2. 원인

만성 기관지염의 원인으로는 다음의 몇 가지를 들 수 있다.

① 흡연
② 대기오염
③ 직업적 노출
④ 호흡기감염

이 중 흡연이 가장 중요한 원인이다. 만성 폐쇄성 폐질환 환자의 대다수가 40갑년의 흡연력이 있을 정도로 흡연은 가장 중요한 원인이다. 또한 직업적으로나 대기상의 노출을 통해 분진(粉塵)을 흡입하면 폐에 축적돼 만성 기관지염을 유발할 수 있으며, 유기물의 연소나 화학약품으로 인한 실내공기의 오염도 만성 기관지염의 원인이 될 수 있다.

3. 증상

정상인의 폐기능은 매년 20~25cc 정도 감소하지만, 만성 폐쇄성 폐질환 환자는 그 감소치가 정상인보다 2~3배 크고 기침과 가래 증상이 빈번하게 나타난다.

초기에는 기침이 간헐적으로 발생하나 점차 지속성을 띠어 수시로 기침을 하며, 심하면 수면 중에도 계속된다. 가래는 하얀색이나 약간의 누런 점액성이며, 양이 적고 주로 아침에 기침과 함께 나온다.

병의 경과가 오래되면 폐기능의 저하로 호흡곤란을 겪을 수 있으며 상황에 따라서 초기에 호흡곤란이 발생하기도 한다.

감기와 같은 감염성 질환은 증상이 갑자기 악화된다. 기침이 증가하고 가래의 양과 화농성이 증가하며 호흡곤란을 겪는 등 빈번하게 급성 악화를 경험하게 된다. 이러한 급작스러운 증상의 악화는 사망에까지 이를 수 있으므로 각별한 주의가 요구된다.

4. 치법

치료는 증상조절, 기도감염의 치료와 예방으로 이루어지며, 약물치료와 비약물치료로 나누고, 병의 경중에 따라 치료를 달리 한다.

(1) 약물치료

약물치료는 그 목적에 맞게 사용해야 하는데, 공기의 원활한 환기를 위하여 기관지 확장을 유도하는 약재, 가래를 묽게 하여 배출을 쉽게 하는 거담제, 기침을 진정시키는 진해제를 이용한다.

(2) 비약물치료

비약물치료의 대표적인 방법으로는 운동이 있다. 운동능력을 평가하여 몸 상태에 맞는 호흡재활프로그램에 참여하는 것이 좋지만, 사정이 여의치 않을 때는 매일 20분 정도의 걷기가 좋은 대안이 될 수 있다.

(3) 체계적인 영양 관리와 충분한 영양 섭취

중증 환자들 중에는 체질량지수와 체지방량의 감소로 사망 위험률이 높아지기도 하므로 영양 상담을 바탕으로 한 체계적인 식단구성으로 영양 섭취를 골고루 하여 표준체중을 유지하는 것이 중요하다.

(4) 산소요법

증상이 심하다면 저산소증에 대비해야 한다. 폐기능이 낮아 호흡기 감염으로 급성 호흡 부전증 등에 빠질 위험이 있으므로 산소치료법을 통해 적절한 산소를 공급하여 체내에서 중추적인 역할을 하는 장기의 기능을 유지시켜야 한다.

※ 한의학에서의 만성 기관지염치료

1. 치료 원칙

일반적으로 폐를 중심으로 체내 정기를 부양시키는 부정법(扶正法)과 더불어 건비익기(健脾益氣)하는 치법을 사용한다. 병의 급성기에는 발병 원인이 되는 병사를 없애는 거사법(祛邪法)을 위주로 하는데, 주의할 점은 해표(解表)시킬 때 염폐(斂肺)를 잊어서는 안 되고 기침을 멋게 할 때는 마땅히 비장(脾臟)과 신장(腎臟)을 고려하여 치료해야 한다.

2. 증후에 따른 변증시치(辨證施治)

1) 비허담탁형(脾虛痰濁型)

① 증상 : 기침과 가래를 뱉는데, 가래의 양이 많으며 색은 흰색이고 끈기가 있거나 혹은 덩어리

지기도 한다. 가래 배출은 잘된다. 가슴이 답답하고 몸 전체가 무거우며, 식욕이 없다. 대변은 묽으며, 설태(舌苔)가 두껍다.

② 치법 : 건비조습(健脾燥濕), 화담지해(化痰止咳)

③ 처방 : 육군자탕합삼자양친탕합지수산가감(六君子湯合三子養親湯合止嗽散加減)을 응용한다.

2) 폐신음허형(肺腎陰虛型)

① 증상 : 마른기침을 하며 가래는 거의 없거나 약간의 끈기 있는 가래를 뱉으며, 얼굴은 붉고, 약간의 열감을 느끼며, 코와 입은 마르다. 더운 걸 싫어하고, 기침할 때 흉통을 느끼고, 불면증이 있다. 맥은 세삭(細數)하고, 설태(舌苔)는 조금 낀다.

② 치법 : 자양폐신(滋養肺腎), 윤조화담(潤燥化痰)

③ 처방 : 백합고금탕가감(百合固金湯加減) 맥문동탕(麥門冬湯) 등을 응용한다.

3) 폐신양허형(脾腎陽虛型)

① 증상 : 기침 가래와 함께 숨이 약간 차고, 숨은 짧고 끊어질 듯 하다. 움직이면 가슴이 뛰고, 음식을 조금만 먹어도 배가 그득해지며, 오한과 함께 손발이 차가워진다. 오후에는 발이 약간 붓기도 하며 야간에 소변을 자주 본다. 맥은 세삭(細數)하고, 혀에는 약간의 백태가 낀다.

② 치법 : 건비온신(健脾溫腎), 납기평천(納氣平喘)

③ 처방 : 육미지황탕합육군자탕(六味地黃湯合六君子湯), 가미진해탕(加味鎭咳湯)을 응용한다.

5. 예방

만성 기관지염은 비가역적인 질환으로 완치가 불가능하기 때문에 예방이 무엇보다도 중요하다. 따라서 아래의 예방수칙을 준수하고 이상이 나타난다면 곧장 전문한의사의 진료를 받아야 한다.

① 담배를 피우지 않는다.

② 대기오염이 심할 때는 외출을 삼가고 외출 시에는 마스크를 착용한다.

③ 호흡기 감염질환을 앓는 사람과의 접촉을 피한다.

④ 폐렴 및 독감 예방주사를 정기적으로 접종한다.

⑤ 기도 감염 시 기도의 손상을 막기 위해 항생제치료와 거담에 주의한다.

Section 9. 폐기종(肺氣腫)

1. 폐기종이란?

폐기종이란 만성 폐쇄성 폐질환(COPD)에 속하는 질환이다. 만성 염증에 의한 폐실질의 파괴로 폐포와 소기도(小氣道)의 연결이 소실되고 폐의 탄성 반동이 감소되어 호기(呼氣) 시 기도가 좁아지거나 열리지 않는 비가역적인 기류제한이 생긴다. 즉 종말 세기관지 끝 부위인 공기공간의 파괴로 인하여 비정상적이고 영구적인 말초기도 및 폐포의 확장 상태를 말한다.

2. 원인

하기도(下氣道)의 만성적인 염증이 주요 원인인데, 만성 염증의 가장 중요한 이유는 아직 확실하지 않지만 대체로 다음과 관계가 있을 것으로 추정한다.

① 흡연
② 대기오염에 따른 증상 악화
③ 유전적 소인
④ 만성 기관지염
⑤ 반복적인 기침 및 감염
⑥ 만성 천식 등에 의한 폐부의 반복되는 자극
⑦ 직업적 노출
⑧ 실내 오염
⑨ 감염
⑩ 노화

3. 유병률

2002년에 전 세계적으로 5대 사망원인이 되었고, 2020년에는 사망원인 3위가 될 것으로 예측된다. 우리나라에서도 COPD의 유병률은 7.9%에 달하는데, 특히 45세 이상 성인에서는 18.0%로 매우 높은 편이다. 흡연이나 위험인자(분진, 가스 등)에 노출된 경험이 있고, 호흡곤란이 나타나며, 40세 이상이라면 폐기종 우위형 COPD를 의심해봐야 한다.

4. 종류

(1) 소엽중심성 폐기종(Centrilobular emphysema)

소엽중심성 폐기종은 근소방 폐기종(proximal emphysema)이라고도 한다. 호흡성 세기관지에서 병변이 시작되어 파급되며 흡연과 관련되고 폐 상엽(上葉)에 잘 발생한다.

(2) 범소엽성 폐기종(Panlobular emphysema)

범소엽성 폐기종은 균등하게 모든 폐포를 침범하고 하엽(下葉)에 잘 발생한다. 우리나라에서는 매우 보기 드물다.

(3) 원소방 폐기종(Distal acinar emphysema)

원소방 폐기종은 중격주위 폐기종(paraseptal emphysema)이라고도 한다. 폐포관과 폐포낭의 기도 원위부를 주로 침범한다. 흉막 주위에 분포하여 폐첨부 기포가 터져 기흉이 생기거나 거대 기포로 폐 압박이 생길 수 있다.

(4) 반흔주위(瘢痕周圍) 폐기종(Paracicatrical emphysema)

폐병변의 치료 과정 중 섬유화되는 반흔주변에 생기는 반응성 폐기종을 가리킨다.

5. 증상

호흡곤란 외에 호흡음의 약화, 기면(嗜眠), 무기력, 체중감소 등의 증상이 나타날 수 있으며, 임상에서 만성 기관지염과 합병되는 경우가 많아 일반적으로 해수, 객담과 함께 근력저하, 골다공증, 체중감소 등의 전신 증상이 동반된다.

6. 치료

치료는 완치보다는 병의 진행 예방, 증상경감, 운동력 향상, 건강 상태 증진, 합병증 예방, 사망률 감소를 목표로 하여 중증도에 따라 치료한다. 장기간의 흡연은 대부분의 환자에게서 폐기능 저하와 폐기종을 유발하므로 무엇보다 금연을 하는 것이 중요하다.

※ 한의학에서 보는 폐기종

1. 정의

한의학에서는 기침하면서 호흡곤란이 나타나는(咳而上氣) 폐창증(肺脹證)과 호흡곤란을 주 증상으로 하는 천증(喘證)의 범주에 속한다.

2. 원인

폐의 숙강기능(肅降機能)의 장애로 발생하는데, 신허(腎虛)와 관련이 있다고 본다. 폐는 기(氣)를 주관하여 호기(呼氣)를 담당하고, 신(腎)은 기(氣)의 근원이 되어 흡기를 담당하므로 폐신은 기의 출납에 관여한다.

만약 폐기능이 허약하여 기를 주관하는 기능이 불가능하거나 신기능이 허약하여 납기(納氣)하는 기능이 불가능하게 되면 기가 상부로 역상하여 호흡이 곤란한 증상이 발생하게 된다.

만약 신음(腎陰)이 쇠약하여 불능화수(不能化水)하면 이 수기(水氣)가 심폐(心肺)를 침범하여 기침과 함께 숨이 가빠지며, 심장이 두근두근 빨리 뛰어 반듯이 눕지를 못한다. 허증(虛症)에서도 실증(實症)을 끼고 그 증상이 나타나기도 한다.

중등도 이하의 만성 상태일 때 한의학적 관리가 도움을 줄 수 있다.

3. 치료

1) 치료 원칙

폐기종은 폐신의 기능부족으로 인해 폐기를 청숙하강(淸肅下降)하는 생리기능의 장애에 기인하므로 폐신에 중점을 두어야 한다. 폐기가 허약할 때는 익기정천(益氣定喘)하고, 신(腎)기능이 허약할 때는 보신양(補腎陽) 및 보신음(補腎陰)한다. 또한 체력을 증강시키고 적당한 호흡훈련을 진행하면서 각종 만성 호흡기질환의 치료를 적극적으로 받아야 한다.

2) 일반적인 치료

① 기본적으로 보음윤폐(補陰潤肺), 청상보하(淸上補下)를 통해 폐신(肺腎)을 다스림
② 가래를 동반하지 않는 마른 기침 : 맥문동탕(麥門冬湯)
③ 흔하진 않지만 객담이 많은 기침을 할 때 : 청폐탕(淸肺湯)
④ 호흡기 증상 외에 식욕부진, 체중저하, 전신권태감이 있을 때 : 보중익기탕(補中益氣湯)
⑤ 환자의 전반적인 상태 개선이 필요할 때 : 육군자탕(六君子湯), 십전대보탕(十全大補湯), 인삼양영탕(人蔘養榮湯)
⑥ 변증에 따른 폐허형(肺虛型)일 때 : 생맥산합삼자양친탕(生脈散合三子養親湯)
⑦ 폐허(肺虛)에 비허(脾虛)를 겸할 때 : 건비익기(健脾益氣)하는 육군자탕(六君子湯)
⑧ 신허형(腎虛型) : 보신납기(補腎納氣)하는 청상보하탕(淸上補下湯)을 활용할 수 있다.

3) 변증시치(辨證施治)

(1) 폐허형(肺虛型)

① 증상 : 호흡이 짧고 기침을 하며, 언어는 낮고 미약하며, 땀을 흘리며 바람을 싫어한다. 입은 마르고 혀는 담홍색(淡紅色)을 띠며, 맥(脈)은 연약(軟弱)하다.
② 치법 : 익기정천(益氣定喘)
③ 처방 : 생맥산합삼자양친탕(生脈散合三子養親湯), 문동청폐음(門冬淸肺飮), 인삼양폐탕(人蔘養肺湯) 등을 응용한다.

(2) 폐허(肺虛)에 비허(脾虛)를 겸한 형

① 증상 : 폐허형증(肺虛型症)에 겸하여 소식(小食), 대변이 묽든지 혹은 설사, 권태, 무기력하다. 혀는 담색(淡色)이고, 설태(舌苔)는 백색을 얇게 띤다.
② 치법 : 건비(健脾), 익기(益氣)
③ 처방 : 폐기허형(肺氣虛型) 처방에 육군자탕(六君子湯), 천사군자탕(喘四君子湯)을 가미하여 응용한다.

(3) 신허형(腎虛型)

① 증상 : 오랫동안 호흡곤란이 있으며(이때의 호흡곤란 형태는 호기성 호흡곤란의 양상임), 운동 시 호흡곤란이 심해지고, 요통, 어지럼증, 심계항진 등이 나타난다.

㉮ 양허형(陽虛型)은 가래가 많고 비교적 맑은 편이며, 수족 등 전신이 차고, 찬 것을 싫어하고, 얼굴색이 창백하고 얼굴과 발이 붓는다. 소변은 맑으며, 설태는 백색을 띠고, 맥은 침세(沈細)하다.

㉯ 음허형(陰虛型)은 가래가 비교적 끈적끈적하고, 오심(惡心), 번열, 도한(盜汗)이 있다. 소변은 황색을 띠고, 혀는 붉으며, 맥은 세삭(細數)하다.

② 치법 : 폐신납기(肺腎納氣)하며 양허형(陽虛型)에는 온신법(溫腎法), 음허형(陰虛型)에는 자신법(滋腎法)을 겸하여야 한다.

③ 처방 : 금수육군전(金水六君煎), 소자강기탕(蘇子降氣湯), 청상보하탕(淸上補下湯), 맥문동탕(麥門冬湯), 음양쌍보탕(陰陽雙補湯) 등을 응용한다.

㉮ 양허형(陽虛型)에는 육미지황탕(六味地黃湯)

㉯ 음허형(陰虛型)에는 지황환합생맥산(地黃丸合生脈散) 등을 응용한다.

4) 침치료

침치료를 통해 긴장된 부호흡근을 이완시키거나 호흡근의 근력을 강화시키면 환자의 호흡기능 향상에 도움을 줄 수 있다.

7. 폐기종의 호흡운동 및 근력운동

1) 호흡방법

입을 오므린 호흡(pursed lip breathing)과 복식호흡이 좋다. 이는 호흡근을 강화하여 호흡을 편하게 해주고 가스교환을 효율적으로 이루어지게 한다.

(1) 복식호흡

바로 누워서 다리를 모으고 한 손은 가슴에, 한 손은 배꼽 아래 아랫배에 올려놓는다. 흡기 시엔 숨을 코로 들이마시며 배를 부풀리고, 호기 시엔 숨을 입으로 내쉬며 배가 움푹 들어 가도록 한다. 호기 시에는 흡기 시의 2배 정도 시간을 들인다.

늑골은 호기 시 아래 방향과 안쪽으로 움직이며 흡기 시에는 늑골이 펴지게 한다. 익숙해지면 손은 배에 올리지 않아도 된다. 복근과 횡격막을 움직인다는 느낌으로 호흡을 한다.

(2) Pursed lip breathing

입술을 느슨하게 오므린 다음 느리고 깊게 편안한 자세에서 호흡한다. 호기 시에 입술을 오므려 구강 내압을 상승시켜 기도의 폐색을 적게 하여 호흡을 쉽게 한다. 하모니카를 불거나 빨대를 이용한 호흡법으로 응용할 수 있다.

(3) 촛불 끄기 운동

탁자 위에 촛불을 입과 같은 높이로 하여 약 13㎝ 떨어진 곳에 놓는다. 입을 오므리고 복식호흡을 통해 부드럽게 바람을 불어 촛불을 끄지 않고 휘날릴 정도로만 한다. 자기 전에 3분 정도 하는데, 거리를 10㎝ 정도씩 멀리하여 1m까지 증가시킬 수 있다.

2) 운동 훈련

호흡곤란으로 활동이 감소하면 근육과 뼈가 약해지는 악순환이 된다. 따라서 걷기, 계단 오르기, 자전거 타기 등 전신운동을 꾸준히 해야 한다. 수영과 같은 수중운동은 호흡근을 강화하는 데 좋다.

운동 시 강도가 지나치게 낮아 운동 부하가 낮으면 운동의 효과가 나타나지 않는다. 운동의 효과가 나타날 최소한의 운동 강도는 최대 근력의 30% 이상이 되어야 한다.

운동 강도는 1회에 20~30분씩 주 2~5회 시행할 것을 권고한다. 운동 훈련 기간은 8주 이상으로 권고하나, 증상이 심해진다면 격렬한 운동은 하지 않아야 한다. 더불어 환자에게 근력 증진이 필요한 근육에 따라 운동 프로그램이 처방되어야 한다. 상지 근육훈련 방법으로 팔 작업량 측정(ergometry), 아령, 탄력 밴드(elastic band)를 이용한 운동이 팔 지구력 향상에 도움이 된다. 하지 지구력 훈련 운동 방법으로는 걷기가 가장 좋은데, 개인의 환경에 따라 자전거, 트레드밀 걷기 등을 이용할 수 있다.

8. 섭생 및 예방

폐기종은 만성적이고 진행적인 경과가 있어서 약물치료뿐만 아니라 환자의 생활 관리가 매우 중요하다.

폐기종 환자는 흔히 흡기근의 기능부전으로 호흡곤란 및 운동능력 저하가 발생하므로 이때 적절한 호흡재활치료를 통해 흡기근의 근력과 근지구력을 향상시키는 것이 중요하다

따리서 폐기종 환자는 생활 속에서 다음 사항을 꼭 지켜야 한다.

① 금연

② 공기오염지역에서의 노출 회피

③ 호흡재활치료

④ 규칙적인 운동

⑤ 적절한 영양공급과 체중조절

참고문헌

경희대학교 한의과대학 부속한방병원 5내과. 만성호흡기 환자의 생활지침. 2003.

김재구, 노호성. 운동처방총론 : 과학적 운동처방과 운동요법의 실제. 대경북스. 2009 : 200.

대한간호학회. 간호학대사전. 한국사전연구사. 1996.

대한결핵 및 호흡기학회 COPD 진료지침 개정위원회. COPD 진료지침 2014 개정. 대한결핵 및 호흡기학회. 2014.

서순규. 성인병·노인병학. 고려의학. 1992 : 255.

이범준 외. 만성 폐쇄성 폐질환에 대한 한의학적 변증 평가도구 개발을 위한 기초연구. 대한한의학회지. 2012 : 33(3) ; 82-94.

이성순. COPD에서의 호흡재활치료. 대한의사협회지. 2006 ; 49(4) : 342-6.

전국한의과대학 폐계내과학교실. 폐계내과학. 도서출판 나도. 2013. 510-3.

정담 편집부. SIM 통합내과학. 호흡기 4. 정담. 2013 : 153-63.

Geddes EL, O'Brien K, Reid WD, Brooks D, Crowe J. Inspiratory muscle training in adults with chronic obstructive pulmonary disease: an update of a systematic review. Respir Med. 2008 Dec ; 102(12) : 1715-29.

Global Initiative for Chronic Obstructive Lung Disease. Global Chronic Obstructive Lung Disease [GOLD]: Global strategy for the diagnosis, management, and prevention of COPD. 2017. 1-139. Available at URL: http://goldcopd.org/gold-2017-global-strategy-diagnosis-management-prevention-copd/

Kang KH. The Clinical Manifestation and Diagnosis of COPD. Tuberc Respir Dis. 2005 Jul ; 59(1) : 14-22.

Kim DS, Kim YS, Jung KS, Chang JH, Lim CM, Lee JH, Uh ST, Shim JJ, Lew WJ. Prevalence of chronic obstructive pulmonary disease in Korea: a population-based spirometry survey. Am J Respir Crit Care Med. 2005 Oct 1 ; 172(7) : 842-7.

Li JS, Li SY, Xie Y, Yu XQ, Wang MH, Sun ZK, Ma LJ, Jia XH, Zhang HL, Xu JP, Hou CX. The effective evaluation on symptoms and quality of life of chronic obstructive pulmonary disease patients treated by comprehensive therapy based on traditional Chinese medicine patterns. Complement Ther Med. 2013 Dec ; 21(6) : 595-602.

Mukaida K, Hattori N, Kondo K, Morita N, Murakami I, Haruta Y, Yokoyama A, Kohno N. A pilot study of the multiherb Kampo medicine bakumondoto for cough in patients with chronic obstructive pulmonary disease. phytomedicine. 2011 ; 18(8) : 625-9.

NEO 핸드북 편집위원회. NEO 인턴핸드북(2판) I . 군자출판사. 2016 : 376-8.

Rennard SI, Vestbo J. COPD: the dangerous underestimate of 15%. Lancet. 2006 Apr 15; 367(9518) : 1216-9.

Ries AL, Bauldoff GS, Carlin BW, Casaburi R, Emery CF, Mahler DA, Make B, Rochester CL, Zuwallack R, Herrerias C. Pulmonary Rehabilitation: Joint ACCP/AACVPR Evidence-Based Clinical Practice Guidelines. Chest. 2007 May ; 131(5 Suppl) : 4S-42S.

Suzuki M, Muro S, Ando Y, Omori T, Shiota T, Endo K, Sato S, Aihara K, Matsumoto M, Suzuki S, Itotani R, Ishitoko M, Hara Y, Takemura M, Ueda T, Kagioka H, Hirabayashi M, Fukui M, Mishima M. A randomized, placebo-controlled trial of acupuncture in patients with chronic obstructive pulmonary disease(COPD): the COPD-acupuncture trial (CAT). Arch Intern Med. 2012 Jun 11 ; 172(11) : 878-86.

Tatsumi K, Shinozuka N, Nakayama K, Sekiya N, Kuriyama T, Fukuchi Y. Hochuekkito improves systemic inflammation and nutritional status in elderly patients with chronic obstructive pulmonary disease. J Am Geriatr Soc. 2009 Jan ; 57(1) : 169-70.

Section 10. 기흉(氣胸)

1. 기흉이란?

기흉(氣胸)은 흉막강(胸膜腔) 내에 공기가 빠져나와 축적되어서 폐가 위축되고 허탈된 상태를 말한다. 기흉이라는 용어는 1803년 Itard가 부검례에서 기흉을 인정하고 처음으로 기흉이라는 용어를 사용하였다. 즉 기흉은 장측 / 벽측 흉막 사이인 흉막강 내에 공기가 차 있음을 가리킨다.

1) 종류

기흉은 폐포 내의 공기가 흉강 내로 누출되면서 폐의 허탈을 초래하는 질환으로 종류에 따라 그 원인이 다르다. 기흉은 크게 자발성 기흉과 외상성 기흉, 의원성 기흉으로 나뉘며, 자발성 기흉은 다시 일차성 기흉과 이차성 기흉으로 나눈다.

① 자발성 기흉(Spontaneous pneumothorax)

㉮ 일차성 자연기흉(Primary spontaneous pneumothorax)

㉯ 이차성 자연기흉(Secondary spontaneous pneumothrax)

② 외상성 기흉(Traumatic pneumothorax)

③ 의인성(醫因性) 기흉(Iatrogenic pneumothorax)

2) 증상

주 증상은 기흉이 발생한 쪽의 가슴이 답답하거나 통증이 발생되고 기흉의 정도에 따라 움직이면 숨이 차거나 가만히 있어도 숨이 차는 것이 가장 흔하고, 경우에 따라서는 별 증상 없이 지내는 경우도 있다.

3) 진단

흉부 X-ray 촬영으로 대부분 확진된다. 흡기 상태에서 촬영하는 X-ray 촬영의 소견에서 기흉이 발생한 흉강의 음영이 공기가 들어 찬 결과 폐혈관 음영이 보이지 않는 검은색으로 보이면서 정상 상태에서 보이지 않는 폐의 경계가 보이는 소견으로 확인할 수 있다.

위의 증상이 계속되거나 과거에 기흉 병력이 있는 사람이 위의 증상이 있을 때는 기흉을 우선 확인하는 것이 중요하다.

흡기 시 흉부 X-ray 촬영으로 진단이 잘 되지 않을 때는 흡기와 호기를 각각 촬영하여 비교하는 방법이 있고 흉부 CT로도 진단이 가능하다.

4) 원인

(1) 일차성 기흉

일차성 기흉은 폐질환 등의 선행 사건 없이 발생하는 기흉으로, 키가 크고 마른 남성에게 흔하다. 그 원인이 뚜렷하지 않으나 흡연과 가족력이 위험인자로 작용한다. 선행 연구에 의하면 일차성 기흉 환자의 약 91%가 흡연자이며, 특히 흡연량이 많으면 많을수록 위험도가 급증하였다.

(2) 이차성 기흉

이차성 기흉은 선행하는 폐질환이 있을 때에 해당한다. 가장 흔한 원인은 만성 폐쇄성 폐질환(COPD)이며, 또한 낭성 섬유증, 폐의 악성 종양, 괴사성 폐렴(세균성 폐렴, 주폐포자충 폐렴, 결핵 등), 월경성 기흉 등이 주요 원인이다.
드물게 척추염, 천식, 간질성 폐질환, 쇼그렌 증후군, 류머티스질환, 사르코이드증 등이 원인이 되기도 한다.

(3) 외상성 기흉

외상성 기흉은 교통사고나 추락, 칼같이 뾰족한 것에 폐가 찔려 손상 받아 생긴다.

(4) 의인성 기흉

수술, 시술, 검사 도중 발생하는 기흉을 가리킨다. 기계호흡 또는 인공호흡 중에 발생하는 긴장성 기흉 역시 의인성 기흉에 속한다.

5) 일반적인 치료 적용

보통 15% 이하의 공기가 찬 기흉이라면 산소공급 만으로 자연 흡수되나, 5~40% 정도의 기흉은 갈비뼈와 갈비뼈 사이에 바늘을 찔러 공기를 빼내야 하고, 40~50% 이상이거나 바늘로 실패하거나 재발하였을 때는 흉관삽관술(가슴에 호스넣기)을 시술해야 한다.

2. 기흉의 종류별 진단과 치법

1) 자발성(自發性) 자연기흉

자발성 자연기흉은 달리 원발성(原發性) 자연기흉이라고도 한다.

(1) 원인

폐질환이 없는 건강한 사람에게서 특별한 원인 없이 자연적으로 발생하는데, 기도염증에 의해 생긴 폐첨부(肺尖部)의 흉막하 기종성 기포가 터져서 흉막강 내로 공기가 들어오면서 발생한다. 이러한 기도염증은 특히 흡연과 관련이 있으며, 환자 91%가 흡연자이며, 흡연과 관련된 작은 기도의 질병이 흉막하 기포 발생을 유발하는 것으로 추

측한다.

자발성 자연기흉 환자들은 비교적 키가 크고 마른 체형인데, 키가 큰 경우 폐첨부에 있는 폐포의 폐포압이 더 커지고 오래 지속되면 흉막하 기포가 많이 생기므로 기흉의 발생빈도가 높아지게 된다.

(2) 증상과 신체소견

자발성 자연기흉은 연령적으로 20대 초에 가장 많이 발생하며 40세 이후에는 거의 발생하지 않는다. 주 증상은 흉통과 호흡곤란이며 간헐적 전신 권태감만을 호소하는 경우도 있다. 운동이나 일할 때보다 대개 안정을 취할 때 발생하여 환자의 87%가 안정 시에 증상이 시작되었다. 중등도의 빈맥(頻脈) 이외에 활력증후는 정상이며 흉통은 기흉이 발생하는 쪽에 나타나고, 호흡곤란 정도는 기흉의 크기에 비례한다. 병변 쪽의 호흡음은 감소되거나 소실된다.

(3) 진단

마르고 키가 큰 젊은 사람에서는 임상 증상과 신체 검사로 대부분 의심할 수 있으며 진단은 흉부 X-ray 사진에서 흉막선(pleural line)을 찾아내는 것이다.

(4) 치료

자발성 자연기흉의 치료에서 두 가지 목표는 흉막강 내의 공기를 제거하는 것과 재발을 줄이는 것이다. 재발률은 50% 이상이며, 남성보다는 여성이 더 높으며, 흡연을 계속하는 사람에서 재발률이 높다.

① 단순관찰법

폐포와 흉막강 사이의 통로가 막히면 흉막강 내의 공기는 흡수된다. 하루에 한쪽 흉곽의 1.25%에 해당하는 용적이 흡수되며, 15% 미만의 기흉은 단순관찰을 유지한다.

② 산소공급법

100% 산소로 호흡하면 흉막강과 흉막모세혈관의 분압 차가 550mmHg 이상이 되어 공기의 흡수가 4배 정도 빨라진다. 고농도의 산소를 공급해 주면 기흉의 흡수속도가 빨라져 입원 기간을 단축시킬 수 있다.

③ 단순공기흡인법(單純空氣吸引法)

한쪽 흉곽에 15% 이상의 자발성 자연기흉일 때 단순공기흡인법을 실시한다. 주사기를 이용하여 공기를 빼내는 방법으로, 이 방법으로 자연기흉의 71%가 성공적이며 간편하고 환자에게 큰 고통을 주지 않는 것이 장점이나, 흉막유착을 유발하지 못하는 단점이 있다.

④ 흉관삽입법(胸管插入法)

단순공기흡인법으로 실패하였거나 재발한 환자에서 사용하는 방법이다. 폐가 팽창하고 공기가 더 나오지 않은 후에도 24시간 이상 그대로 두어야 하고 그 다음 흉관을 실험적으로 막은 후 24시간 후에 다시 기흉이 재발되지 않았을 때 흉관을 제거한다.

⑤ 흉관삽입술 및 흉막유착술(胸膜癒着術)

흉관 삽입술로 공기를 제거하고 여러 가지 경화제를 흉막강 내로 투여해 강한 염증반응을 일으켜 흉막유착을 유발한다. 경화제로는 주로 talc 현탁액과 tetracycline 유도체가 사용된다.

⑥ 개흉술(開胸術)

개흉술을 통하여 흉막하에 있는 기포를 절제한 다음 기계적 흉막유착술을 시행하는 방법으로, 흉강경을 이용할 수 없거나 성공하지 못했을 때 적용한다.

2) 속발성 자연기흉(續發性 自然氣胸)

(1) 정의 및 원인

폐에 이상이 있을 때 자연적으로 기흉이 발생하는 경우를 말하며, 가장 흔한 것은 만성 폐쇄성 폐질환이며 특히 폐기종 환자에서 많이 발생한다. 다른 원인으로는 종양, 사르코이드증, 결핵 등 여러 가지가 있다.

(2) 증상

기저질환에 의해 자발성 자연기흉보다 임상 증상이 더 심한데, 주 증상은 흉통과 호흡곤란이며 원래 가지고 있는 폐질환에 따라 청색증(青色症), 저혈압, 동맥혈산소분압 저하, shock 등이 나타날 수 있다.

(3) 진단

자발성 자연기흉과 마찬가지로 단순흉부사진에서 장측흉막선을 찾아 확진이 가능하다.

(4) 치료

치료의 목적은 자발성 자연기흉과 같이 흉막강에서 공기를 제거하는 것과 재발을 방지하는 데 있다. 자발성 자연기흉은 폐질환 환자의 생명에 위협이 될 수 있으므로, 모든 속발성 자연기흉 환자들은 입원시키고 흉관삽입술을 처음부터 시행한다. 일단 폐가 팽창되면 기흉의 재발을 막는 시도를 해야 한다. 흉강경, 소개흉술, 흉관을 통한 경화제 주입 등이 있다.

3) 월경성(月經性) 기흉

(1) 정의 및 병인

월경주기에 맞추어 발생하는 기흉으로 일반적으로 재발을 잘 한다. 원인에 대한 가설 중 하나는 월경중 공기가 복강 내로 들어오고 그 공기가 횡격막의 결손을 통하여 흉막강 내로 들어가 기흉이 발생한다는 것이고, 또 다른 하나는 흉막 또는 횡격막 자궁내막증(pleural or diaphragmatic endometriosis) 때문에 기흉이 발생한다는 것이다.

(2) 진단 및 치료

20세 이상의 여성이 월경시작 48시간 내에 기흉이 생겼다면 월경성 기흉을 의심해봐야 한다. 치료의 목표는 자궁내막증을 치료하는 데 있다.

4) 외상성 기흉

(1) 분류

개방성(開放性) 외상(外傷)과 비개방성(非開放性) 외상으로 나뉜다. 개방성 외상은 흉막강과 대기(大氣) 사이에 통로가 생긴 것이고, 비개방성 외상은 늑골골절 혹 탈골로 흉막강이 찢어져 기흉이 되거나, 갑자기 받은 충격으로 폐가 눌리면서 폐포압이 증가하여 폐포가 터져서 발생한다.

(2) 진단

의미 있는 외상을 받은 환자에서는 외상성 기흉을 생각해봐야 하며, 누워서 찍은 흉부

X-ray 사진으로는 기흉과 혈흉(血胸)을 진단하지 못하는 경우가 있어 외상이 심한 환자는 CT를 촬영하면 진단에 많은 도움이 된다.

(3) 치료

모든 외상성 기흉은 흉관을 삽입하여 치료해야 하고 만약 폐가 팽창하지 않거나 공기유출이 계속된다면 비디오흉강경수술을 시행하여 공기유출의 원인을 알아야 한다. 외상성 기흉 시 대개 72시간 이내에 폐가 팽창하고 공기유출이 멈춘다.

5) 의인성 기흉

의인성 기흉(iatrogenic pneumothrox)이란 병원에서 여러 가지 시술 도중 합병증으로 발생한 기흉을 의미한다. 의인성 기흉을 일으키는 시술로는 경기관지 폐생검술, 경피적 폐침생검술, PEEP(positive end-expiratory pressure)를 이용한 기계적 호흡, 쇄골하정맥 카테타 삽입술 등이 있다. 의인성 기흉의 치료는 자연기흉과는 달리 재발에 신경을 쓰지 않아도 된다는 점이 다르다.

6) 긴장성 기흉

호기 시 흉막강 내의 압력이 대기압보다 매우 높은 기흉으로, 흡기 시에는 흉막강 내 압력이 음압이 되므로 공기가 흉막강 내로 들어오고 호기 시에는 흉막강 내 압력이 양압이 되어 공기통로가 막혀 흉막강 내에 공기가 점점 늘어나 압력이 높아지게 된다. 기계호흡을 받는 환자는 호기 시와 흡기 시 모두 폐의 압력이 흉막강 내보다 높기 때문에 항상 흉막강 내로 공기가 들어가 긴장성 기흉이 발생한다.

긴장성 기흉이 발생하면 심폐에 갑작스런 악화를 보이는데, 심장으로 돌아오는 정맥량이 줄어 심박출량이 감소하는 것과 저산소증이 복합적으로 나타나 생긴 것으로 알려져 있다. 기계호흡을 받고 있거나 심폐소생술을 시행한 환자에서 흔히 볼 수 있는데, 호흡이 가빠지고 청색증, 발한, 저혈압, 빈맥(頻脈) 등을 보이며 심한 저산소혈증을 나타내고 호흡성 산증을 보인다.

＊ 한의학적 기흉치료

흉막강 내에 빠져나온 공기의 양에 따라 치료를 결정해야 하는데, 15% 이상의 공기량은 시술 및 수술 방법을 선택하는 게 좋다.

15% 이하의 공기량일 때는 빠져나온 공기의 흡수력 상승을 위하여 필요한 약재를 선택하는데, 주로 윤폐개기(潤肺開氣)시키는 약재를 응용한다.

3. 기흉의 예방

기흉은 재발이 잦기 때문에 이를 방지하는 것이 중요하지만, 사실 기흉에 특별한 예방법이 따로 있는 것은 아니다.

일차성 기흉의 주된 원인인자가 흡연이기 때문에 기흉을 앓았던 사람은 반드시 금연해야 한다. 또한 흉부에 물리적인 압력이 가지 않도록 주의한다. 일상생활 중 기흉의 예방 사항은 다음과 같다.

① 금연

② 재채기, 기침 등 돌발적인 상황이 기흉 발생에 영향을 줄 수 있으므로 조심한다.

③ 직업적으로 또는 취미로 악기를 분다면 다른 취미로 바꿀 것을 권장한다.

④ 경쟁적이고 과격한 운동을 삼간다.

⑤ 힘에 겨운 무거운 물건을 들 때는 나누어 든다.

⑥ 감기 등 호흡기 감염성 질환에 걸리지 않도록 한다.

⑦ 건강한 사람이라도 기흉이 의심되는 갑작스럽고 날카로운 가슴 통증 및 답답함이 느껴진다면 빨리 병원을 방문하여 진단을 받을 것을 권고한다.

참고문헌

김기년. 폐에 구멍이 났다고요?. 연세병원 건강칼럼. 2016.

오현수, 모진아, 서화숙. 원발성 자연 기흉(원발성 자연 기흉)의 재발에 대한 인구학적 및 건강 관련 위험 요인 분석. 대한응급의학회지. 2012 ; 23(6) : 831-40.

전국한의과대학 폐계내과학교실. 폐계내과학. 도서출판 나도. 2013.

Richard W Light. Primary spontaneous pneumothorax in adults. *Uptodate*. 2016.

Richard W Light. Secondary spontaneous pneumothorax in adults. *Uptodate*. 2016.

Section 11. 기관지확장증(氣管支擴張症)

1. 기관지확장증이란?

기관지확장증은 그리스어의 bronkios(파괴)와 ectasia(확장)가 합쳐진 합성어로 기관지의 비정상적인 확장을 가리킨다.
기관지확장증은 내경(內徑) 2㎜ 이상의 근위부(proximal) 중간크기(medium-sized) 기관지의 평활근과 탄력조직의 파괴에 의해서 비가역적으로 기관지의 영구적인 확장이 일어나는 것을 기관지확장증으로 정의한다.
기관지확장증은 확장된 발생 부위에 따라 국소형과 미만형으로 나눈다.
확장된 기관지에는 점액성 또는 화농성의 분비물이 차 있으며, 주위 현미경적 소견을 보면 기관지 주위의 염증 소견, 섬유화 소견, 기관지벽의 궤양성 소견, 점액선 비후 등의 소견을 관찰할 수 있다.

2. 분류

조직학적으로 3가지 형태로 분류되는데, 원통형(cylindrical) · 낭종(saccular or cystic) · 염주형(varicose)로 분류되며, 이들 분류 항목 간의 임상적 · 역학적 · 병태생리적인 차이점은 없다.
기관지확장증의 이러한 정의는 기관지의 병리학적 소견에 기초를 두지만, 진단은 흔히 확장된 기도의 만성적이거나 반복적인 감염과 기도 내에 고여 있는 분비물로 인한 임상적 소견으로 추정한다.

3. 원인

기관지확장증은 염증과 기관지벽 구성부의 파괴를 동반하는 것으로서 선천적 질환과 연관된 것, 개체의 방어기전과 연관된 것, 폐질환으로 진행된 것으로 구분할 수 있다.

기관지확장증의 형성에는 기도 감염 및 염증, 분비물의 증가 및 배출장애, 기도폐쇄, 그리고 숙주 방어력의 문제 등이 복합적으로 얽혀 있다.

4. 병태생리

만성 염증으로 인하여 기관지벽의 근육층 및 탄력층이 파괴되어 기관지가 비정상적으로 확장되어 있고, 기관지 주위에 섬유화가 동반되며, 기관지벽이 비대하다. 발병이 잘 되는 부위로는 좌우 폐하엽이며, 어느 한 쪽에 발병하는 편측성(偏側性)일 때 해부학적 특성에 의해 좌하엽에 많이 발생한다. 기관지 결핵에 의한 것은 폐상엽에 많이 발생한다.

5. 임상 증상

주 증상은 지속적이거나 반복적인 기침, 폐렴, 화농성 객담, 객혈이며, 객혈은 약 50%에서 보인다. 이 외에 호흡곤란, 발열, 도한, 부비동염 등이 동반될 수도 있다. 일반적인 증상은 다음과 같다.

① 수개월에서 수년간 지속되는 기침과 점액화농성의 진한 객담
② 반복되는 기관지 감염과 객혈이 자주 나타남
③ 대량의 객담 배출은 특히 선 자세에서 누운 자세로 변할 때, 혹은 반대에서 심함
④ 제한성 환기장애, 저산소혈증, 곤봉형 수지 등의 관찰
⑤ 지속적이고 국소적인 수포음(水泡音)을 특히 좌측 아래쪽 폐 부위에서 들릴 수 있음
⑥ 객담 검사에서 특징적으로 3개 층을 관찰 할 수 있음
⑦ 객혈의 출현 또는 증가
⑧ 발열과 무력감
⑨ 노작성 호흡곤란, 천명음, 흉막통

6. 진단

① 단순 흉부 방사선 촬영
② HRCT(high resolution computer tomography) 촬영

7. 치료

기관지확장증은 비가역적이고 비정상적인 기관지확장이므로 확장된 기관지를 정상으로 복원시킬 수는 없다. 따라서 치료의 목표는 합병증이 생기지 않도록 하며 확장증의 병변이 커지지 않도록 예방하는 것이 가장 좋은 방법이다.
기관지확장증 치료의 네 가지 중요한 목표는 다음과 같다.
① 원인질환의 치료
② 기관지 분비물의 효과적인 배출
③ 감염의 치료, 특히 급성 악화 시의 적절한 치료
④ 기도 폐쇄의 보전

＊ 한의학에서 보는 기관지확장증

만성적인 기침과 가래를 배출하는 해수증(咳嗽證), 가래를 많이 뱉고 호흡곤란을 동반하는 담천증(痰喘症), 흉부의 화농성 질환을 총칭하는 폐옹증(肺癰證), 폐음허 또는 폐와 폐락(肺絡 : 폐를 제외한 기관, 기관지 등 호흡기 모든 구조들을 가리킴)의 손상으로 나타나는 객혈증(喀血證) 등의 범주에 속한다.

1. 원인

외부에서 침입하는 병사(病邪)들이 폐를 침범하고 그 병증이 잘 치유되지 않아 폐 중에 머물러 누적되면 감염에 의한 사열(邪熱)을 발생시키게 되고, 사열(邪熱)이 다시 폐를 침범하여 병증이 잘 낫지 않고 오래 지속되면 흉부 내의 염증성 변화와 함께 기관지확장증이 발병된다고 본다.

2. 병리

병의 진행상 담(痰)과 어혈(瘀血)의 증상이 나타나며, 이 질환은 화(火), 담(痰), 어혈(瘀血)의 복합된 상황이다.

3. 증상

증후(證候)에 따라 각각의 특징적인 증상을 보이나, 일반적인 주요 증상으로는 가래를 동반하는 만성 기침, 화농성 객담, 반복적인 객혈, 반복적인 폐의 감염, 곤봉지, 피로를 쉽게 느끼고, 몸은 수척해지면서 빈혈 증상이 나타나기도 한다.

4. 치료

임상적으로 급성 감염기와 만성기로 나눈다. 급성 감염기는 주로 풍열증(風熱證)과 담열증(痰熱證)으로, 만성기는 음허증(陰虛證)과 양허증(陽虛證)으로 나누며, 만성기에는 대부분 어혈증(瘀血證)을 겸한다.

논문을 통한 실제 임상례를 살펴보면, 기관지확장증을 폐신음허(肺腎陰虛), 비폐기허(脾肺氣虛), 폐옹(肺癰)으로 변증(辨證)하여 육미지황탕(六味地黃湯), 가미진해탕(加味鎭咳湯), 삼출건비탕(蔘出健脾湯)을 투여하여 한의학적인 약물치료만으로 호전한 적이 있고, 또 한 사례는 폐옹증(肺癰證)으로 변증(辨證)하여 위경탕(葦莖湯)을 투여하여 증상을 완화하였다는 보고가 있다.

1) 급성 감염기

(1) 풍열증(風熱證)

① 증상 : 가벼운 오한발열, 기침과 함께 피를 뱉는 해혈(咳血), 만성적인 기침 가래와 숨참, 흉통이 있다. 혀는 담홍색을 띠며, 설태는 두껍고 약간의 황색을 띤다. 맥은 부삭(浮數)하다.

② 치법 : 소풍청열(疏風清熱), 선폐지해(宣肺止咳)

③ 처방 : 상행탕가감(桑杏湯加減), 연교패독산가감(連翹敗毒散加減), 청조구폐탕가감(清燥救肺湯加減) 등을 응용한다.

(2) 담열증(痰熱證)

① 증상 : 발열, 바람을 싫어하고(惡風), 만성적인 기침 가래와 호흡이 가쁘고, 화농성 가래를 뱉으며, 새벽에 많은 양의 화농성 가래를 뱉는다. 때때로 가래 속에 피가 혼재되기도 하고, 가슴이 답답하며, 때로는 통증을 느낀다. 가슴이 심하게 답답하여 안절부절못하며 불안증을 나타내기도 한다. 입이 말라 물을 많이 마시고, 대변은 변비 경향을 나타내며 소변은 그 색이 붉다. 얼굴은 붉고 눈은 충혈이 잘 된다. 혀는 붉으며 설태는 황색을 띤다. 맥은 현활삭(弦滑數)하다.

② 치법 : 청열사화(清熱瀉火), 강기지혈(降氣止血)

③ 처방 : 사백산합시경반하탕가미(瀉白散合柴梗半夏湯加味), 인삼사폐탕가미(人蔘瀉肺湯加味) 등을 응용한다.

2) 만성기

(1) 혈허(血虛) 겸 음허증(陰虛證)

① 증상 : 주로 마른기침에 약간의 가래를 동반하는데, 가래는 화농성 가래이다. 오후에는 열감을 느끼거나 혹은 야간에 땀을 흘리는 도한(盜汗)증이 나타난다. 피를 뱉으며 얼굴색은 창백하며, 짧은 호흡을 동반하는 호흡곤란 증상과 함께 가슴이 답답함을 느낀다. 입과 목이 마르고 몸은 수척해지며 무릎과 허리가 아프고 무력해진다. 혀는 붉으며 설태는 황색이면서 윤기가 적다. 맥은 세삭무력(細數無力)하다.

② 치법 : 익기혈양음(益氣血養陰), 청폐윤조강화(淸肺潤燥降火)

③ 처방 : 백합고금탕(百合固金湯), 자음강화탕(滋陰降火湯), 청상보하탕(淸上補下湯), 경옥고(瓊玉膏) 등을 응용한다.

(2) 기허(氣虛) 겸 양허증(陽虛證)

① 증상 : 만성적인 기침과 함께 가래를 많이 뱉는데, 가래색은 희거나 황색을 나타낸다. 호흡곤란으로 편안히 눕지 못하며, 안색은 어둡다. 가슴이 답답하고 기력이 없으며 몸은 말라간다. 약간의 움직임에도 식은땀이 나고, 몸은 고단하고 식욕이 없으며, 차가운 것을 두려워하고, 때로는 사지말단에 청색증이 나타나기도 한다. 혀는 붉고 약간의 설태가 있으며 윤기는 거의 없다. 맥은 세미(細微) 혹은 부이무력(浮而無力) 혹은 끊어질 듯하다.

② 치법 : 익기윤폐(益氣潤肺), 온양구역(溫陽救逆)

③ 처방 : 인삼백합탕가미(人蔘百合湯加味), 신기환가미(腎氣丸加味), 우귀환가미(右歸丸加味) 등을 응용한다.

8. 예후

기관지확장증의 사망률은 천식과 만성 폐쇄성 폐질환(COPD)의 중간 정도이다. 기관지확장증 환자의 사망원인으로 기관지확장증 자체가 10~15% 정도로 보고되고 있지만, 적절한 치료가 행해진다면 노년까지 생존할 때 폐기능 저하로 인한 사회활동에서 정상인과 차이가 거의 없는 것으로 알려져 있다.

기관지확장증 환자의 심한 객혈은 만성적인 염증에 따른 기관지 동맥과 폐정맥 사이에 일종의 동정맥류(動靜脈瘤)가 형성되어 팽창하다가 파열되는 것이 흔하므로 동맥출혈인 경우가 많고 대량 객혈이어서 치명적이다. 대증요법으로 조절되지 않을 때는 수술이나 기관지동맥 색전술(塞栓術)을 시행한다.

9. 관리 및 유지치료

기관지확장증은 그 정의에서 보듯이 조직의 비가역적인 변형을 초래하는 질환으로 완치되는 질환이 아니다. 병태학적으로 확장된 기관지는 이전의 건강하고 정상적인 기관지 내경으로 돌아가지는 않는다. 따라서 증상이 있을 때 적극적인 치료를 통하여 증상을 치료하고 증상이 완해기에 들어가면 그 상태를 유지하기 위한 유지관리가 매우 중요하다.

기관지는 외기와 소통되어 있어 호흡을 통하여 끊임 없이 외부의 공기를 흡입 호출한다. 이때 외부 공기와 함께 기도로 흡입되는 많은 오염물질들과 미세먼지는 기관지확장증 환자의 병증을 악화시키거나 재발을 유도한다.

완해기 상태를 유지하기 위해서는 다음 사항을 지켜야 한다.

① 반드시 금연해야 한다.
② 음주도 가급적 피한다.
③ 충분한 수분을 섭취한다.
④ 감기 등 가벼운 감염성 질환이라도 걸리지 않도록 한다.
⑤ 황사, 미세먼지가 많을 때는 외출을 자제하고 외출 시에는 황사 마스크를 착용한다.
⑥ 과로를 피한다.
⑦ 영양분 있는 식사를 한다.
⑧ 손을 자주 씻는 등 개인위생에도 관심을 갖는다.
⑨ 호흡근을 강화하는 근력 운동은 물론 전신 근력을 강화시킨다.
⑩ 호흡재활법을 익혀 호흡기의 환기 능력을 기른다.

10. 체위성 객담배출법(Postural drainage)

전형적인 기관지확장증은 객담이 많은데(폐상엽의 건성 기관지확장증은 전형적인 증상이 잘 나타나지 않음), 객담이 고이지 않게 체위성 객담 배출법을 시행해야 한다.

충분한 액체 섭취 등으로 객담의 점성도를 낮추고, 병변이 위로 올라가게 한 다음 가능하면 그 자세를 5~10분간 유지하고, 힘들다면 타진과 진동을 사용해 3~5분간 유지한다. 각 자세 후 심호흡과 기침을 하는 것이 좋다.

객담은 약 1시간 이후에 배출되게 된다.

타진(percussion)은 적절한 두께의 천 위에서 시행한다. 손은 손가락을 컵 모양으로 만들고 엄지를 모으며 손목, 팔, 어깨를 이완 상태로 유지한다. 소리는 가벼운 소리가 나야 하며 분당 100~480회 정도로 시행하면 된다. 힘은 일정하게 하고 무리하면 안 된다.

진동(vibation)은 치료사의 상지를 사용해 진동이 흉벽에 압박을 가할 수 있게 하는데 들숨의 정점에서 날숨 끝까지 진행한다. 병변 부위에 양손을 나란히 혹은 겹쳐 두고 초당 약 2회 정도 천천히 율동적으로 튀는 압력을 가한다.

참고문헌

대한결핵 및 호흡기학회. 호흡기학. 군자출판사. 2007.

임희용, 김봉석, 오중한, 김동우, 최빈혜, 허진일, 손대용, 김대준, 변준석. 폐옹으로 진단된 기관지 확장증 환자의 위경탕 투여 1례. 대한한방내과학회지. 2005 ; 26(3) : 652-9.

전국한의과대학 폐계내과학교실. 폐계내과학. 도서출판 나도. 2013.

전남대 의대 호흡기학 편찬위원회. 호흡기학. 전남대학교출판부. 2008.

정담 편집부. SIM 내과학 호흡기. 도서출판 정담. 2013 : 253.

정병주, 한승혜, 김진원, 김병철, 우성호, 손지형, 이지영, 황규동, 서호석, 김용호. 기관지확장증과 폐렴이 발병한 고령의 환자를 폐옹으로 변증한 치험 1례. 대한한방내과학회지. 2005 ; 26(3) ; 626-33.

황은하, 김혜영, 류민, 김성헌, 손승국, 김영미, 박희주. 소아 기관지확장증의 임상 특성 및 원인: 단일 기관 연구. Allergy Asthma Respir Dis. 2013 ; 1(4) : 383-7.

O'Donnell AE. Bronchiectasis. Chest. 2008 ; 134(4) : 815-23.

Pasteur MC, Bilton D, Hill AT. British Thoracic Society Bronchiectasis non-CF Guideline Group. British Thoracic Society guideline for non-CF bronchiectasis. Thorax. 2010 ; 65 Suppl 1 : 1-5

찾아보기

저자 소개

■ 정승기

경희대학교 한의과대학, 대학원. 한의학박사

전 경희대 한의대 교수, 경희대학교한방병원 폐장호흡내과 주임교수, 대한한방내과학회 회장, 대한한방알레르기 및 면역학회 회장, 대한한방감염병학회 회장, 노무현 전 대통령 의료자문의, 이명박 전 대통령 의료자문의, 세계 인명사전 Marquis Who's Who 등재

현 경희정한의원 원장

저서 동의폐계내과학(동방아트), 임상폐계내과학(동방아트), 간호사를 위한 임상한방교육(트윈기획), 慢性阻塞性肺疾病(中国, 陕西科学技术出版社), 잘못 알려진 한방상식 119가지(한울), 東醫肺系內科學(민서출판사), 현대임상온병학(공역, 청홍지상사). 외 논문 310여 편

■ 박광은

경희대학교 한의과대학, 대학원, 한의학박사

전 분당차병원 한방병원 진료부장, 포천중문의대 한의학 주임교수, 대한한방내과학회 이사, 대한한방성인병학회 이사, 대한한방알레르기 및 면역학회 이사, 대한한방감염병학회 이사, 성남시 한의사회 회장, 대한한의사협회 무임소 이사, 경기도 한의사회 회장

현 박광은한의원 원장

논문 淸上補下湯이 燥熱한 空氣로 誘發된 實驗的 呼吸器 損傷에 미치는 影響. 외 다수

■ 권혁성

경희대학교 한의과대학, 대학원, 한의학박사

전 서울기독한방병원 병원장, 샘한방병원 병원장, 대한한방내과학회 이사, 대한한방성인병학회 이사, 대한한방알레르기 및 면역학회 이사, 대한한방감염병학회 이사

현 주작나무한의원 대표원장

논문 淸上補下湯이 알레르기 喘息의 呼吸樣相과 氣管組織에 미치는 影響. 외 다수

■ 이홍범

경희대학교 한의과대학, 대학원. 한의학석사

전 대한한방성인병학회 이사

현 용인 홍희한의원 원장, 대한한방내과학회 정회원, 대한한방알레르기 및 면역학회 정회원, 대한한방감염병학회 정회원

논문 Anti-inflammatory Activity of Gumiganghwaltang through the Inhibition of Nuclear Factor-kB Activation in Peritoneal Macrophages. 외 다수

■ 이주희

경희대학교 한의과대학, 대학원. 한의학박사

전 세명대 한의대 외래교수, 경희대 한의대 외래교수, 대한한방성인병학회 이사

현 수원 홍희한의원 원장, 대한한방내과학회 정회원, 대한한방알레르기 및 면역학회 정회원, 대한한방감염병학회 정회원

논문 麻黃杏仁甘草石膏湯 및 麻黃杏仁甘草石膏湯加味方이 SO2에 依한 흰쥐의 呼吸器損傷에 미치는 影響. 외 다수

■ 황우석

경희대학교 한의과대학, 대학원, 한의학박사

전 경희대 한의대 시간강사, 경희A&I한의원 원장

현 장덕한방병원 면역암센터 진료원장, 대한한방내과학회 정회원, 대한한방알레르기 및 면역학회 정회원, 대한한방감염병학회 정회원

논문 한국인 천식환자의 Monocyte chemoattractant protein 1(MCP-1) 유전자 다형성에 대한 분석. 외 다수

■ 김관일

서울대학교 의류학과 학사, 서울대학교 대학원 마케팅 석사

경희대학교 한의과대학, 대학원. 한의학박사

전 경희대학교한방병원 한의약임상시험센터 학술연구교수, 경희대 한의대 폐계내과학 강사, 경희대학교병원 동서건강증진센터 상담의사,

현 경희대학교한방병원 폐장호흡내과 진료교수, 대한한방내과학회 정회원, 대한한방알레르기 및 면역학회 정회원, 대한한방감염병학회 정회원

논문 Oral administration of herbal medicines for radiation pneumonitis in lung cancer patients: Protocol for a systematic review 외 다수